売薬と受診の社会史

健康の自己管理社会を生きる

■■■

新村　拓

法政大学出版局

目次

はじめに

福岡藩の儒者で本草学者の貝原益軒（一六三〇～一七一四）が最晩年に著した『養生訓』（一七一三年）は、人間の寿命というものは一〇〇歳を限りとするものであるが、世間の人びとにおいては六〇歳を超える人が少なく、五〇歳以下の短命な人が多いという書き出しではじまっている。六〇歳を超えていれば長寿とみなしているわけだが、そこに到達し、さらにそれを伸長させるにはどうすればよいのかというのが同書の主題である。

その当時、世間では寿命は生まれながらに定まったもの「定命《じょうみょう》」であり、それを少しでも伸ばそうと思うならば、神仏に祈願する以外に手はないと考えられていた。そうした世間一般の風潮に対して益軒は、長生きの術を行う意思があれば長生きというものは可能であり、養生の術を行えばよいと述べている。すなわち、自分の寿命や健康を神仏任せにするのではなく、「死生の事」はおのれ自身で管理せよという健康の自己管理と自己責任を説いているのである。[1] そして、養生の基本は「わが身を損《そこ》なうもの」を除去すること、具体的には飲食、好色、睡眠の三欲を抑制し、言葉を慎んで心の平安を保ち、風、寒、暑、湿の外邪（外部からの邪気、外因）を防いで、病を招く環境因子（誘因）の排除に努めること、それを心がけていれば鍼灸や薬を用いなくても病むことはない。古人が「未病を治す」とか（巻一）、「薬補は食補にしかず」（巻七）といっているように、薬よりも食をもって脾胃（消化吸収機能）の衰えを補うべきであり、「食物の良否をしらずんば、無病有病共に、保養にあやまり有べし」という（巻三、六）。『養生訓』は医療にあまり頼ることなく長寿、それも健康寿命（健康上の問題で日常生活が制限されることなく自立した生活ができる期間）を伸ばすための「生活管理の仕法」を詳述しているが、それらは若いときからはじめなければ効果はないと注意を促す。

　同じく筑前（福岡）出身で益軒に儒学を学んだ医者の香月牛山《かづきぎゅうざん》（一六五六〜一七四〇）は、益軒の『養生訓』「養老」を増幅させて『老人必用養草《やしないぐさ》』（一七一六年）を著しているが(2)、そこでは授かった寿命「天年」を尽くしてから人は死ななければならないという。私欲にふけり老いを養う術を知らないままでは「元気」をそこなって病を生じさせ、「天年」を尽くさずして死ぬようなことになる。「寿命短ければ何の益あらん」と唱える（巻一）。

　なぜなら、「人わかき時は血気いまだ定まらず、物毎《ものごと》に心を移し、情を尽くす事うとく、ただ我意にのみまかす」生活であって、そんな若いときに学問や芸術を学んでも、その多くは未熟なままで終わってしまう。それが四〇、五〇歳代に至れば見聞も広まり、世の変転にも通じて「知識おのずから開き、言行共に誤（り）なく、しらざる事いまだよくせざるわざをも習ひ得て人道の成就」が可能になる（巻一）。老いてはじめて「人道の成就」、人格が完成するのであり、短命では意味がないのである。そこで牛山は「老いの知」が若さに優《まさ》ることを例示したうえで、長生きするには「初めの老い」といわれる四〇歳から保養に努めなければならない。養生とは「老いの花」を咲かせるための手段であって、養生を怠れば一生を台無しにするだけでなく、世間や家族に迷惑をかけ「死後の嘲弄《ちょうろう》」、あざけりを招くことになると戒める（巻一）。健康の自己管理を怠れば、冷酷な仕打ちが待っているというのであった。[3]

健康の自己管理と自己責任を求めた近世の養生論では能力発現の基礎となる健康と「家」の存続のために、それぞれが自分の責任において養生に努めること、それに資する術と知識を提供していたが、[4]富国強兵を掲げる明治を迎えると、社会を養生する公衆衛生論に切り替えられることになる。それは個人の能力だけでは健康が支えられない状況、個人の不健康が個人にとどまらず、社会全体に大きなマイナスをもたらす構造へと社会が分化していったからであった。衛生家後藤新平（一八五七〜一九二九）は、欧米文明国では「命価（命の値段）」の高さを認識している中等民が熱心に公衆衛生に取り組み、衛生の必要を感じていない賤民《せんみん》までも組み込んで繁栄していると述べたうえで、国家衛生というものは国民の「命価」にかかわっているのである。資本の大部分を占める有為有力の貧民・労役者の衛生が、わが帝国の将来の富強につながっているのであるから、健康に対する意識も高く自力で何とかしようと思っている中等以上の者は、ぜひその点を十分に認識し衛生事業の発展に理解を求めたいと演説し、「労工疾病保険」創設の必要性を力説している。[5]

健康を個人の責任に任せているだけでは国家の発展はないとする後藤新平の訴えはのちに実を結び、個々人の健康を国として管理していくための社会保障的な仕組みが作られていくことになる。一九一一（明治四四）年、健康障害の防止と労災職工の扶助を工場主に義務づけた「工場法」にはじまり、一九二二（大正一一）年の「健康保険法」、そして三八（昭和一三）年の「国民健康保険法」制定へとつながっていくが、画期的な「国民健康保険法」も悪化する戦時経済のため十分に機能しないまま終戦を迎えることになった。

戦後の混乱から立ち直った一九五八（昭和三三）年一二月、国民の連帯にもとづくセーフティネット（安全網）としての役割を担うべく「（全面改正）国民健康保険法」が成立する。五五年にはじまった高度経済成長がもたらした生活水準の向上と衛生環境の整備、六一年四月施行となった国民皆保険体制は平均寿命を飛躍的に伸長させ、四七年に男性五〇・〇六歳、女性五三・九六歳であったものが、二〇一六年には男性八〇・九八歳、女性八七・一四歳（六五歳時の平均余命は男性一九・五五歳、女性二四・三八歳）にまで伸ばしている。[(6)] 益軒もびっくりするほどの長寿社会の到来である。

しかし、それを手放しで喜んでもいられない。平均寿命と健康寿命との差、すなわち要介護の期間が男性で八・八四歳、女性で一二・三五歳と長いだけでなく[(7)]（二〇一六年）、長寿社会を支えている医療に要する費用（介護費用を除く）だけでも四二・三六兆円にもなっているからである（二〇一五年）。国民医療費（医療機関などにおいて発生する保険診療費の総額）の財源の三八・九％は公費（国庫・地方税）、四八・八％は保険料、一一・六％は患者負担という構成割合であり、支出先の三三・一％は七五歳以上の後期高齢者（総人口の一三・四％）となっている。[(8)] 一九七〇年以降、高齢化が急速に進み、二〇一七年の高齢化率（六五歳以上の人口割合）は二七・七％。[(9)] 団塊の世代（一九四七〜四九年生まれ）の子どもらの世代である団塊ジュニアが高齢期に入るころには、人口減少と相まって高齢化率は跳ね上がり[(10)]、国民医療費も国民負担率（国民所得に対する租税・社会保障費の比率）も上昇するが、負担する側の人数は減少する。

国民皆保険制度は「個人の責任や自助努力では対応しがたいリスクに対して、社会全体で支え合い、個人の自立や家庭の機能を支援し、健やかで安心できる生活を保障する社会的な装置」としての役割を担うように設計され[11]、貧富や健康不健康の差にかかわりなく所得に応じた保険料の支払いと患者負担で、必要に応じて全国どこの医療機関においても公平で平等な医療を権利として受けられることを建前としているが、その建前を現在および将来にわたって維持していこうとするならば、伸びの大きな国民医療費の圧縮にとどまらず、財政の構造改革が求められる[12]。

健康保険における被保険者数がまだ少なかった戦前、人びとは受診にともなう不時の出費を嫌い、売薬行商人が配置していった常備薬で間に合わせるか、町の薬屋で購入した売薬（家庭薬・市販薬・一般用医薬品）で済ませるのが常であった。回復が思わしくなく、病状が急変するような場合にのみ医者の門を叩いていたのである。貧しさのゆえに健康を顧みる余裕はなく、受診をがまんして重症化させてしまうこともあった[13]。

そのような状況を一変させたのが国民皆保険体制であった。その体制のもとで社会の医療化が進み、病院・診療所は健康保険証を手にした受診者であふれるようになった。気軽に受診できる医療環境が整うにつれて、国民の間に健康を医療者任せにする心性も醸成されている。一方で、病気になっても医療保険があるから構わないとして、生活習慣病の引き金になる不摂生をつづけるといった倫理・責任感の欠如（モラル・ハザード）も生まれている。さらに売薬から保険のきく処方箋薬に乗り換える動きも促され、医療用医薬品を大量に消費させる構造（高齢者の多剤処方・重複投与・残薬も含む）が作られていくことになった。

その結果、国民医療費が急増し、国民はその重圧に苦しめられることとなる。一九六一～七五年における国民所得の平均伸び率一に対し、国民医療費のそれは一・九四。[14] それでも経済成長がつづいて国民医療費の上昇分を補えているうちはよかったが、オイル・ショックに襲われた七四年、実質経済成長率がマイナスに転じると、国民医療費の上昇は看過できないものとなっていく。八三年第二次臨時行政調査会（土光敏夫会長）の最終答申では、医療費抑制にかかわる施策が提言されている。それを受けて政府は国民所得の伸びの範囲内に国民医療費の伸びを抑えるという方針を打ち出すことになった。[15]

一九八五年には病院病床数の上限規制（地域医療計画）を設けた第一次医療法の改正につづいて九二（平成四）年、九八年、二〇〇〇年、〇六年、一四年、そして一五年の第七次改正までの間において医療の供給抑制と病院の機能分化、医療法人のガバナンス強化がはかられてきた。供給抑制に加えて需要抑制をはかるために、医療費の自己負担増を求める健康保険法の改正を八一年から七回にわたって行い、国民に対しこれまでの保健医療行動を改めるよう迫っている。[16]

また一九八四年には国民健康会議が人生八〇年時代にふさわしい健康観と健康づくりの方法を「これからの健康意識と社会のあり方」にまとめ、健康を「無病息災」というだけではなく、病気と共生する「一病息災」も健康と考えなければならないと政府に提言したことを受けて、[17] 政府は「病との共存をはかる生活」という観点に立って、生活習慣の見直しと改善に焦点をあてた政策を打ち出すことになった。すでに実施されていた七八年の第一次「国民健康づくり対策」につづけて、八八年には第二次の同対策、二〇〇〇年には第三次の同対策および「21世紀における国民健康づくり運動」、〇二年には施策の法的根拠となる「健康増進法」を制定。一二年には第四次の同対策および第二次の同運動を展開させている。「健康増進法」においては健康福祉サービスをたんに受けるだけのものから、健康を自律的に管理し病気の発生を予防すること、「自らの健康状態を自覚するとともに、健康の増進に努める」ことを国民の責務であると規定されているが、他方で憲法が保障する「幸福追求に対する国民の権利としての健康」にはふれず、働く者の健康を蝕《むしば》む過酷な労働環境や社会生活環境、健康格差につながる社会経済的格差についての言及もなく、ひたすら国民に対し予防と健康の自己管理に努めるよう求めるものとなっている(18)。これでは健康づくりに取り組みたくても取り組めない人はどうなるのであろうか。社会経済的格差が放置されたことによる罹病や障害であるならば、国の責任において対応すべきものである。二〇〇八年からは医療・介護・栄養にかかわる専門知を総動員させ、保険者に生活習慣病の予防および要介護防止のための特定健診・特定保健指導を義務づけ、実施状況に応じて保険者に後期高齢者支援金の加算・減算措置をとらせているが、過労死を生み出す労働環境を放置していては効果は望めない。

二〇世紀末にはじまった市場原理主義のグローバリズムによって経済格差は拡大し、構造改革によって生じた貧困も個人の問題であるとして矮小化させ、すべてを自己責任に帰して切り抜けようとする個人主義的な風潮も強まっている。所得再配分政策のひとつである医療保障の世界でも前にみたように、自己責任論の一端が医療費の自己負担増というかたちとなって現れている。最近では軽度の傷病を医療保険から除外して自己負担とし、給付対象を重度の傷病に絞り込みたいとする動きもみられる。公的な医療を支えてきた公平・平等・非営利の理念は現在、規制緩和の進行につれて重みを失い、健康増進分野から参入してくる営利企業との連携も進んでいる。

そうした状況のなかで、二〇一四年六月公布の「医療介護総合確保推進法」および一六年の「医薬品、医療機器等の品質、有効性及び安全性の確保等に関する法律施行規則の一部を改正する省令」では、医療・介護費の抑制をはかるために在宅での療養を継続的に支える地域包括ケアシステム、すなわち「地域の実情に応じて、高齢者が可能な限り住み慣れた地域で、その有する能力に応じ、自立した生活を営むことができるよう医療、介護、介護予防、住まい及び自立した日常生活の支援が包括的に確保される体制」を構築し[19]、病院完結型から地域完結型への転換をめざす「地域医療構想」の策定が都道府県に求められることになった（二〇一六年度中に策定は終了し、病院機能の急性期から回復期への転換が進行中）。

そして、地域包括ケアシステムのチームの一員として位置づけられた薬局薬剤師に対しては、国民による主体的な健康の保持増進を積極的に支援する機能、すなわち、服薬情報の一元的かつ継続的な管理、多剤服用による有害事象（ポリファーマシー）・重複投薬の有無の確認、患者の理解と協力（アドヒアランス）を得たうえでの服薬指導、医療機関・介護施設・地域包括支援センター・居宅介護支援センターなどとの連携、在宅での薬学管理や隙間のない二四時間の対応を求め、それら機能を充足させた「健康サポート薬局」制度が二〇一六年一〇月施行されている。

さらに二〇一七年一月には医療用医薬品（処方箋薬）から一般用医薬品に転用されたスイッチOTC医薬品を、健康の維持増進および疾病の予防に取組む個人が購入した際、その購入費について所得控除が受けられるというセルフ・メディケーション（self-medication）税制も導入されている。セルフ・メディケーションとは「自分自身の健康に責任を持ち、軽度な身体の不調は自分で手当てすること」

といわれているが、この医療費控除の特例と健康サポート薬局制度の導入が語っているように、国民は軽度な身体の不調であれば受診を控え、健康サポート薬局の助言を得ながら一般用医薬品（ＯＴＣ薬）や特定保健用食品などを活用し、セルフ・メディケーションに努めるよう求められているのである。かつての養生論の骨格をなしていた健康の自己管理と自己責任にもとづく自覚的な行動への要請である。

本書は健康の自己管理と自己責任を唱える近世の養生論の時代から、健康の公的管理と保険による支援が進められた近代社会、そして医療者任せの健康管理が主流となった戦後の高度経済成長期を経て、セルフ・メディケーションが叫ばれる自己管理責任の現代に至るまでの人びとの保健医療行動を、売薬購入と受診という行為を切口にして、その流れをみていこうとするものである。漢方医学でいう未病[20]（体内の経脈を循行している気・血が不調和に陥っていても発病に至っていない状態）や病（已病）に対して近世や近現代の人びとがいかに対応し、どのタイミングで医療者や祈療者を受け入れ、売薬購入と受診（処方箋薬の服用）とをいかに使い分けてきたのか。近世以来、セルフ・メディケーションを支えてきた売薬が、西洋医学を全面的に受け入れた近代の医事・薬事行政のなかにどう位置づけられたのか。近世における売薬医者と薬店との競合、近現代における調剤権をめぐる医師と薬剤師の確執がいかなる展開を遂げ、医薬分業率を七割にまで引き上げさせることができたのか。それらについて、今日の神奈川県とその周辺地域の上層農民が主に記した近世・近現代の日記を通して、具体相をみていくことにする。なお、史料を引用するにあたって漢文は書き下し文に、カタカナ文はひらがな文に改め、句読点を適宜加え、また新仮名遣いの送り仮名とルビを適宜付している。

(1) 新村拓『老いと看取りの社会史』五五—五六頁、法政大学出版局、一九九一年。立川昭二『養生訓の世界』日本放送出版協会、二〇〇一年。
(2) 三宅秀・大沢謙二編『日本衛生文庫』第二輯所収、教育新潮研究会、一九一八年。
(3) 新村拓『ホスピスと老人介護の歴史』一二四—一三五頁、法政大学出版局、一九九二年。
(4) 今村嘉雄『十九世紀に於ける日本体育の研究』不昧堂書店、一九六七年。樺山紘一『ルネサンス周航』青土社、一九七九年。北沢一利『「健康」の日本史』平凡社、二〇〇〇年。滝澤利行『養生論の思想』世織書房、二〇〇三年。新村拓『健康の社会史』法政大学出版局、二〇〇六年。
(5) 滝澤利行『近代日本健康思想の成立』二一一—二一六頁、大空社、一九九三年。注4新村拓同書八七—一〇四頁。
(6) 厚生労働省「平成二八年簡易生命表」。
(7) 内閣府『平成二八年版男女共同参画白書』第四章第一節。
(8) 厚生労働省「平成二七年度国民医療費」。
(9) 総務省「平成二八年人口推計」。
(10) 国立社会保障・人口問題研究所「日本の将来推計人口(平成二九年推計)」。
(11) 社会保障構造の在り方について考える有識者会議「21世紀に向けての社会保障」、二〇〇〇年一〇月。
(12) 新村拓『国民皆保険の時代』五五頁、法政大学出版局、二〇一一年。
(13) 右同書一〇—一二頁。
(14) 厚生省「国民医療費」。
(15) 注12同書二三一—二三二頁。
(16) 右同書二三二—二三五頁。
(17) 厚生省『昭和六〇年版厚生白書』第一編第一章第一節。
(18) 注4新村拓同書二四二—二四三頁。

(19) 厚生労働省『平成二八年版厚生労働白書』第一部第四章。
(20) 戦国期の医師曲直瀬道三の『切紙』のひとつ「(医則)五十七ヶ条」には「未病を治して已病を治せざれ」とあり、道三の養嗣子である曲直瀬玄朔の養生書『延寿撮要』(一五九九年)には「すでに病を成て後はよく医療すといへとも、全いゆる事かたし。未病の時治療するを養生者と云べし」とある(「養生総論」)。

第Ⅰ部

近世の薬屋・医者・病家

第一章　高まる薬の需要　売込みをはかる薬屋

中国古代の『神農本草経』では薬を軽身益気・不老延年に資する上薬（君薬）、養性や強壮に資する中薬（臣薬）、治病や除寒邪気に資する下薬（佐使薬）の三種に分類しているが[(1)]、後世になるにしたがって本草《ほんぞう》書は下薬を中心とした記述となっていく。一二世紀はじめ北宋において編まれた国定処方集『校正太平恵民和剤局方』（およそ三〇〇種の薬方を収載）がわが国に伝えられると、南北朝期から室町期にかけて編纂された往来物や医書『有林福田方』（有隣・洛陽隠士）などには『校正太平恵民和剤局方』の薬方が取り入れられ、また同薬方にもとづいた合薬《あわせぐすり》（調剤薬）も市場に出回るようになる。そのため医者の診断を受けないで商人から合薬を買って済ませる医療行動が広がり、薬は大衆化されていくこととなった[(2)]。

近世後期の国学者平田篤胤《あつたね》の弟子北村久備《ひさとも》は「くすりと訓ずるは病を治する事の奇《くす》しく神々《こうごう》しきを称《とな》へたる名なるべし」といい、薬の訓《よみ》は病に奇効を示す意味から来ていると解釈していたが[(3)]（『勇魚《いさな》鳥《どり》』第二編）、その奇効をもたらしていたのは薬効成分の働きだけによるのではなかった。尾張藩士の国学者天野信景《のぶかげ》は、わが国の俗間に「夢想の妙薬……異人夢に入りて神授の方、いくらといふ数をしらず古書に見え侍る。豈《あに》我国のみならんや……虚誕の説も猶《なお》多し」と、霊薬にまつわる誕生譚《たん》の虚構性について指摘しているが[(4)]（『塩尻』巻五二）、霊薬と受け取る心が奇効を引き起こしていたともいえる。薬の多くが発病の機序もわからないまま経験則に頼って作られていた時代であったから、暗示効果が発揮される素地は十分にあった。家伝薬にその種の由来譚がたくさんみられるのは[5]、たんに権威づけのためだけではなかった。

医者が患者の証《しょう》（体質などを考慮して判断された病症）を診て調剤する処方薬とちがい、病人が自己診断して売薬を利用する機会が増えてくると、薬の飲み方に関する指針も必要となってくる。健康の自己管理と自己責任が当然視されていた近世社会において、貝原益軒は『養生訓』にて「本草の内、古人の説まちまちにして、一やうならず、異同（も）多」いから、よくその内容を考え合わせて選び用いるようにしなければならない。薬物も食品も人の性によって、また病症によって適否があるから一概に好否を定めることはできないと述べたうえで（巻六）、「庸医《ようい》」（藪医者）の薬を服して身をそこなふべからず。只保養をよく慎み、薬を用ひずして病おのづから癒

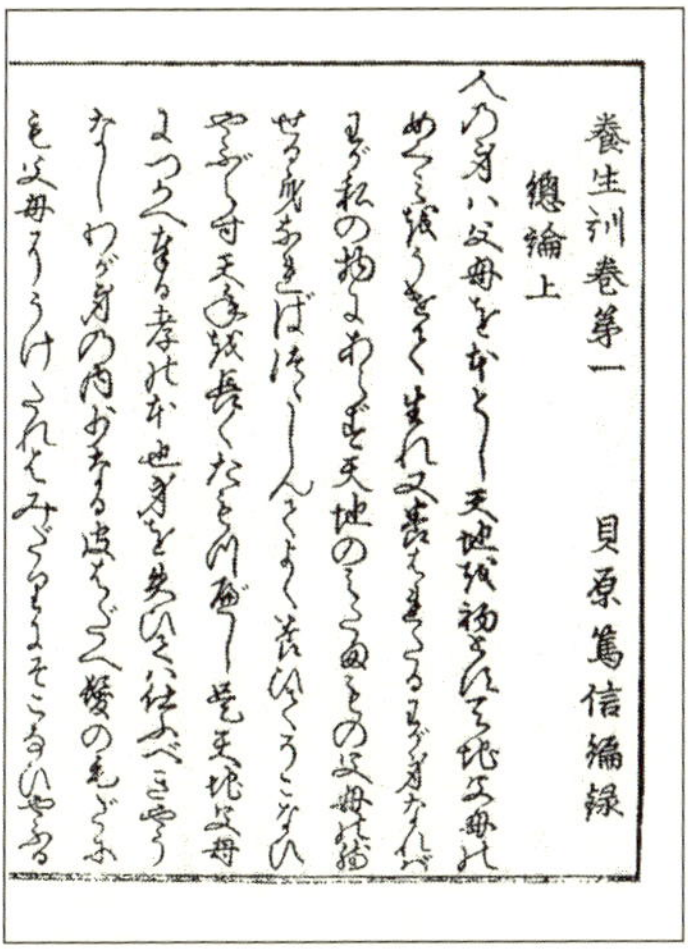
養生訓巻第一　　貝原篤信編録
總論上
人の身ハ父母を本とし天地を初とす天地父母の
めぐミをうけて生れ又養ハれたるわが身なれバ
わが私の物にあらず天地のミたまもの父母の残
せる身なれバつゝしんでよく養ひてそこなひ
やぶらず天年を長くたもつべし是天地父母
につかへ奉る孝の本也身を失ひてハ仕ふべきやう
なし我身の内少なる皮はだへ髪の毛だにも父
母にうけたれバみだりにそこなひやぶるハ

貝原益軒『養生訓』（著者蔵）

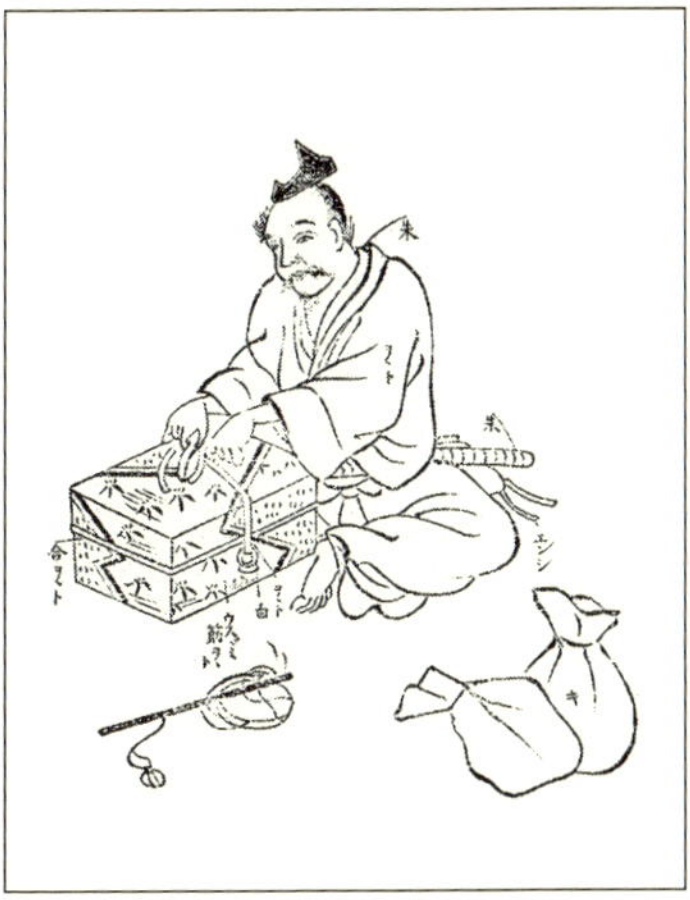

中世末の薬売り
（『七一番職人歌合』『群書類従』より）

るを待つべし。此のごとくすれば薬毒にあたらずして、はやくいゆる病多し」と説き、また「薬《やく》肆《し》（薬屋）の薬に好否あり。真偽あり。心を用ひて選ぶべし」とも語っている。そして、薬というものは皆、偏った性質（偏性）を持っているから、病に適応しなければ必ず毒となる。それゆえみだりに薬を服用すべきではない。「病の災より薬の災多し」とも警告している（巻七）。

同じく後世《ごせい》派の医者香月牛山も『老人必用養草』において、薬はむやみに服用すべきものではなく、「その人の性によりてかなふとかなはざるとあれば、上手の医師に相談して用（い）らるべき」ものであるといい[6]（巻五）、医者と相談してから薬を服用すべきであるという。古方派の医者伊藤玄《げん》恕《じょ》も『病家要論』（一六九五年）において「薬は病を治するの兵」であり、「医は病を却《しりぞ》くるの将」であるが（序文）、薬の善悪というものは俗人のよく知るところではない。したがって、「常に医のよしあし」を知って医者の選択を誤らないようにしなければならない。医者の投薬が的中しない、あるいは誤用されていたとしても病人が死なないこともあるが、それは天命であったというしかない。しかし、「天命といひながらも、またよく医をえら」んでいれば、病人は活きるのである。医者選びは実にむつかしいことであるとして、医者選びにかかわるさまざまな事例をあげ、結論として「時医《はやりい》（流行医）」から遠ざかることが肝心であると述べ[7]（巻下）、ここでも薬は良医と相談したうえで服用すべ

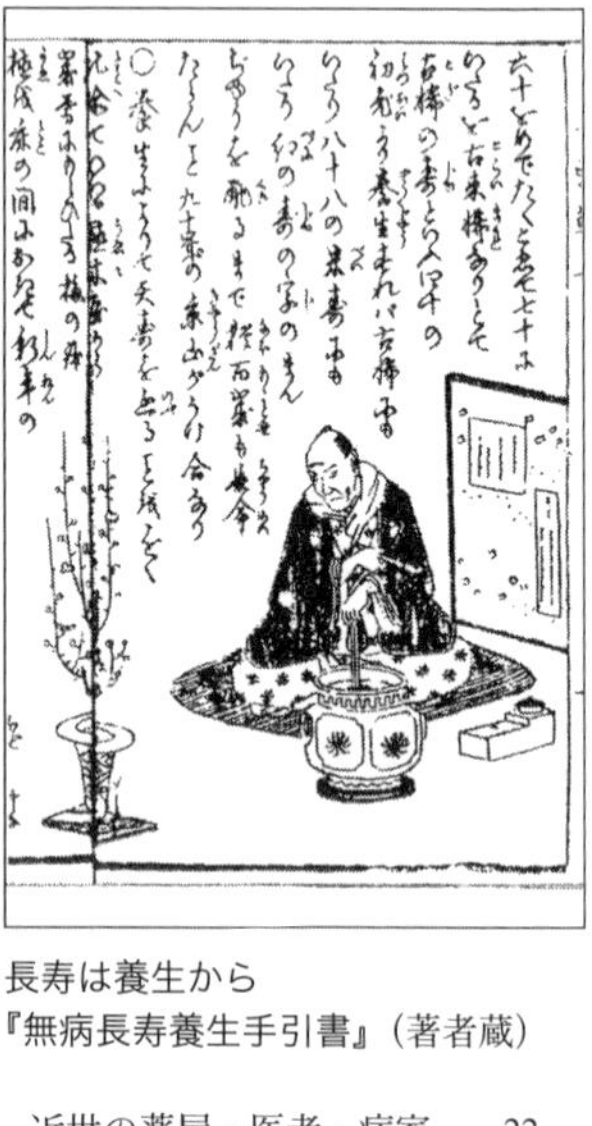

長寿は養生から
『無病長寿養生手引書』（著者蔵）

きであると教えている。
養生家は古来、服薬よりも食養生にもとづく健康回復について論じていたが、高山蘭山《らんざん》は『食事養生解』（一八一五年）において、医者は病源を悟ったのち「食をもつて是を治」す。食は「人の性命を保つの元」であるから、食をもって病を予防し、食によって病を癒す「食療」を基本とすべきである。それにも関わらず癒えなければ「薬療」に移るのである。これは歴代の名医がしてきたことであるとして、さまざまな食事養生法を紹介している[8]。

薬療法よりも食療法が優っているといわれても、中下層民の暮らし向きでは悠長な食療法をつづけているわけにもいかない。早く回復して働きに出なければならないから、どうしても即効的な薬療法が好まれる。これに対して上層民は食療法に従うだけでなく、「養生薬」「保養薬」「摂生薬」を服用している者もいた[9]。近世中期の歌人加藤景範《かげのり》は「病なきに養生のためとて薬調ずる人あり。是必（ず）生を傷《そこな》ふ」と警告し[10]（『間思随筆』）、また同時期の漢学者秦鼎《かなえ》も「生質虚弱なる人は、養生食《ぐい》といふ事をし、常々持薬に八味地黄《じおう》剤など、たえず服する事なり……神祖の御代の人達は、自然に多力武勇飽《あ》（く）まであれば、薬食などこのむ事なし」と批判している[11]（『一宵話《ひとよ》』巻二）。むかしの人は保養と食療法に努め、薬に依存しないで自然治癒力を生かす工夫をしていたというのである。

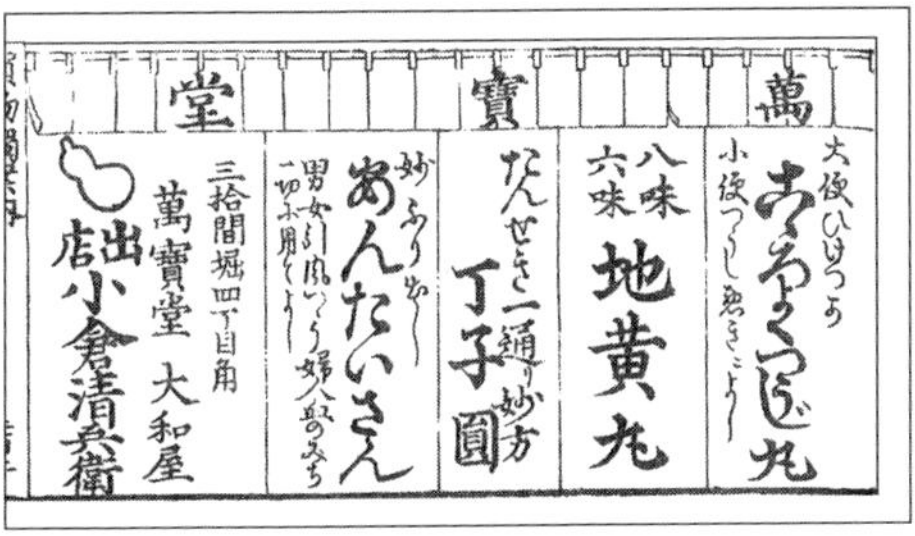

売薬広告（『江戸買物独案内』）

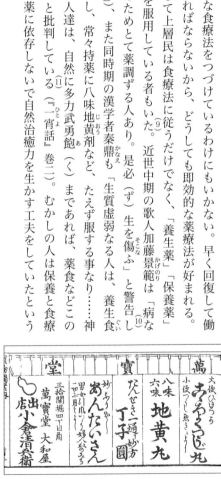

考証折衷学派の医者平野重誠（一七九〇～一八六七）は病家向けに著した『病家須知《こころえぐさ》』（一八三二年）において、摂生薬とは「泰平の世に干戈《たてほこ》を事とし、晴天に傘をさし、下駄を履《は》く」ようなものであると譬《たと》えており[12]（第二節）、また松平定信（一七五八～一八二九）は「いまの世は人の心柔弱にしていささか頭痛し、または感冒のやうにおぼゆる計《ばかり》にても、はや薬をこふにぞ……とにかく薬を人に投ずるをこのみて病家にこ（媚）び、はては済生の仁術をもうちわすれぬるぞなげかはしき」と[13]（『退《たい》閑《かん》雑記』巻一二）、今の世の人びとは摂生薬を持薬として日常的に服用し、少しでも病の気配を感じると直ちに服薬しているだけでなく、医者のほうでも好んで薬を出して利を稼いでいる。なんと嘆かわしき風潮であることかと述べている。薬の大衆化が一層進んだ近世中期以降、薬に頼って安易に健康回復あるいは健康増進をはかろうとする心性が醸成されていたのである。

人びとの薬好きともいえる性向に乗じて、薬の売り込みに公権力を利用する者も現れている。江戸神田の名主片岡寛光《ひろみつ》が随筆『今はむかし』（一八二一、二二年）において紹介している江戸下柳原同朋町の平山庭隣は、薬で稼ぐ流行《はや》らない藪医者のひとりであったが、かれは生計のため「世に買（売）薬せん事」を思いついて公儀に願い出ている。「むかしより薬売る事は、さは（障）るべき」ことではなく、それは多くの人も知っていることであるから「公にこひ奉るにもおよばぬならわし」となっているといい、それゆえ「とかくのさた（沙汰）もなく」許可されると、手はじめに「町々の宿老どもへ鼻薬かがせ」、かれらの力を借りて「家別に一包づつ押売せさせ、価壱匁づつ」取るという「神代もきかぬしたたかなるたくらみ（企み）」を考える。薬の名を清心妙効丸とし、その傍らには「和《オラ》蘭《ンダ》方」と記したが、その意味するところは不明とのこと。しかし、これも愚かなる人をたばかるための企みのひとつであった。効能書の末尾には「かかるくすしき薬の、世にあらはれざることなげかはしく、御奉行様へ願ひ奉り、世人の助（け）に相弘（む）るものなり」と書いていたとある[14]（第三一）。
町医で産科医として名を成した片倉鶴陵《かくりょう》（一七五一〜一八二二）は『青嚢瑣探《せいのうさたん》』（一八〇一年）上巻において、「博施済衆」の心を持たず、口授にあらざれば秘術を教えずといって医生を集め、金儲けをしていた医者について、それは薬を売らんと欲して「奇効を列挙」した立て札を人通りに立て、客を呼び込んで薬を買わせている薬舗と同じであると述べているが[15]（「欲集生徒」）、広告用の引札（効能書）を巧みに作って信用させ、町宿老を介して人びとに怪しげな薬を買わせようとした平山はまさに心なき売薬医者であった。

奉行所を介在させて家伝薬の売り込みをはかれば、薬に信用もついて売弘めには好都合であった。江戸町奉行所で用いられた幕府法や先例を集めた『享保撰要類集』にも、その種の事例がいくつかみられる。そのひとつ北八丁堀松屋町新左衛門店《たな》の清太夫（八八歳）の場合をみると、かれは五人の家族と老人の介抱に明け暮れる貧しい倅《せがれ》の町医三智に、「渡世の助け」として「家伝之妙法大救丸と申（す）薬」の売りさばきをさせたいと考える。しかし、「倅体《てい》之者売弘め候とも、世上広く人に知られ候」ことはむつかしいと思い、奉行所に「大救丸売弘め候町触」を申しつけてほしいと願い出ている。奉行所では極老の願い出を受け、倅の親に対する孝養や困窮の事情などを調査吟味し、真正であったとして一七四一（寛保元）年一二月、町中残らず相触れるように申し渡したとある[16]（第一〇）。当時、医者が製薬販売に従事する「医薬相兼居（り）候」ものはありふれた存在となっていた[17]。

京には家伝薬の売弘めに関する町触が多数残されている。たとえば、「草庵の修復費用」を捻出するため「家伝の神教丸」を三年にわたって一ヶ年に一度ずつ売弘める願いが免《ゆる》されたと知らせるもの(18)、寺の「諸建物修復助力」のため三ヶ年に一度ずつ「寺付之丸剤錦嚢《きんのう》円」を売り弘めたいとする勧化《かんげ》(募金)の願いが免されたという御免売薬の通知(19)、大破した「諸堂修復助力」のため町を巡行して豊心丹を売りたいとする願いが免されたとする通知(20)、東福寺塔頭《たっちゅう》大磯軒が「近年打続(き)寺領水損」のため年貢を納められず難渋しているので、「往古九条殿より相続之錦袋《きんたい》解毒《げどく》丸」を売って相続の助成にしたいと願い、薬は相対を以て売り弘めるとともに町に薬を預け置き、町組の者が代金を集めて大磯軒に渡す手はずになったと知らせるもの(21)など、出願の理由はさまざまであった。町奉行所の権限で出されたこの種の町触は多いが、その背景には国産薬の流通を促したいとする幕府の後押しがあった。

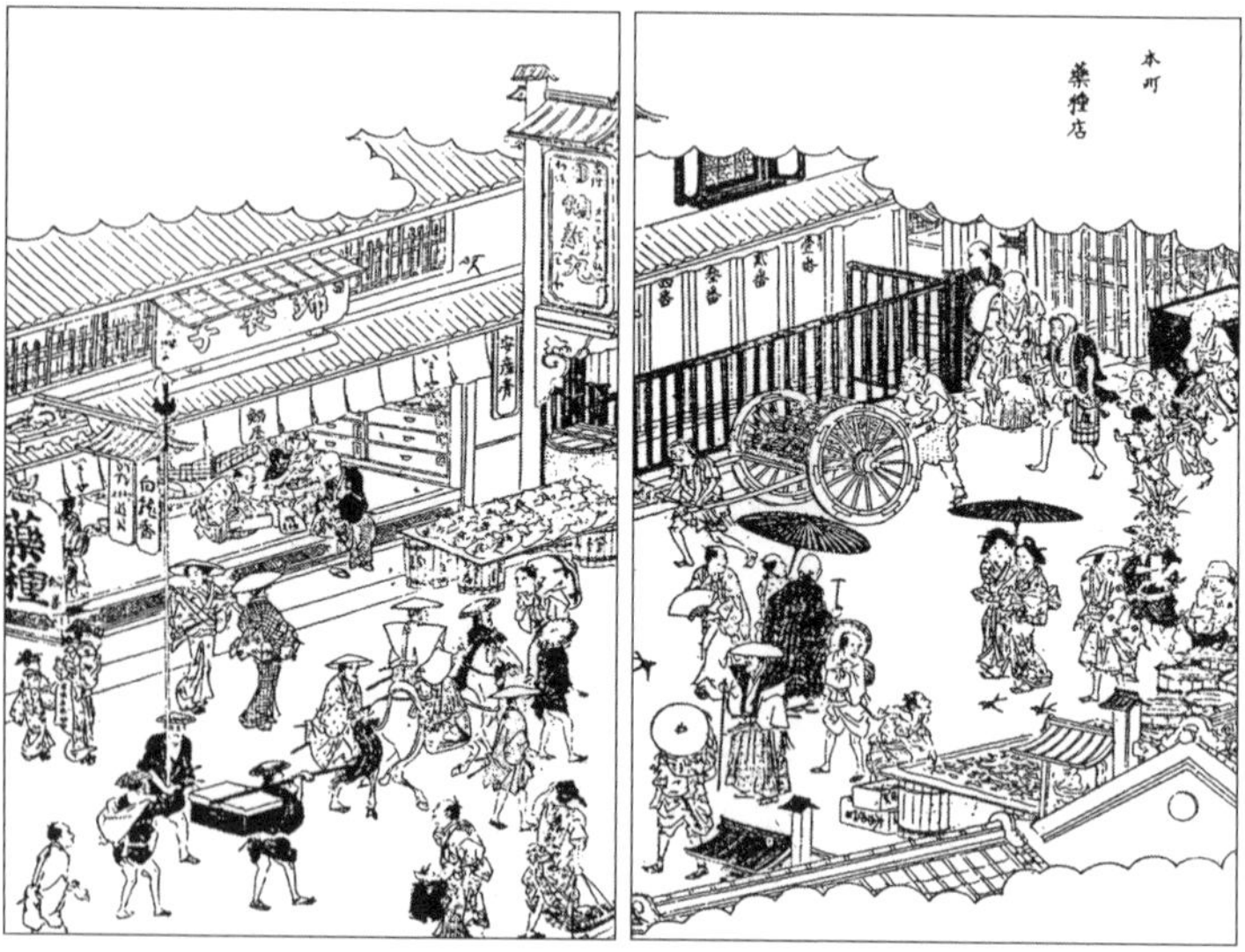

江戸本町薬種店(『江戸名所図会』)

朝鮮人参をはじめとする高価な薬種の輸入が莫大な金、銀、銅の流出を招いているとして、将軍吉宗（一六八四〜一七五一）は全国に採薬使（丹羽《にわ》正伯《しょうはく》・野呂《のろ》元丈《げんじょう》・阿部将翁《しょうおう》・植村左平次ら）を派遣して「薬草見分」（薬種の探査と採集）にあたらせるとともに、(22)中国・朝鮮の本草書に記載されている薬種とわが国自生のそれとを同定させる作業を行わせて薬種の国産化に着手し、さらに和薬の検査と流通経路が定まっていないことから生じている偽薬の横行、買い占めによる価格の不当なつり上げに対処する必要から取引の統制にも乗り出している。『東京市史稿』収載の史料にしたがってみていくと、一七二二（享保七）年、市場に出回っている薬種の取調べを目的として江戸本町薬種問屋仲間二五人のほか、京、大坂、堺、駿府の薬種問屋仲間の代表を江戸に集めて、かれらに薬種の真偽検査と通用基準（格づけ・価格）を設定させるとともに、薬種を吟味する和薬改会所《あらためかいしょ》を江戸伊勢町のほか、京、大坂、堺、駿府にも設置させている。その実務を担ったのが薬種問屋のもとで薬種を専門に扱っていた中（仲）買業者仲間であった。かれらには地方から送られてくる薬種のすべての検査と、会所が示す基準に合致した真正品だけを流通させる義務を負わせるとともに、薬種を独占的に売買する特権が与えられていた(23)（その特権は一七二九年閏九月、大伝馬町組薬種問屋仲間にも拡大）。

一七三八（元文三）年五月、すべての薬種問屋が薬種の真偽鑑別法を覚えたとして、幕府は和薬改会所を廃止して自由な売買を認めたが、一

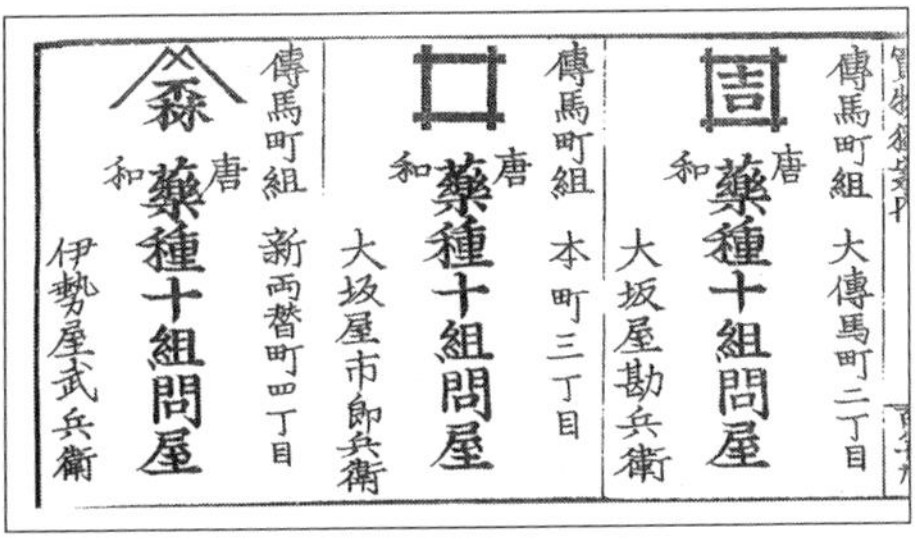

傳馬町組 大傳馬町二丁目
唐 和 薬種十組問屋
大坂屋勘兵衛
傳馬町組 本町三丁目
唐 和 薬種十組問屋
大坂屋市郎兵衛
傳馬町組 新両替町四丁目
唐 和 薬種十組問屋
伊勢屋武兵衛

薬種十組問屋案内（『江戸買物独案内』）

八〇八（文化五）年一二月、和薬改会所は薬種問屋の増加と和漢薬取締りの複雑化を理由に再興されている。四一（天保一二）年株仲間は停止となったが、物価引き下げの効果がなく、また流通の混乱を招いているとして五一（嘉永四）年に再興。しかし、五九（安政六）年、横浜の開港にともない、中（仲）買を経由しないで各地に出荷される仕組みが作られたことから、株仲間の独占的な地位は失われていった[24]。長崎会所で入札を終えた輸入薬種のほうは大坂の唐薬問屋に集荷され、検査後に道《ど》修《しょう》町（大阪市中央区）薬種中（仲）買仲間が優先的に買いつけ、小分けされたものが全国各地の薬種問屋へ発送され、また朝鮮産の薬種については中国商人を介して長崎会所へ送られるか、あるいは対馬藩の問屋を通して全国に発送される仕組みとなっていた[25]。

また吉宗は小石川薬園（東京都文京区）を拡充するとともに、下総国小金野薬園（千葉県船橋市）をはじめとして全国各地に薬園を開設し薬草栽培に取り組ませており、また一七二一（享保六）年から二八年にかけて朝鮮人参の生根を対馬の宗家を介して献上させ、それを日光で植栽させて成育した人参の種苗を尾張、水戸、和歌山、福井、松江、加賀、会津、仙台などの各藩に配布。順調に育った御《お》種《たね》人参（朝鮮人参の種から作った和製人参）を四六（延享三）年、大伝馬《おおでんま》町（東京都中央区）薬種方において入札させ払い下げる仕組みを作っている[26]。中国商船によって長崎にもたらされた広東《かんとん》人参についても国産化が進み、三五（享保二〇）年には品質管理と安定供給のため江戸本石《ほんごく》町（東京都中央区）長崎屋源右衛門方に唐人参座を設けたが（京・大坂にも設置）、八七（天明七）年一一月専売制の弊を取り除くとして廃止となっている。和人参（竹節人参）は幕府許可のもとで修治（加工調製）されたものが、三三（享保一八）年より江戸、京、大坂などにおいて販売されている[27]。

幕府は需要の高い人参の供給に関して一七六四（宝暦一四）年正月、町方に病用を優先して毎月一〇両分宛《ずつ》渡し、代金（上人参は半両すなわち〇・七五グラムで金一両、並人参は金二歩）を人参座へ持参させる措置をとったが、(28)同年六月には人参座の唐人参が払底し、さらに長崎で買い上げたものも高値となったため上人参と中人参を値上げし、下人参については値段据え置きにする旨を通知している。(29)また七三（安永二）年六月には「時疫御救」として一町ごとに御種人参五両宛施薬し、(30)八一（天明元）年一〇月には「町々軽き者」のためにやや効能が低いとされる朝鮮種髪《かみこ》粉人参を一斤（一六両）につき代銀八匁三分（およそ一万円）宛販売し、(31)八四（天明四）年一〇月急病に備えて朝鮮人参一両目（四匁）宛を名主に預け置く仕組みを作っている。(32)

一七九〇（寛政二）年、将軍家斉《いえなり》（一七七三～一八四一）のもとで老中首座松平定信は祖父吉宗の人参供給策を継承し、幕府薬園の諸薬種苗を希望者に頒布させ輸入薬の抑制に努めている。(33)頻発する百姓一揆や打ちこわし、没落農民の都市流入、疫病流行がもたらす社会機能不全を防止するため、貧賤者でも薬が買える態勢をめざしたのである。一八二四（文政七）年六月風邪が流行した際には、官製人参を本町および大伝馬町組薬種問屋へ払い下げて府内の薬種屋に売らせる措置をとり、(34)三六（天保七）年には加工した御種人参を「町方困窮之病人」に下付している。(35)

朝鮮人参貿易で巨額の利益を得ていた対馬藩であったが、安永年間（一七七二～八一）貿易の衰退にともなって藩財政が傾き、天明・寛政年間（一七八九～一八〇一）には対馬藩田代領（佐賀県鳥栖《とす》市）において朝鮮人参、犀角《さいかく》（解熱・鎮静作用）、牛黄《ごおう》（牛の胆のう・胆石、解熱・鎮静・強心作用）などを主剤とした売薬（奇応丸など）の製造販売を担う株仲間を組織させ、その運上銀をもって財政再建をはかっている。[36] 富山藩でも売薬行商に庇護と統制を加えて、収益金を藩財政に繰り入れる措置を取っていた。[37] いずれも売薬需要の高まりに支えられた施策である。

薬種の流通機構が整備されたことにともなって町方には薬種屋・合薬屋が増え、江戸、京、大坂では薬屋が軒を並べるまでに至っている。「江戸の町々は女芸者と医者の宿札（門札）……売薬の看板は数しれず、入歯・目薬・灸点のむきむきの効能を記し、神も仏も諸願成就の取次所の出店あり[38]」（『浮世草』一七七九年）とか、「大坂は売薬店多し。首より上の妙薬、腰より下の妙薬などいふ招牌《かんばん》を出し置く見世いくらもあり[39]」（『羇旅《きりょ》漫録』巻下第一〇四、一八〇三年）などと描写され、旅人もびっくりするほどのにぎわいをみせていた。実際、『再版増補江戸鹿子《かのこ》名所大全』（一七五一年）、『江戸買物独案内』（一八二四年）、『商人買物独案内《ひとりあんない》』（一八六七年）といった地誌やショッピング・ガイド本にはたくさんの薬屋が紹介されている。[40]

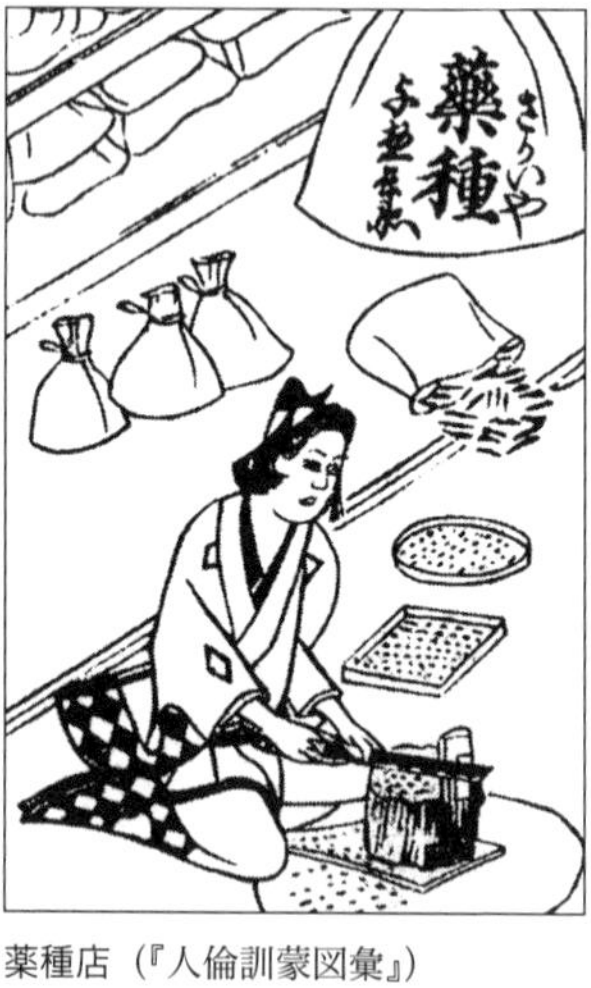

薬種店（『人倫訓蒙図彙』）

それぞれの店には得意とする売薬が置かれていた。俳書の『毛吹草《けふきぐさ》』（一六四五年）巻四は諸国の「古今名物門聞触見及類」を書き上げ、大和の豊心丹、相模の透頂香《とんちんこう》ほか名物薬を記載しており、[41] 白眼居士の『正月揃《そろえ》』（一六八八年）第七「洛中洛外諸職諸商人の正月　附たり名物揃」でも、「年玉の名物は……延寿院の延齢丹、施薬院の牛黄・清心円、半井《なからい》の龍悩丸、竹田の牛黄円、盛方院（吉田）

の鳳髄《ほうずい》丹、上智院（上池院、坂）の蘇香円、兼康《かねやす》・元康・近康（錦小路）・一角が歯薬、慶祐（曽谷）の太乙膏《たいつこう》、慶雲意徳の万応膏、同（じ）く茄子《なすび》膏薬、大蛇の亮（大膳亮、安芸）が産薬、おなじく大《だい》拯《じょうのすけ》助・大膳大夫三家なり。一の橋の産薬、木下道正、解毒、外郎《ういろう》・透頂香……しびれの薬とかきつけて送るも、気のついた年玉なり」と、伝統を誇る医家たちが扱っている家伝薬を並べ、[42]さらに京の良医一五〇人を診療科目ごとに記載した『良医名鑑』（一七一三年）の最末尾「諸家名方売薬」では良医の家伝薬一〇方を紹介している。[43]『売薬重宝記』（一七七七年）には諸家売薬の薬方、製法、製薬者の住所や値段までも付して紹介されていた。[44]

評判記の『富貴地座位《ふきじざい》』（一七七七年）中巻「薬品之部」は、大上上吉に「和漢の代物を仕込む薬種袋」といわれた橘町の大坂屋平七、上上吉に「製薬の始り其名も高き桐山」といわれた室町の桐山三龍、「どふしてもききめのつよい団十郎もぐさ」といわれた浅草の三枡《みます》屋藤介、「近年次第に評判のよいはんごん丹」といわれた芝田町の堺屋長兵衛、万金丹の万屋権八（豊島町）、そのほか三二軒の薬屋名をあげ、「歯磨之部」では上上吉に「いづかたにても名代は大明膏」といわれた神田の丁子《ちょうじ》屋喜右衛門、上上に「名曲はまたと有まいはかたこま」といわれた浅草の松井源水ほか七軒を、「目薬之部」では吉岡目薬の吉岡久清（石町）ほか七軒を、「膏薬之部」では不流《ふる》膏の野本不流（日本橋）、万能膏の内田甚四郎（材木町）ほか八軒を収載し、[45]後世派の医者岡本玄冶《げんや》（一五八七〜一六四五）の没後に刊行された『家伝預薬《よやく》集』（一六六六年）には預薬（処方薬・合薬）の一覧が掲載されている。[46]

儒医の黒川道祐《どうゆう》は『雍州府志《ようしゅうふし》』（一六八二〜八六）第六「土産門」において、薬が大衆化している状況を次のように記している。すなわち、「近世薬店主、真偽精粗を択《えら》ひ法製して之を刻み、之を篩《ふる》ひ、需《もとめ》に応じて之を売る。もとより医家の修治に及ばずといへども、又草医に於ひては甚だ便を得。中華の所謂、見成の薬なり。今、所々にこれあり。之を成薬屋と称す。又近世市中に虎屋、藤屋と称するものあり。丸・散の薬を製して之を売る。庶人其便を得るなり」といい、医者が修治（加工調製）した湯薬には及ばないが、成薬（合薬）屋が修治した丸薬、散薬は簡便で庶民の間で利用されていると述べ、個別の患者の症状に対応した処方薬と万人向けの既成薬を主とした売薬とのちがいにも言及している。(47)

寺社、薬屋、医者らが家伝としていた売薬の種類は多く、それぞれ薬の製法を秘することで価値を高めようとしていた。(48)それゆえ販路拡張にあたっても当該地域の薬屋に製薬を委託することは避け、製品を送って請売《うけうり》（取次販売）させるか、出店する道を選んでいた。京の町触をみると、請売をはじめたと通知しているものが多い。たとえば、一七四六（延享三）年九月「熱湯散・妙応散」を製造していた江戸牛込御門前の牡丹《ぼたん》屋彦右衛門は、京でも売り弘めようと四条通麩《ふ》屋町の近江屋佐兵衛店《たな》との間で請売の手続きを済ませ、(49)六一（宝暦一一）年八月大坂道修町一町目の袴《はかま》屋市郎兵衛は、「家伝の人参心通丸」を三条通東洞院西に店借《たながり》させた倅正蔵に一包三五文にて売り弘めさせ、(50)九三（寛政五）年一二月江戸数寄屋《すきや》橋御門前の油井村利兵衛方にて売られていた「房州嶺岡白牛酪《らく》、同玉芳水、同玉洞丹の三薬」は京の衣棚《ころもだな》通竹屋町上町にある伊勢屋吉兵衛店にて取次販売することになったとある。(51)町奉行所は売薬を町中に知らせる広告代理店のような役割を果たしていたが、これも幕府が掲げる薬の安定供給策のひとつであった。

一七九七（寛政九）年正月、京では次のような町触が出されている。すなわち、近ごろは「持渡薬種之内、払底品」が多く、殊《こと》に去年は「長崎表え紅毛船入津無之、唐船も不進」で、「自然と相場引上（げ）候儀は余義なき次第」となっている。なかには薬を売り惜しんで貯め置く者もいると聞いているので、今回は品薄の大黄など一四種の薬種に関して、ここ三ヶ年の売り出し相場の平均五割増までの値段にて販売することを認めることにした。この格別の計らいにもかかわらず、指定された値段を超えて売る者がおれば、「占《しめ》売り」の扱いに準じて沙汰する旨を唐薬種問屋、仲買、そのほか薬種屋宛に通知したとある。[52]

競争が激しい大消費地の薬屋では、他店との差別化をはかるために売薬看板や引札《ひきふだ》に「本家元祖」「家伝秘法・一子相伝」「（幕府）御用」「水戸御免」「土御門《つちみかど》家御授与」「南蛮《なんばん》流」などといった肩書をつけたり、[53] 法《ほう》眼《げん》・法橋《ほっきょう》の官位を得ようと猟官に励む者もいた。[54] 一八一五（文化一二）年正月の京町触をみると、医師、画師、そのほかの諸職人は古来、「仁和寺宮、大覚寺御門室より位階・受領《ずりょう》・呼名等」を免《ゆる》されているが、近来は「由緒無き箇所へ申込（み）、紛敷《まぎらわしき》受領・呼名」などを名乗っている者がいる。この件は一七七四（安永三）年三月の触書においてすでに禁じていることであり、向後は自分勝手に名乗ることは勿論、「由緒無き箇所へ申込（み）、紛敷受領・呼名等相名乗」ることを改めて禁止するとある。[55]

また人びとの耳目を集めようとして派手な看板も作られていた。[56] 一八

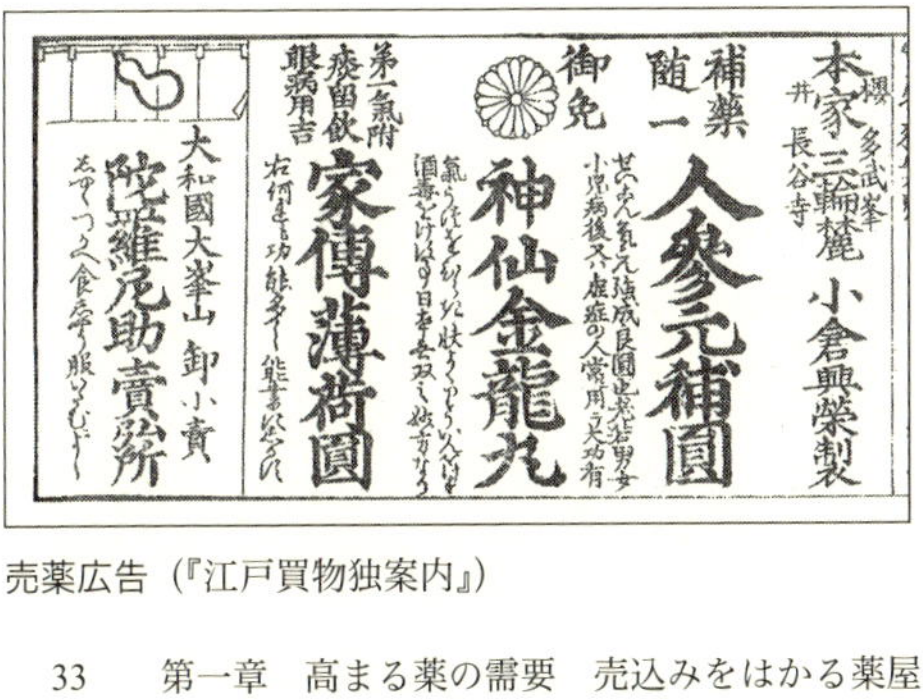

売薬広告（『江戸買物独案内』）

四二（天保一三）年八月の「高輪《たかなわ》町名主権左衛門上申書」は、「町々売薬見世又は陰陽師等之類、在方之者抔《など》を品能《しなよく》申（し）たふらかし、多分之金銭掠《かすめ》取《と》（り）候」ものがいるとして取締りを願い出たものであるが(57)、同年一〇月の「高輪町名主権左衛門上申書」においては、「近来別て名もなき売薬」が非常に増えており、功能書には事々しきことが書かれていても、「製法之薬品は虫入（り）、又は年古く相成候薬種等細末にいたし、丸・散・練薬等に品々名を付」けて売っているような始末である。なかには「建（立）看板等大造成（し）彫物《ほりもの》抔《など》いたし、大金を掛け、山師同様之もの共、諸人を狂惑いたさせ候類」もいる。別して「上方筋製薬之儀は調剤不分明之趣」もあるので、今後は売薬売弘めを願う者に対し「御届済之上、薬法功能等吟味」し、また「建（立）看板等大造成（し）彫物」についても取り締ってほしいと、訴えの中身が具体的に書かれている(58)。

一八四三年六月、老中に宛てた南町奉行上申書「町々商人共看板之儀に付申上候書付」によれば、「町中諸商人諸職人之看板」のなかに「金銀之箔押《はくおし》・蒔絵《まきえ》・梨子地《なしじ》（蒔絵のひとつ）・金貝・めつき（鍍金）かなもの」を用いた豪華な看板や「大造の看板」を出して人目を引いているものがあるので、これらの使用禁止と四〇（天保一一）年に老中より令達の「蘭字の売薬看板」禁止に関して再度、その確認を願い出ている(59)。悪徳な売薬店、不良薬品および華美な看板に対する厳しい取締りは、奢侈《しゃし》を禁じ物価引き下げを命じた老中水野忠邦《ただくに》（一七九四〜一八五一）の天保改革に連動したものであった。

享保年間（一七一六〜三六）以降、薬屋が増え売薬の流通が盛んになるにともなって(60)、不正を働く者も増えている。刑事事件の判例を集めた幕府の『御仕置《おしおき》例類集』をみると、水牛の角を烏犀角《うさいかく》（黒色の犀の角、解熱・鎮痛・解毒作用）に、杜仲《とちゅう》（強壮・鎮痛作用）を綿蘇木《めんそぎ》に、天花粉《てんかふん》（皮膚病予防作用）

を白牛黄に、それぞれ偽って売っていた者を処罰した事例や贋薬《がんやく》・毒薬の売買を禁ずる法令などが散見される。(61) また京の町触にもその種のものがみられる。一七六一（宝暦一一）年九月の京町触によれば、南都西大寺は数年来、豊心丹を売り弘めているところであるが、「近年当寺之名を仮（り）、疑薬売弘（め）候者」も現れて「豊心丹之威光、自然と薄く相成」り嘆かわしいこととなっている。それゆえ同薬については相対《あいたい》を以て売り弘めることに改めるが、けっして押売りするものではないとある。それにつづく六七（明和四）年七月の町触では六一年の町触にふれながら、西大寺売り出しの豊心丹には包み紙に西大寺と書かれているのに対し、「西大寺愛染堂再建と申立て豊心丹を売り歩く者」の包み紙には西大寺という文字はない。西大寺号の記載のないものは、西大寺より売り出した豊心丹ではないとある。(62) この件とは別に、九三（寛政五）年一一月の町触では「寺社勧化」と名乗って奉加帳を回し寄進物の即時取り集めを求めたり、家伝薬の押売りをしている不埒《ふらち》な輩がいるから、それらを見つけ次第、その場に留め置いて奉行所へ訴え出よとある。(63)

国学者の近藤万丈《まんじょう》は随筆『寝ざめの友』（一八四七年）のなかで、贋薬作りを目撃した現場を次のように描写している。すなわち、宿屋に泊まっていた売薬人が「何やらん薄赤き色の末（粉末）したるに、かの（宿屋の）灰をまじへて丸薬とするを、ひとりが火にかけてほ（干）せば、ひとりは紙につつむもあり。其つつみ紙をうかがひ見れば、皆名方反魂丹《はんごんたん》としるしありし。おもふに、こはかかるものもて丸薬とし、名高き反魂丹也といつはり、そこら売（り）あるき世を渡る曲《くせ》ものども」であろうと。(64)

町のなかを売り歩く香具師《やし》や行商人もさまざまな手を使って客集めをしていた。近世中後期の尾張藩士で浮世絵師でもあった高力《こうりき》種信の『猿猴庵《えんこうあん》日記』をみると、「玉屋町の宿屋に江戸の者止る。此人、大黒天を信仰し、霊夢によりて妙薬を弘む。大黒寿命丸といふ。引ふだに委《くわ》し」とあったとか(一八二二年一一月)、「(名古屋)広小路へ、江戸より薬うり来り、居合をぬく。上手にして、日々見物多く、大評判なりしか、刀をふり廻すとて見物の顔に疵《きず》付(け)、居合ぬく事御停止《ちょうじ》」になった事件(二四年一一月)、「紙屋を旅宿として、珍らしき薬をうる。駿河の国の者のよし。是を懐中すれは、富貴・延命・智得を発すと、功能書にあり」といって売り歩いている者(二五年五月)などが記録されている(65)。

売薬渡世にあたって種々の見世物を拵《こしら》え置くことを禁じた御触は一七九九(寛政一一)年四月に出されているが(66)、『浅草寺日記』には香具師が浅草寺境内に借地料を払って「葭簀《よしず》・菰《まこも》」張りの売薬小屋を設け、「売薬弘」めの人寄せと称して

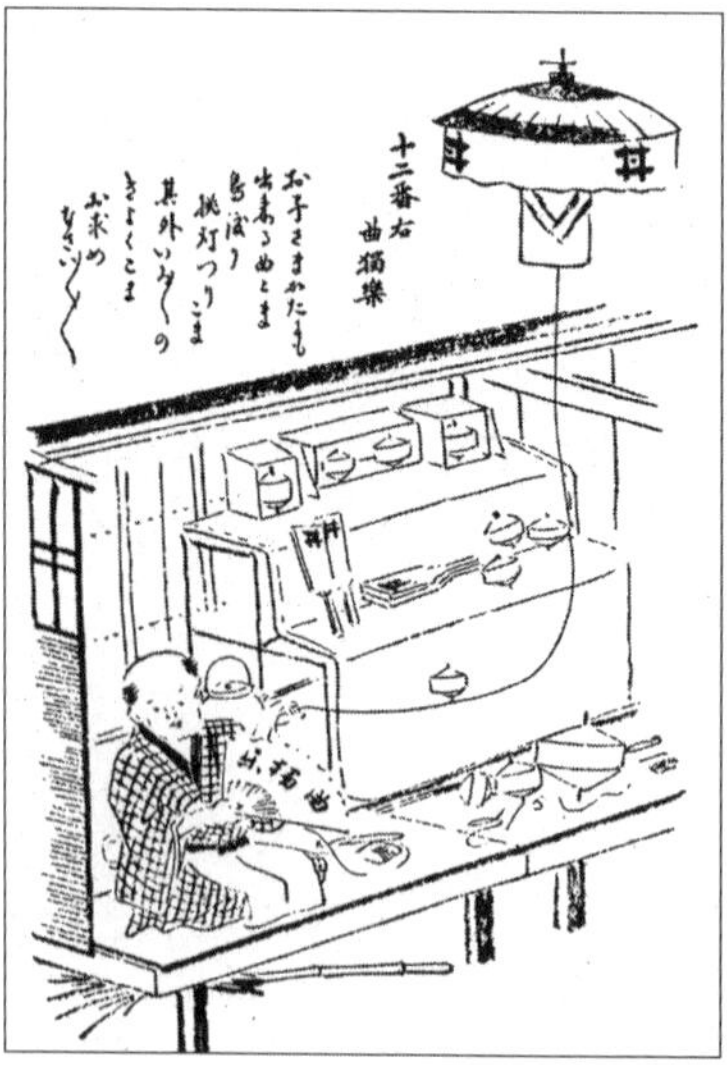

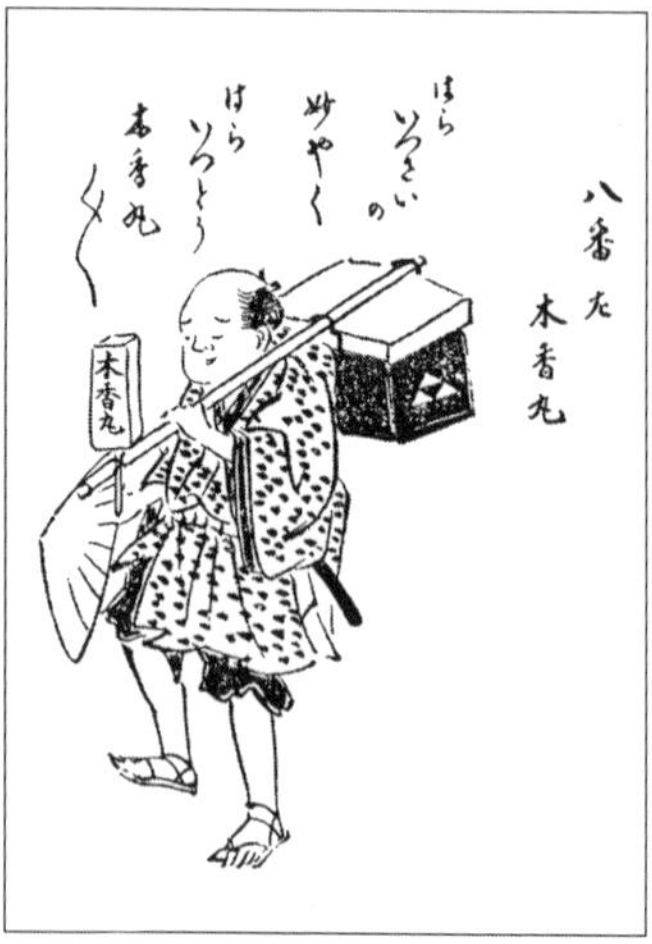

腹の妙薬売り(右)と曲独楽(左)
(いずれも『近世商売尽狂歌合』1852 年)

「子供物まね」（一七四八年二月）、「浄瑠璃人形」（同年九月）、「子供踊仕方物真似」（四九年八月）、「子供狂言」（八〇年正月）などの興行許可を求める願書が多数収められており、また境内で「香具売薬小見世物惣て人寄（せ）仕（る）売商人」の頭取として地面拝借の願い出に関する取次を一手に任され、居合《いあい》や曲独楽《きょくごま》を得意としていた松井源水に関する記事も多い[67]（七八年五月）。

中世後期より出回るようになった売薬（合薬）は、これまでみてきたように、虚誕の由来譚に彩られながら近世社会に深く浸透していった。その状況をみていた医者や知識人たちは、薬は医者と相談したうえで服用すること（処方薬を用いること）、服薬はなるべく控えること、服薬よりも食療法を用いること、保健栄養薬の類は避けるようにと戒めていたが、セルフ・メディケーションに不可欠な売薬は庶民の人気を集めていた。幕府による流通機構の整備や国産薬種の生産奨励策によって、たくさんの薬屋（請売・店売）や売薬行商人・香具師らが生まれ、競争が激化してくると差別化をはかるために派手な看板、誇大な引札が作られるようになった。また人寄せのための興行もさかんに行われ、幕府による取締りを受けている。売薬はそれら統制を乗り越えて成長をつづけ明治を迎えることになる。売薬が多くの人びとに受け入れられたのは手軽で安価というだけでなく、神道家の山口幸充《こうじゅう》が『嘉良喜《からき》随筆』巻一において「医師は医理を知らず。仮名の医便済民恵徳の方書（蘆川《あしかわ》桂洲の『袖珍《しゅうちん》医便』のことか）を粗見し、敗毒正気等に一、二の妙薬を覚へ、家秘などとて云（い）廻る。誠に盲人の蛇を恐（れ）ざる如く、誠に危《あや》（う）き事の最なるべし」と語っているように[68]、技量低劣な医者が巷間に満ちあふれ、医者に頼りきれない事情とも関係していた。

(1) 森立之編『神農本草経攷異』序録（国立国会図書館デジタルコレクション）。新村拓『日本医療社会史の研究』二九七頁、法政大学出版局、一九八五年。

(2) 日本学士院日本科学史刊行会編『明治前日本薬物学史』第二巻三八四―三八六、四一五―四二九頁（高橋真太郎「中国の薬物療法と其影響」）、財団法人日本古医学資料センター、一九七八年復刻。注1新村拓同書一二二―一四〇頁。

(3) 『日本随筆大成』第二期第七巻所収、吉川弘文館、一九七四年。

(4) 『日本随筆大成』第三期第一五、一六巻所収、一九七七年。

(5) 信州新町史編さん委員会編『信州新町史』上巻八三二―八三五頁、長野県上水郡信州新町、一九七九年ほか。

(6) 新村拓『ホスピスと老人介護の歴史』一三三―一三四頁、法政大学出版局、一九九二年。

(7) 武田科学振興財団杏雨書屋蔵。注6同書一四七―一五一頁。

(8) 横山学「高山蘭山著『食事養生解（文化一二年）』解題・翻刻史料」『生活文化研究所年報』九、一九九五年。新村拓『健康の社会史』七〇頁、法政大学出版局、二〇〇六年。

(9) 注8新村拓同書六七―六八頁。

(10) 『続日本随筆大成』第五巻所収、一九八〇年。

(11) 『日本随筆大成』第一期第一九巻所収、一九七六年。

(12) 新村拓『老いと看取りの社会史』一九一―一九二頁、法政大学出版局、一九九一年。

(13) 『続日本随筆大成』第六巻所収、一七八〇年。

(14) 『随筆百花苑』第一一巻所収、中央公論社、一九八三年。

(15) 大塚敬節ほか編『近世漢方医学書集成』第一八巻所収、名著出版、一九八二年。

(16) 南和男編『享保撰要類集』野上出版、一九八五年。

(17) 京都町触研究会編『京都町触集成』第四巻、明和四年四月町触、岩波書店、一九八三年。

(18) 右同書第四巻、宝暦一二年七月町触。

(19) 右同書第一〇巻、天保五年五月町触。同第一一巻、天保七年正月・同八年三月・同九年四月・同一〇年四月町触。
(20) 右同書第一一巻、弘化三年四月町触。
(21) 右同書第六巻、天明四年七月、同五年三月町触。
(22) 安田健『江戸諸国産物帳』晶文社、一九八七年。大石学『吉宗と享保の改革』一六七―一七六頁、東京堂出版、一九九五年。
(23) 『東京市史稿』産業篇第一三、東京市役所、一九二三年。和薬改会所および中買業者仲間については渡辺祥子『近世大坂薬種の取引構造と社会集団』清文堂出版、二〇〇六年が詳しい。
(24) 渕上敬夫編集『東京薬種貿易商同業組合沿革史』一六―七一頁、東京薬種貿易商同業組合、一九四三年。
(25) 今井修平「近世後期における在方薬修業の展開」、梅渓昇教授退官記念論文集『日本近代の成立と展開』所収、思文閣出版、一九八四年。宮下三郎『長崎貿易と大阪』二三四―二六七頁、清文堂出版、一九九七年。
(26) 注23『東京市史稿』産業篇第一七。注22大石学同書一七七―一八〇頁。
(27) 注24『東京薬種貿易商同業組合沿革史』一二六―一四六頁。上田三平・三浦三郎編『改訂増補日本薬園史の研究』渡辺書店、一九七二年。注22安田健同書。笠谷和比古「徳川吉宗の享保改革と本草」、山田慶兒編『東アジアの本草と博物学の世界』下巻所収、思文閣出版、一九九五年。川島祐次『朝鮮人参秘史』八坂書房、一九九三年。田代和生『江戸時代朝鮮薬材調査の研究』二七四―二八一頁、慶應義塾大学出版会、一九九九年。岩下哲典『権力者と江戸のくすり』第一章、北樹出版、一九九八年。青木歳幸『江戸時代の医学』吉川弘文館、二〇一二年参照。
(28) 注23『東京市史稿』産業篇第二一。
(29) 右同。
(30) 浅草寺史料編纂所・浅草寺日並記研究会編『浅草寺日記』第四巻、金龍山浅草寺・吉川弘文館、一九八〇年。
(31) 注23『東京市史稿』産業篇第二七。

(32) 右同書第二九。
(33) 杉本つとむ『江戸の阿蘭陀流医師』「本草学と薬学」、早稲田大学出版部、二〇〇二年。
(34) 注23『東京市史稿』救済篇第三五。
(35) 右同書第三。
(36) 小林肇『対馬領田代売薬史』一五六―二三一頁、自家版、一九六〇年。『鳥栖市史』五一八―五三〇頁、鳥栖市、一九七三年。
(37) 『富山県史』通史編Ⅳ、近世下四二―四七、五六―五九頁、富山県、一九八三年。
(38) 『鼠璞十種』第一巻所収、国書刊行会、一九一六年。
(39) 『日本随筆大成』第一期第一巻所収、一九七五年。
(40) 清水藤太郎『日本薬業史』一七五―一七六頁、南山堂、一九七一年参照。
(41) 新村出校閲『毛吹草』岩波書店、一九四三年。
(42) 『続日本随筆大成』別巻第一一巻所収、一九八三年。
(43) 国立国会図書館蔵。
(44) 長友千代治編『重宝記資料集成』第二六巻所収、臨川書店、二〇〇六年。
(45) 『徳川文芸類聚』第一二巻「評判記」所収、国書刊行会、一九一四年。
(46) 国立国会図書館デジタルコレクション。
(47) 野間光辰編『新修京都叢書』第一〇巻所収、臨川書店、一九六八年。
(48) 木村博一『近世大和地方史研究』二一八頁、和泉書院、二〇〇〇年。
(49) 注17同書第三巻。
(50) 右同書第四巻。
(51) 右同書第七巻。
(52) 右同。

(53) 花咲一男『絵本江戸売薬志』近世風俗研究会、一九五六年。
(54) 池田嘯風『日本薬業史』一七〇頁、薬業時論社、一九二九年。
(55) 注17同書第九巻。
(56) 注2同書第一巻二九七—二九八頁(清水藤太郎「薬物需給史」)。
(57) 東京大学史料編纂所編『市中取締類集』第一巻所収、「市中取締之部」第一三件の一四三、東京大学出版会、一九五九年。
(58) 右同。
(59) 注57同書「市中取締之部」第一九件の一六八。
(60) 青木歳幸『在村蘭学の研究』九— 一〇頁、思文閣出版、一九九八年。
(61) 注2同書四五七—四五八頁。明暦四年、寛文一一年、延宝二年、享保一五年、寛政四年、文化元年、文政四年ほか。
(62) 注17同書第四巻。
(63) 右同書第七巻。
(64) 『続日本随筆大成』第二巻所収、一九七九年。
(65) 原田伴彦ほか編『日本都市生活史料集成』第四巻所収、学習研究社、一九七六年。
(66) 石井良助校訂『徳川禁令考』前集第五巻第五七章「雑業雑種」四七〇—四七一頁、創文社、一九五九年。
(67) 注30同書第一、四巻。
(68) 『日本随筆大成』第一期第二一巻所収、一九七六年。

第二章　健康の自己管理社会における病家の心得

貝原益軒が推奨する唐代の医書『備急千金要方』の序文には「君親に疾ありて療することあたはざるは忠孝にあらざるなり」と、主人や親が病のときに治療できなければ不忠不孝の汚名を被《こうむ》ることにもなるとあるが[1]、益軒は医学を学んで治療するところまでは求めていない[2]。益軒は『養生訓』において「わが身医療に達せずとも、医術の大意」を知っていれば、医者の良し悪しの判断はつくものであり、さらにしっかりと医術を学んでおれば「日用急切《きゅうせつ》の薬を調和し、医の来らざる時、急病を治し、医のなき里に居(り)、或(は)旅行して小疾をいやすは、身をやしなひ、人をすくふの益」があってたいへん便利である。それゆえ「いとま(暇)ある人」は医薬について少し学んでおいたほうがよいと思う。たとえ医者でなくとも「薬をしれば、身をやしなひ、人をすくふに益」がある。されども「医療に妙を得る事は、医生にあらざれば、道に専一ならずして成(り)がたし。みづから医薬を用ひんより良医をえらんでゆだぬべし」といい、上手になるにはそれ相当の苦労があるから、自分で医薬を用いるよりも良医をうまく選んで、その者に任せるほうがよいと述べている(巻六)。

益軒と同世代の後世《ごせい》派の医者加藤謙斎は、その医者選びのポイントを『病家示訓』(一七一三年)において次のようにまとめている[3]。すなわち、「仮名書の医書さへよめれば、はしりまはりの(並の)療治はなるもの」であるが、病人の立場としては、そうした「不学の医者」に任せた場合、「初発(初期治療）を仕そこなひ、大病に成（る）事」が多いから、「かりそめの軽き病」のときであっても医者をよく吟味する必要がある。よい医者というのは学問があって、しかも「気の働き」もあり、「病人数多く見て病功」のある者をいうが、病というのは数が多いから「医者の得手《えて》、不得手」をよく見極めておくことが肝要である。

　そして、医者の「薬のもりかた」というものをみれば、それぞれ「手癖《てくせ》」というものがある。どんな病でも「虚症」とのみ診る「補薬つかひ」、同じく「邪気がつよき」と診る「瀉薬《しややく》つかひ」、「熱邪の病」と診る「寒薬つかひ」、「寒冷の症」と診る「温薬つかひ」の四種があるが、いずれにも「かたよらず、中を得」る療治というものがよい（病態が実ならば瀉し、虚ならば補し、熱ならば冷やし、寒ならば温めて生理的平衡状態を保つことが基本となる）。しかし、医者は自ずとどれかに偏り、それが「手癖」となっているから、病家は医者の「手癖」と病人の症状とをよく考え合わせて決めなければならないとして、医者の六流派について概説する。そのうえで、どういう医者を選ぶにせよ、世間では病人のいるときだけ医者に近づき、それ以外のときは疎遠にしているが、これが「大なる思案違」である。病人のいない平生のときから医者と親しみ、「上手か下手かをためし見」て置き、「六品の流義にあてがひて、いづれの方ぞと見定め」て置くことが大事なことであって、「随分医者ずきに成（り）たるがよい」と説いている[4]（第二～四）。

　「医術の大意」を学び、医者の「手癖」を学んで、療治のことは医者に任せるのがよいと益軒や謙斎は述べているわけだが、古方派の医者中神琴渓《きんけい》（一七四四～一八三三）も『生生堂《せいせいどう》雑記』（一七九九年）において、「今の世、素人も衆方規矩《しゅうほうきく》（一六三六年、曲直瀬道三《まなせどうさん》（一五〇七～九四）の著作を曲直瀬玄朔《げんさく》が増補した簡便な処方集）、重宝記《ちょうほうき》（簡潔便利な家庭医学書）等を読（み）覚へて居る故に、活用を知らずして規則にて療治をする医と、さまで異（な）る事」もないが、それでも素人が医者を頼んでいるのは、脈を診るのがむつかしいからであるといい（巻上）、脈診は素人の手に負えるものではないから、療治は医者に任せたほうがよいと説く。(5)

曲直瀬道三の『切紙《きりがみ》』のひとつ「（医則）五十七ヶ条」では、医は「四知（四診）の術」を尽くさなければならないといい(6)、有職故実家《ゆうそくこじつ》の栗原信充《のぶみつ》は『又楽庵示蒙話《ゆうらくあんじもうわ》』巻二において、医者というのは「患者の脈を診察し、腹症を按《あん》じ、舌をみ、患《わずら》ふる処を聞（き）、然して後、方書を考へ、薬を調合」するもの(7)、すなわち、望診（舌診も含め顔色、眼光、姿勢などを視る）、聞診（声を聴き口臭や体臭を診る）、問診（主訴・病歴を聞く）、切診（脈診・腹診・背診など動脈の拍動や腹背を触診）の四診(8)を駆使して診断に当たるものとしているが、仮名草子作家である斎藤親盛《ちかもり》は『可笑記』（一六三六年）において、医家にとって必要な「四つの大事」、すなわち、「脈をうかがひ、色をみ、声をきき、病症をとふ」の四診があるが、その四診が現今では十分に行われていないだけでなく、それでもよいという病家もいて実に嘆かわしいことであると論じている(9)（巻四）。豊後国（大分県）の儒医三浦梅園（一七二三〜八九）も同じく『梅園叢書』(10)（一七五〇年）にて、最近の医者は四診をせず、「脈一《ひと》いろにて病をわかたん」としているといっており（下巻）、四診が用いられなくなっている状況が広がっていたようである。それには病家の側にも責任があると、斎藤親盛はいうのであった。

心学者の石田梅岩《ばいがん》（一六八五〜一七四四）は、医者とはこうあるべきであると次のようにいう。すなわち、「（医者は病人に）疾のことを言（わ）せて聞（き）、又委細のことは看病の者に問（い）、且

（つ）脈を診て、我意《こころ》に合《かな》へるか合へざるかと得心して、薬を用」いなければならない。普段から医学に心を尽くし、医書をよく読んで理解し、「人の病を見ては我病の如く思ひ、心を尽くし療治」し、「病気快然を以て楽（しみ）、薬礼の事を思はず療治」すべきものである。渡世のために医者をしていれば「薬礼の滞る所へは往（き）がたき心も出」てしまい、また命を惜しむ心がなければ「過《あやまち》の不仁」も多くなってしまう。「仁愛の心」を持てば、「治しがたき病人あらば、何ほども医書に眼をさらし工夫」を凝らすようにもなる。それゆえ「終に博学の名医」にもなると(11)（『都鄙《とひ》問答』巻四）。

　近世社会は今日とちがって、医者に治療責任だけでなく治癒責任まで負わせていたため、(12)治るかどうかは運次第といわれながらも、(13)治せなければ医者はひどい叱責《しっせき》を受けることになった。それゆえ医者は自衛のため「何某に療治行届（か）すして、誰々は死たると世間に謗《そし》りを受ん事を厭《いと》ひて、いまた左程《さほど》にむつかしからぬ病人にも臆病を起（こ）し、病の先途《せんど》をも見届（け）すして中途にて断（り）、又は私療治の過失にて仕損したるも本《もと》へ取直さす。其侭《まま》に見捨て、他の医師へ譲り、大切の場に臨み私過《しか》を隠して身遁《のが》れ」する者が多く出ることになったと、武陽隠士はいう(14)（『世事見聞録』巻三）。

　誤診で死なせる「医師の見そこなひ……薬ちがひ(15)」（『醒睡笑《せいすいしょう》』巻四）、「薬違《たがえ》にて死す」という事態が明らかになれば大変な騒ぎとなった(16)（『藤井此蔵一生記』安政六年）。「薬にて殺し候ものと町人百姓とも騒立……打殺せとて騒立」てられ、「手あやまり有之。若者大勢押入（り）、表かうし（格子）調合之間《ま》、中之間《ま》迄騒（ぎ）入（る）」ということにもなった(17)（『編年雑記』第一二、一七六四年。第一三、一七八一年）。そのため診療を辞退して保身をはかろうとするのだが、「医師の見そこなひ」に対する人びとの厳しい対応は、医者の身分が相対的に低く、医者主導で何事も決められなかったこととも関係していた。

　また世間には行儀が悪く、技量の劣る医者も多かった。貝原益軒は「国字《かな》の方書（治療書）」が多く世に出回るようになったため、「古学を好まざる医生は、から（唐）の書はむづかしければ、きら（嫌）ひてよまず」、仮名書きの書を読んで「医の道、是にて事足りぬ」と思っているような連中が増えていると嘆き（『養生訓』巻六）、斎藤親盛も「（藪医者というものは）病者の方よりめいわく（迷惑）して、いしや（医者）をか（代）ゆるまでべんべんとして、いつまでもとりついてれうぢ（療治）」をつづけているだけでなく、「病者十人の内二、三人もへいゆ（平癒）すれば、上手ぶりをいたし、をしころ（押し殺）したる病者の事をばふかくかくして、本復したる病者のほうはさのみかたつて広言」しているような有様であると、藪医者の悪癖について語っている（『可笑記』巻四）。

　一方、藪医者の横行を許している病家のほうにも問題があると、国学者の多田義俊《よしとし》は随筆『南嶺《なんれい》子《し》』（一七四九年）において次のように述べている。すなわち、「学問もなく方術の論にも心を用」いない庸医《ようい》（藪医者）が配剤し投薬すること、それは「医賊にして論なし」と断ずる一方で、「其選《えらみ》もなく服用する病人は大胆者なるべし」といい放つ[18]（巻三）。医者の技量を確かめようともしない患者もいけないというのである。蘭方医の大槻玄沢（一七五七～一八二七）も『病家十誤』（『醒世《せいせい》論言』下、所収）において、病家が[19]「医者の功者不功者も弁《わきま》へず、めつた（滅多）に頼み療治を打任せる」ことの誤りを指摘している。多田義俊はさらにつづけて、医者というのは「よ（呼）ばねばゆかれぬ家業」であるから、技量もなくて声がかからなければ貧しくなるだけであると。

　井原西鶴も同じく『日本永代蔵』（一六八八年）において、「医師も傾城《けいせい》（遊女）の身と同じ。呼ばぬ所へは行かれず」。呼ばれないからといって家にくすぶっていれば外聞も悪いので、朝から外に出かけて絵馬などを眺めて暇をつぶしている「絵馬医者」、駕籠《かご》で往診することも叶わない貧しい「歩《か》行《ち》医者」らについて語り（巻二、六）、結局は医者の不勉強が貧乏神を引き寄せ、患者の不勉強が命取りとなっていることを読者に気づかせようとしている。

松平定信の側近であった水野為長も長編の雑録『よしの冊子』のなかで、太田玄達という医者を取り上げていうには、世間では「すべて権門家へ出入仕（り）候ものをば、俗家にては取はやし候」こと、それは人情であり、「別して医者は権門へ薬を上（げ）候と世間にて大（い）に取（り）用（い）候」ものである。玄達もそのことを自慢していたが、そんな自慢をしていると、やがて「人も憎み、当人の為にも相成り申さず候」ことになる。取り栄《はや》す病家も悪いが、図に乗った医者も悪いと双方を戒めている[20]（第八）。

世の中にはいろいろな医者がおり、それらに対しさまざまな呼称がつけられていた[21]。江戸で俳句を詠み医者もしていた加藤玄悦は日記『我衣《わがころも》』（一八一五年）のなかで、儒医、明医、徳医、隠医、世医、僧医、名医、時医、流医、女医、奸《かん》医、淫《いん》医、瘍《よう》医、藪医、野巫《やぶ》医といった呼称を列挙しているが[22]（巻一〇）、後世派の医者香月牛山は『習医先入《しゅういせんにゅう》』（一七三三年）の「医師に其品類数多あるの説」において、それら呼称を解説して「其診よく十全に合し、儒仙に超（え）てその道徳の高」き明医、「碩《せき》儒《じゅ》にして兼て医道に通」じたる儒医、「明医・儒医のうちにても、其徳行の猶更勝《すぐ》れ……貧家の病を治するに、金を懐《ふところ》にして席の下に置（き）、これを得せしめ、病者一たび喜んで其病い（癒）へ、東《とう》坡《ば》先生の貴薬を蓄へ置（き）て、病人を救ふ類」の徳医、「儒にして挙用せらるる事をいとひ、医に隠（れ）て世事に預（か）らず。治世に在（り）ては其名の権門・高家に聞達せん事をいとひ、若《も》（しく）は乱世に居るは性命を全くして、災害をまぬかるる類……世の為に仙方を伝へ書をあらはす類」の隠医、「世々相伝へ医を以て世業とする人……三世の医、又は一世の医にても、これを世のいとなみ、なりはひ（生業）」とする世医。

さらにつづけて、「其時にとりて世に挙用せらるる類、和俗のいふ流行医者」の時医。「庸手粗工の実学なく、巧《たくみ》に虚声を窃《ぬす》みて人を眩《くらま》」す福医、「其性質姦曲《かんきょく》（横しま）にして諂諛《てんゆ》（こびへつらい）を事とし、権貴の門・福貴の家に出入し、腰を折（り）、膝をかがめ、婦人・女子に阿《おもね》り近付（き）て、挙用せられんとのみはかる類……病にことよせて害をはかり、手を仮《かり》て毒をすすむ。利を貪る……人の嗣をたち、人の生を喪《うしな》ひ、既にその心術を壊」す奸医、「人に妖淫をすすめて道を傷《そこな》ひ齢を損す。高貴豊饒《ほうじょう》の人は、知命（五〇歳）耳順（六〇歳）の後は、多くは方士仙術の邪説に惑ひて、或は房中補益（性交しても精を漏らさずして精気を養う術）などいふことを信じ、或は食料の類にも、補陰益腎の物とだにいへは、怪しき類の物までも求め得て食し、補腎壮陽の薬といへは、後にはその災害の生する事のわきまへもなく、頻《しきり》にこれを服する事、いにしへより今にわたりてさる事ぞかし……此術を相伝し、其薬を調合し、これを権門・高家に献じて媚諛《こびへつら》ふ……医はただ徳を納め、人を治する事を司るものなるに、かへつて人を損傷」する淫医がいるとしている。(23)

良医もいれば悪医もおり、志を得ずして世をすねた隠医の類もいるというわけであるが、前にみたように、良医になるには学問と「気の働き」と「病功」が必要とされる。「気の働き」とは曲直瀬道三が『啓迪《けいてき》集』（一五七四年）の自序において「臨機応変は医の意なり」といっていることと同じである。[24] それでは悪医とはどのような者なのか。それについて岡山藩医の緒方惟勝《これかつ》は『杏林《きょうりん》内省録』（一八三六年）巻三において、「医は意なり」の「意」の音をさまざまに言い換えて次のように説明している。[25] すなわち、医者は衣服を美にしているから「衣」、威儀を敦《あつ》く重くしているから「威」、異言異体にしているから「異」、人を殺すこともあるから「夷」、尾を出さずして人をたぶらかしているから「詑」、父祖のお蔭《かげ》で居ながらにして大医となるから「居」、飴《あめ》をねぶらすを術としているから「飴」、何事もハイハイといって承諾するから「唯」、病者をたぶらかして慰めることを善としているから「慰」、囲いにて杓《ひしゃく》を振ることを務めとしているから「囲」、位階が上るほど薬代が厚くなるから「位」、弁舌を以て人をたぶらかすこと、一を以て九に倍しているから「以」、腰も抜けていないのに駕籠に乗るから「萎」、立ち伸びるほど折れ易いから「葦」、言行相違するから「違」などと辛辣《しんらつ》な悪医の定義である。

　誰も悪医や藪医者になろうとして医者を志したわけでもなかろうに、そうなってしまうのは、それなりの理由があると儒医の南川金渓《みなみかわきんけい》（一七三二～八一）は『金渓雑話』補遺および『閑散余録』（一七八二年）巻二においていう。[26] すなわち、「日本の儒者は医を兼ぬべし。然らざれば衣食に乏しくして困窮に至るとぞ……儒を業とするばかりにては口に糊《のり》しがたし」と。儒者では生活できないから医者を兼務し、医業が片手間となるから悪医や藪医者が生まれるの

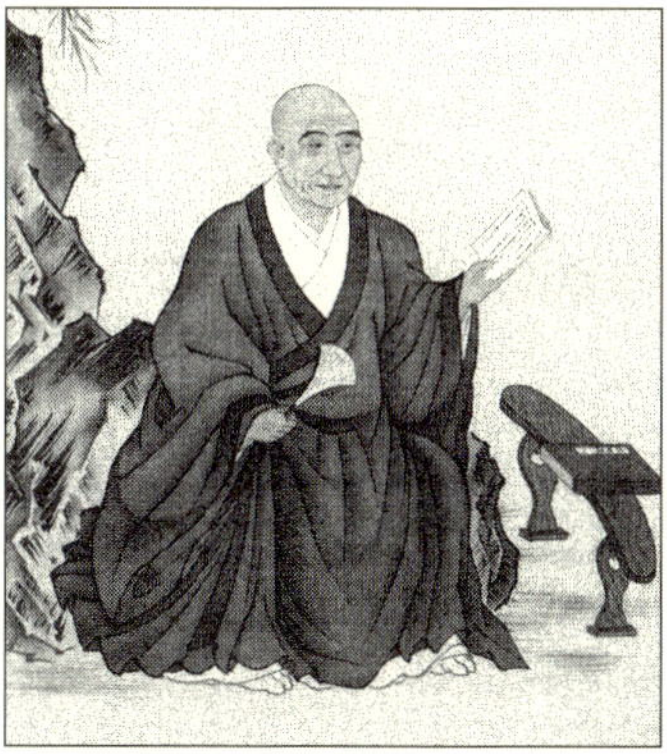

曲直瀬道三
（『医家肖像集』思文閣出版より）

であると。また鳥取藩の好学な大名池田冠山（一七六七～一八三三）は随筆『思ひ出草』（一八三二年）のなかで「儒より医こそ利得あらめと、始（め）より算用して医となるもの多ければ、良医のなきもうべなり」と、最初から己の利得を優先して医者になるものが多いからであるという[27]（巻三）。

そんな悪医や藪医者から逃れ、賢く医薬とつきあって健康と長寿を保つにはどうすればよいのか。斎藤親盛は「十のつつし（慎）み」が病者に必要であるという。「第一によきいしや（医者）をぎんみ（吟味）しえら（選）むべし。第二に薬を大事にしてのみ、せんじやう（煎じ様）ねん（念）を入（る）べし。第三にはや（早）くれうぢ（療治）すべし。第四にいんよく（淫欲）をたつべし。第五にかなしみいかるべからず。第六に物をふかくあん（案）ずべからず。第七にの（飲）み食（う）物をつつしめ。第八にねつおきつ（寝つ起きつ）を大事にせよ。第九にみこ（巫女）山ぶしのいふ事をまことにするな。第十に薬代をおしむ事なかれ」と一〇ヶ条を掲げているが（『可笑記』巻四）、それとまったく同じことを古方派の医者伊藤玄恕[28]（『病家要論』巻中）や幕臣で狂歌も詠んだ志賀理斎[29]（『理斎随筆』巻二）も述べているから、どこかに種本があったのであろう。要するに、養生書が説く「生活管理の仕法」に加え、早期治療に努めること、名医の処方薬を指示された通りに服用し、薬代を惜しんではならないということである。

実際的な医学を重んじた折衷派の医者平野重誠は『病家須知』（一八三二年）のなかで、受診時の心得を次のようにまとめている。すなわち、医者に病症を告げるときは食事量が多いか少ないか。睡眠が取れているかどうか。便通の具合、服用している薬、持病に関することなど、発病以来の経過を漏れなく話すこと。隠したいと思っていることも秘密にしていれば損になり、医者が「病因を探《もと》（むる）媒《たより》になる」ように心がけて話さなければいけない。自己診断の結論を医者に聞かせるのもよくない。媚《こび》を求める医者であれば、その言辞にしたがって真実の病因を探らず、病人の意を迎えようとするからである。また医者の技量を試みようと思って病状を詳しく告げず、医者の論弁を聞こうとする態度も心得違いなことである。小児の具合が悪いときは授乳や補食や便のことも、母親がよく調べたうえで医者に話すべきである。乳母《うば》に任せるのは過ちの基である。

さらに服薬に関しては、「薬味の口に適《かなわ》ぬを妄《みだ》（り）に訴」えてはならない。処剤の妨げになることである。「良薬は口に苦《にが》」いものである。体が薬の「作用力」を受容しないこともあるので、副作用が出た場合には強いて服薬する必要はない。その場合は医者に告げて薬を代えてもらえばよい。ただし、「的当の薬は瞑眩《めいげん》（激しい反応）」して速やかなる効果を現すこともあるので、一概に論ずべきことではない。服薬はすべて空腹のときにすべきである。下腹部の病は食前に服薬し、心胸部の病は食後に服薬するのがよいと世間ではいわれているが、それは愚かなことであると否定する[30]（第一冊第四節）。

『病家須知』は丁寧な説明でわかりやすいが、異論もあった。たとえば、服薬すべきときをめぐって医者の間に諸説があり（貝原益軒『養生訓』巻七ほか）、「良薬口に苦し」といわれていること

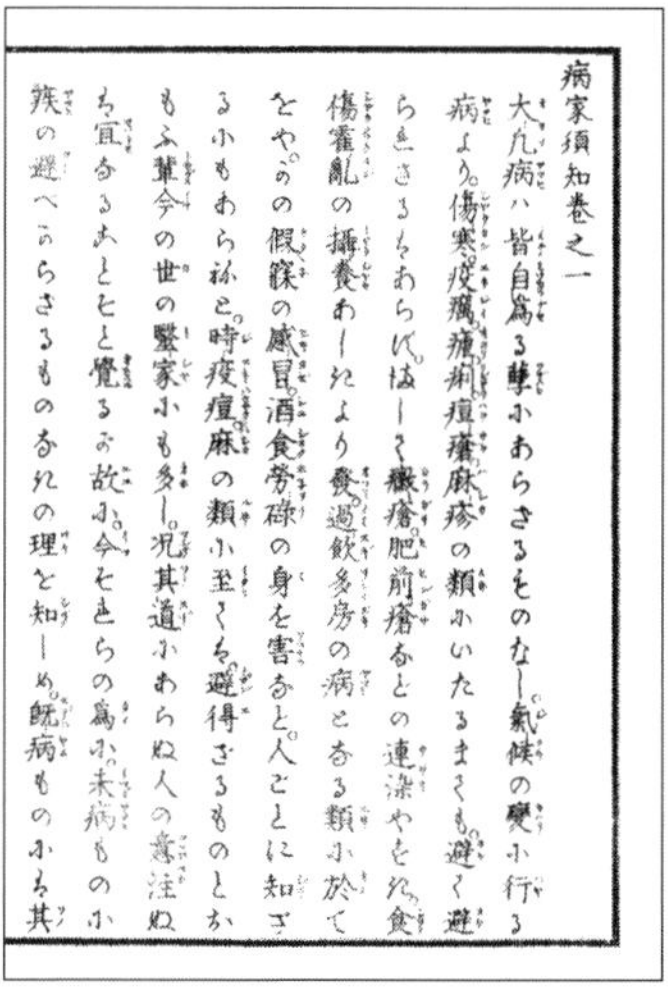
病家須知巻之一

平野重誠『病家須知』（著者蔵）

にも異説があった。国学者の多田義俊は「良薬口に苦し」という古語にふれて、人は飲食するにあたって甘いのが好きな者もいれば、辛いのが好きな者もいる。「此塩梅《あんばい》たが（違）ふときは、腹に受る所快からず。いか程の良薬なり共、人によりてうけ心あしきは、害なしとはいふべからず」といい、必ずしも苦い薬が良薬になるというわけではないと論じている(31)（『南嶺子』巻三）。

出雲松平家の儒臣桃西河《ももせいか》（一七四八～一八〇七）は『坐臥《ざが》記』のなかで、受診にあたっての心得を次のように説いている(32)。すなわち、素人は勝手に病名を穿鑿《せんさく》すべきではない。なぜなら「医師は病を知るを終身の業」としていながらも、常に「病に臨んで迷」っている。ましてや素人が病名について推量することなどできるはずのものでもない。自分にできることは「疾《や》めば医を請うて、病状を委《くわ》しく陳ぶる」だけであり、「日を歴《へ》て癒えざれば医を代ふる」こと、転医すればよいのであると。また加藤謙斎も『病家示訓』にて、医者から薬をもらいながらそれを飲まないで、密かに他所の医者の薬を飲む者がいるが、それはもっての外のことである。もしそうしたいのであれば「ありていに断《ことわり》をいひ、当分、医者をかへ」ればよいのである。「医者を替（え）るは、常のならひ、何かくるしかるべき」と（第四）、臆することなく転医すればよいのだと促している。

病者の社会階層によって受診のあり方、心得も違ってくると杉田玄白（一七三三～一八一七）の弟子大槻玄沢《げんたく》は『病家三不治』（一八〇四年）においていう(33)。すなわち、貧賤の家では「巫《ふ》を信して薬をおろそかに」しているから治療の機会を失いがちとなる。それに比べて富家では「衆医を招きて治療を乞」い、「人参・犀角《さいかく》（解熱作用）等を用ひ、貴重の薬は如何様《いかよう》の症にても効あるものと心得、勢ひに任せて服用し、それも欲ふかく用るに度を過」ごし、また出入りの者たちが口々にいう雑説に惑わされて病人も病家も苦しむことになる。また常に持薬を常用しているため「腹内に薬気馴《なれ》」を起こし、本当に必要なときに薬が効かなくなっている。やや重態に陥れば、周囲は「例の大事々々を主張」するばかりで、薬を代えるべきときに代えられず、いたずらに多くの医者を枕元に侍らせて「所謂《いわゆる》、小田原評定のみにて事を尽」くさせ、ついには病人を死なせてしまっていると述べ、そのうえで、いずれの家においても「万の事すべて皆其任する医（蘭方医）に丁寧に問（い）尋ね、その指揮する所を守り、私を加へざるを専ら」とすべきであると忠告する。要するに、低所得で教育水準の低い階層は医を信じないし、高所得で医に頼りすぎる階層にも問題があるというわけである。

中津藩の儒者倉成龍渚《りゅうしょ》も随筆『対鴎楼閑話《たいおうろうかんわ》』（一七九九年）において、同じく病家の属性にふれながら次のようにいう[34]。すなわち、富貴の人は衣服、居所、飲食、医薬、遊びなどに力を尽くして備えているのに、多くは虚弱にして寿命が短い。それに対して貧賤の人は備えがなくて寒暑や風雨にさらされ、具合が悪くても薬を得られず、飲食も不十分であるのに筋骨が強く、健康と寿命を保っている。富貴の人に対して医者がしていることといえば「補薬を作り、病無きに薬を与」えることである。それゆえ常に薬気が身体中に満ちた状態となっている。「薬を常とする者は病も常と成（る）べし。病の源を塞《ふさ》ぐ事を知らず。補つて生を益《ま》すと思はるは、保生の道に惑《まど》（え）る也」と薬の常用を戒めている（巻四）。健康は労働・生活

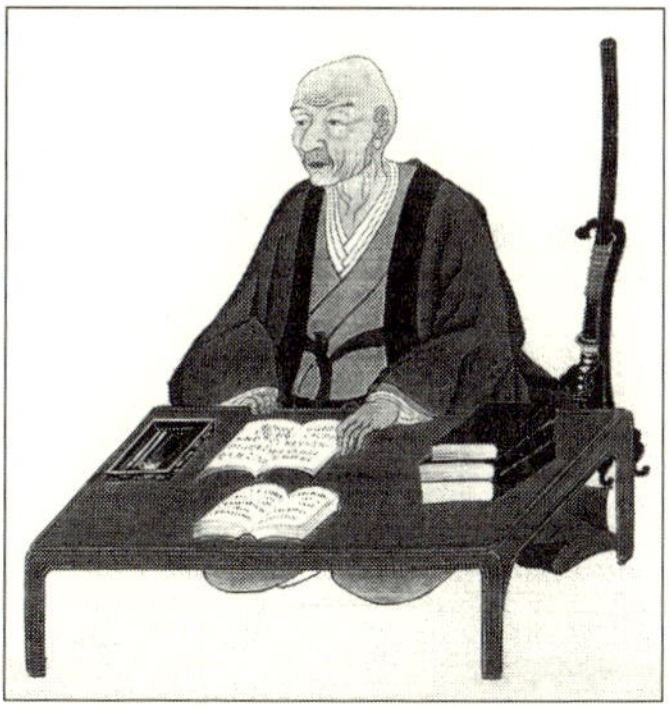

大槻玄沢
（『医家肖像集』思文閣出版より）

環境よりも保健行動に左右されるといっているのである。また医者の加藤玄悦は富貴の人を療治しても治せないことがあるといい、その原因は第一に富貴の人は自分でいろいろと工夫し、傍らからあれこれと進言する人もいるので、心のままに医療を尽くすことができないこと。第二に身を大切にしようとするあまり、医者が禁じている食品も食欲を亢進《こうしん》させるための一品と勝手に考え、また傍らにいる人も機嫌をとろうとして薦めるため、「自ら心ゆるみて病に障《さわ》るべき食物」をも摂取していること。第三に生まれつき虚弱な人が多くて強い薬を思うように使えないこと。第四に早く治ろうと思ってたくさんの医者を招き、薬を頻繁に代えるため「薬の功」をじっくりとみている余裕がないこと。そのうえ満足な鍼治療も行えず、酒食の慎みを守ってくれないこと。医者のほうでも威を恐れて医案を十分に活かすことができないことである。そのため「ただ大事を取（る）のみ」という状況になっていると分析している（『我衣』巻三）。これら四つの原因をなくせば賢い患者になるというわけである。

医者からみれば富貴の人の治療はむつかしく、また貧者は支払いが悪いので、いずれも避けたいところであったが、水戸藩士で儒者の小宮山楓軒《ふうけん》は随筆『懐宝日札《かいほうにっさつ》』において水戸藩医であった原南陽（一七五二〜一八二〇）の言を引き、「貧者を治することを好むべし。富人は中途にして医をかゆるゆへ、治を遂ぐることあたはず。貧人は打（ち）任せて託すなれば、功を奏するは、己れが心のままなり。すべて深切なる所より、奇効はあるものなり。必ず疎略にすべからず」と記し、転医（転薬）ばかりする富人の治療よりも、全面的に任せてくれる貧者の治療に精を出すべきであると述べている(35)（第一一二）。

当時、富貴の人にかぎらず中等以上の家では、転医が頻繁に行われていた。それは片倉鶴陵《かくりょう》が『青《せい》嚢《のう》瑣《さ》探《たん》』（一八〇一年）上巻において「薬を服すること数日、猶効みえず。則ち信疑相半、遂に又他医を召す」[36]（「不見前医発剤」）と述べている患者心理にもとづくものであったが、一方で、医者の技量に大きなばらつきがあり、治療の標準化とは縁遠い状況にあったことも転医の背景となっていた。大番組の旗本森山孝盛《たかもり》は富貴といえるほどの家柄でもなかったが、『森山孝盛日記』をみると実に多くの「転薬」と「立会診」に関する記述がみられる[37]。たとえば、一七七四（安永三）年一一月二一日夜のこと、養父が病との知らせを受けて孝盛が駆けつければ、養父はすでに重篤の様子。早速、医者野口草越の息子を呼び寄せ、与惣兵衛出入の医者伴野玄岷《げんみん》も呼ぶ。翌日、これまで担当していた嶋田東原が来て加減調剤にあたる。その後、医者吉田元卓が呼ばれ、孝盛の妻が来て看病にあたっている。二三日には東原が人参二分を加えて投薬するなど、都合四人の医者が治療にあたっている。七八（安永七）年一二月九日、妻が病床に臥すと担当医は松平出羽守殿医師加藤養本に代えられ、また青山青源寺住持を呼び出し灸治させている。翌年正月一日、回復が遅れているからとして金田の処方薬を止め、前田に転薬させている。二月一二日には加藤、直井などの薬に代えて「此節世上流行之俗医児玉文七」を請じている。ここでも六人ほどの医者が治療に加わっていた。八五（天明五）年七月二二日、小児の罹病に際し田村、金田、野口の諸医が呼ばれ、祈祷を榊原に依頼している。翌日、小児は死去。「祈祷料一両二分遣（わし）相頼（み）候得共験なし」と記している。

前にみたように、桃西河も加藤謙斎も治りが悪ければ転医させればよいといっていたが、貧賤の身では受診することさえも容易ではない。「貧民は医なき故に死し、愚民は庸医（藪医者）にあやま（誤）られて死ぬ者多し」と古人が語っていると、貝原益軒はいう（『養生訓』巻六）。田舎であれば医者も少なく、在村していたとしても藪医者ばかりという現実もあった。儒医の橘南谿《たちばななんけい》（一七五三～一八〇五）は「山深き片田舎にて名高き医師も候はず」と旅日記に記しており[38]（『西遊記』巻四）、国学者近藤万丈も「辺鄙《へんぴ》の地にては、かかる庸医の為に命を全ふせざるものもすくなからず」と嘆いている[39]（『寝ざめの友』）。桑名松平藩の下級藩士渡部平太夫政通の養子で、同藩越後の柏崎陣屋の勘定人であった渡部勝之助の『柏崎日記』をみると、舌がただれて大いに苦しんでいる家族に対し「医者は安うけか、格別重く申さず候へども、当所には上手の医者無之。医者仲間甚（だ）不和にて、死ぬほどの病人にても外へ見せくれと申すこと決してなし」と不満をぶつけている[40]（一八四三年五月二日）。

医者が少なく名医もいない田舎に対し「（江戸は）医もおのづから多く」[41]（松平定信『退閑雑記』）、「（京は）医師之叢穴《そうけつ》」（『江木鰐水《えぎがくすい》日記』一八三三年一一月八日）とまでいわれており[42]、医者の偏在は甚だしかった。一方、田舎での開業にもよいところがあると岡山藩医の緒方惟勝はいう。「里医（村医）は市医（町医）と違ひ、淳（純）朴の輩と交（わ）る故、好（巧）言令色はせずとも、（百姓は）医を信じて薬を服」している。しかし、百姓が純朴だからといって「虚言を吐き、不仁の交（わ）り」をすれば、百姓にも相応の智があるからたちまちに悟って、「市中と違ひ一村談合して絶交など」に及んで、里医は村を離れなければならないことになる。その成り行きは市中よりも速やかであると述べ、「田舎の医の心得は病人へ深切に心を用れば、其悦は市人に十倍する」と讃えている（『杏林内省録』巻五）。

それとは逆に、田舎での開業には不都合なことも多いと、武陽隠士は『世事見聞録』（一八一六年）においていう。「遠国辺鄙《へんぴ》にして、奢侈《しゃし》も利欲もなき土地にも、いかにも篤実にして根本強く成（り）

厚き医者も有へけれとも、是は彼辺土なれは学問修行も出来兼（ね）、又病人少（し）の地なれは療治の鍛錬も出来兼」ねるので、田舎にいれば医者はそのままに朽ち果ててしまうと懸念する（巻三）。町医と村医、そのいずれにも長所と短所があるというわけである。

前章でみたように売薬が盛行する一方で、近世中期には医者も増えたことから良医を見分ける目と受診心得が求められることとなった。後者についていえば、およそ次のようなことになろう。第一はちょっとした傷病に対応できる程度の医薬知識を持っていること。そうすればセルフ・メディケーションに役立ち、良医か否かを見抜く目も養える。病家が不勉強であれば低劣な医者の横行を招くことにもなる。第二は普段から医者と親しく接していること。医者の流儀や「手癖」もわかり、医者選びにも好都合である。第三は問診には正直に応じ、薬を勝手に飲まず、持薬も止めて治療方針に従うコンプライアンスが大事なこと。第四は医者を何人も呼んで診させる「立会診」は「小田原評定」となるから無益なこと。第五は回復が遅れる一因は病家の側にもあり、医者を責め立てるだけでは解決しないこと。医者の治療がどうしても自分に合わないと判断すれば、そのときは転医すればよい。転医は常のことであるから遠慮するには及ばないといったところである。

（1）『備急千金要方』国立中国医薬研究所、一九六五年。
（2）新村拓『日本医療社会史の研究』二七四―二七七頁、法政大学出版局、一九八五年。
（3）早稲田大学中央図書館蔵。
（4）新村拓『ホスピスと老人介護の歴史』一四〇―一四三頁、法政大学出版局、一九九二年。
（5）大塚敬節ほか編『近世漢方医学書集成』第一七巻所収、名著出版、一九七九年。

(6) 右同書第四巻所収。
(7) 『日本随筆大成』第一期第一七巻所収、吉川弘文館、一九七六年。
(8) 長浜善夫『東洋医学概説』一〇六頁、創元社、一九六一年。
(9) 広谷雄太郎編『徳川文芸類聚』第二巻所収、国書刊行会、一九二五年。
(10) 『日本随筆大成』第一期第一二巻所収、一九七五年。
(11) 『日本古典文学大系』第九七巻『近世思想家文集』所収、岩波書店、一九六六年。
(12) 新村拓『近代日本の医療と患者』六三―七〇頁、法政大学出版局、二〇一六年。
(13) 倉地克直『性と身体の近世史』二〇九頁、東京大学出版会、一九九八年。
(14) 原田伴彦ほか編『日本庶民生活史料集成』第八巻所収、三一書房、一九六九年。
(15) 『日本随筆大成』第三期第四巻所収、一九七七年。
(16) 宮本常一ほか編『日本庶民生活史料集成』第二巻所収、一九六九年。
(17) 原田伴彦ほか編『日本都市生活史料集成』第四巻所収、学習研究社、一九七六年。
(18) 注7同。
(19) 大槻茂雄編・発行『磐水存響』坤所収、一九一二年。
(20) 『随筆百花苑』第八巻所収、中央公論社、一九八〇年。
(21) 小野真孝『江戸の町医者』新潮社、一九九七年。
(22) 森銑三ほか編『日本庶民生活史料集成』第一五巻所収、一九七一年。
(23) 富士川游ほか編『杏林叢書』第三輯所収、吐鳳堂書店、一九二四年。
(24) 注5同書第二巻『曲直瀬道三』所収。
(25) 『続日本随筆大成』第一〇巻所収、一九八〇年。
(26) 注20同書第五巻所収、一九八二年。
(27) 注20同書第七巻所収、一九八〇年。

(28) 武田科学振興財団杏雨書屋蔵。注4同書一四九頁。
(29)『日本随筆大成』第三期第一巻所収、一九七六年。
(30) 新村拓『老いと看取りの社会史』二一二―二一三頁、法政大学出版局、一九九一年。
(31) 注7同。
(32)『続日本随筆大成』第一巻所収、一九七九年。
(33) 三宅秀・大沢謙二編『日本衛生文庫』第一輯所収、教育新潮研究会、一九一七年。
(34)『続日本随筆大成』第五巻所収、一九八〇年。
(35) 注20同書第三巻所収、一九八〇年。
(36) 注5同書第八一巻所収、一九八二年。
(37) 注17同書第二巻所収。
(38) 竹内利美ほか編『日本庶民生活史料集成』第二〇巻所収、一九七二年。
(39)『続日本随筆大成』第二巻所収、一九七九年。
(40) 注22同。
(41)『続日本随筆大成』第六巻所収、一九八〇年。
(42)『大日本古記録』岩波書店、一九五六年。

第三章　医生教育と医者の心得

儒者荻生徂徠《おぎゅうそらい》（一六六六〜一七二八）は京都の医者芳村幼仙に宛てた返書「芳幼仙に復す」（『徂徠集』巻二六）のなかで、「医を大道」とみることは過《あやま》ちであり、漢代の医書『黄帝内経素問《こうていだいけいそもん》』『黄帝内経霊枢《れいすう》』を聖経とし、張仲景（『傷寒論』の著者）・王叔和《おうしゅくか》（『脈経』の著者）を聖人としてみだりに誇ることは独りよがりの行為である。医のごときは卑しい技術であり、儒者が説いているような「道」でもなく、「天下を治平するの術」でもない。病を除き害を払う行為は裨益《ひえき》すること大であるといえども、農・織・工・商の業を為《な》すに等しいものであると記しているが、(1)医術を賤業とみなす風潮は古代からつづくものであった。(2)

徂徠が活躍していたころ、幕医たちの技量の低下が目立っていた。一六八八（元禄元）年九月「医師心得方若年寄演達《えんたつ》」をみると、「御医師衆は向後、家業に精を入れて相勤めるべき」ことと命じられている。しかし、一向に改まる気配もなく、一七八九（寛政元）年二月の「医術修業之儀に付達書」でも、近年、幕医において「風儀宜《よろ》しからず……調薬等之儀も名目のみに成（り）行（き）、往々他医之療治請（い）候様に有之候ては、一己之身上之おぼつかず成（る）計《ばか》（り）にも無之、御外聞も宜しからざる儀」にてあるゆえ、家業に出精《しゅっせい》すべしと命じられていた。そして、同年四月の「寄合医師へ達《たっし》」では「（幕医の）倅《せがれ》、医業等閑《なおざり》にて人柄等之儀相慎（み）候事薄き輩」については禄高の

多少にかかわらず、家督相続の際、減禄させることもあると諭している。(3)

徂徠は享保年間（一七一六～三六）、将軍吉宗に意見書『政談』を上呈し、そこにおいて医者の技量を向上させるには、かれらを「せわしなき江戸」(4)ではなく、田舎に住まわせて修業させるべきであると提案している。その理由として、第一に江戸というところは「渡世に物入（り）」であるから、医者も生活に追われてたくさんの病人を診なければならない。そのため念入りな治療ができず、技量の向上も望めないこと。第二に江戸では「貴門・権門に出入し、衣服を飾り、諸事に虚偽」が多くなること。第三に江戸は医者が多いので、薬に副作用が出れば、病家は驚いてすぐに医者を代えてしまう。医者のほうではそれを阻止しようと、「薬を中《あた》らぬ様」に調合し、「骨を折る療治」をしなくなる。治療のむつかしい病人には適当な頃合をみて断りを入れ、他医に任せる「請取渡《うけとりわた》（し）を上手」に行って自分の評判を落とさないように心がけ、「病人の始終を見届」けないことの三つをあげている(5)（巻二）。徂徠は田舎で修業を積んだ医者を幕医として召し出せばよいと恐らく考えていたのであろう。

のちのことになるが、一八六二（文久二）年閏八月の「医師推挙の儀」に関する達には、家業といえども幕医のなかには生得不才の者や未熟の倅《せがれ》もいるので、療治上手な町医や陪臣の医師を召し出し云々との文言もみられる(6)。また仙台藩医の大槻玄沢が内実の乏しくなっている同藩の医学校を改革しようと提案した「御医師育才呈案」(7)（一八一〇年）のなかにも、「四十前後之者」をして「修業且つ貧民御救」のため「三、四年宛も御領内遠在へ遣」わし、「一旦御城下（から医師）を御はなし、遠近在々医師払底之所へ遣わされ、存分手弘く療治致」させるならば、かれらが仙台に戻ってきたとき、「必ず功者」となって「御教育之道も行」われることになるであろうとある。(8)

なお、儒医橘南谿《なんけい》の随筆『北窓瑣談《ほくそうさだん》』（一八二五年）によれば、考証折衷派の医者望月三英（一六九七～一七六九）がいうには「（徂徠は）豪邁《ごうまい》の才を以て博く学問し、殊《こと》に医の子として、其学にも頗《すこぶ》る渉《あずか》り、医方小言などいふ著述もあり。素問（『黄帝内経素問』）の評などは、見識中々医師の及ぶ所にあらず。然れども世俗にいはゆる炬燵《こたつ》兵法、畑水練《はたけすいれん》といふものは、用に立（ち）がたきものなり」と評していたと伝えている⁽⁹⁾（巻四）。治療はできないにしても、徂徠は医学に対し相当な見識を有していたようである。

徂徠と同世代の貝原益軒は、良医を育てるには人材選びからはじめなければならないという。すなわち、学ぶことをおろそかにしている医生は「天道にそむき、人をそこなふのみならず、我が身の福」もなくなって、人から卑しめられて偽りをいうようになる。自分の術を誇示して他医をそしり、人に哀れみを求めてへつらうようにもなるから、「学問にさとき才性ある人」を選ぶ必要があると（『養生訓』巻六）。

良医とは古来、「医は意なり」⁽¹⁰⁾（『塵袋《ちりぶくろ》』巻五）と称されるような医者、熱心に工夫をこらして臨機応変な処置ができる医者のことを指していたが、益軒はその良医の育て方について次のように述べている。すなわち、まず医生には儒書を学ばせて医書を読む力を養わせ、その後に医書を学ばせること。医書を読むとき旧説にとらわれてはいけない。精進する思いもなく理に通じない者は技術のみの卑しい工人と同じである。医書は広く読まなければならない。「明師にしたがひ十年の功を用て、内経（『黄帝内経素問・霊枢』）、本草以下、歴代の明医の書」を読むこと。さらに一〇年間、病者と向き合って「病症を久しく歴見して習熟」し、諸先医たちの療術を学ぶこと。そして、「病人に久しくな

(馴)れ」、臨機応変の対応もでき、中国の医書を学んで日本の風土に合った処方を修得する「医学と病功」の研鑽《けんさん》に努めること。都合二〇年間の修業を積むならば必ずや良医となるであろうという(『養生訓』巻六)。

さらに、「医学と療治」は一体のものであって、「病を治するに拙《つたな》きは医学せざるに同じ」こととも断じる。そして、「古をしらずして、只今の時宜《じぎ》に従がはんとせば、本なくして、時宜に応ずべからず。故《ふるき》を温《たず》ねて新(しき)をしるは、良医なり」といい、古法を知らないで只今の変化に応じようとしても、基本がなくてはうまくいくものではない。温故知新の精神が良医を生むのであると戒めるとともに、良医になれば多くの病家より招かれ、敬信されて財禄も得られるようになるとも語っている(同巻六、七)。自分の生き方を主体的に選ぶことも叶わなかった身分制の門閥社会にあって、医者は努力と運次第で社会的な上昇が見込め、名利が得られる職業であるというのであった。

医者は医書を読まなければならないという主張は町医片倉鶴陵《かくりょう》の『青嚢瑣探《せいのうさたん》』上巻でも強調されており、読むことによって疾を治し、治すことによって医書も理解できるようになると述べ(「真医」)[11]、また門前に患者が市をなすような流行医でも、その者に学がなければ君子は近づかないともいう(「四不免」)。

『養生訓』の刊行から一〇〇年後、武陽隠士は『世事見聞録』(一八一六年)において「医師は身、楽なるもの故、都鄙《とひ》共に医業のもの追々沢山に出来《しゅったい》」している。それゆえ今の医者は「医道の本意」を忘れ、「療治の道に鍛錬を尽」くさず、「表向《おもてむき》を飾りて、さも大医の体《てい》を見せて人を誑《たぶらか》」しているような事態に陥っている。一方、世間の人びといえば「右体《てい》立派なれは、療治も其ごとく上手なると心得て尊」んでいるような始末であると嘆く。そのうえで、人をたぶらかしている医者はやがて嫌われ、療治を頼む人も減っていくことになるであろう。「病者少（な）ければ其身の修行も出来」ず、また多種多様な疾患を抱えている貧者を診ないので手技も上達しない。「弟子共も同しく薄情にして、療治修行の為とて病人を種々取（り）悩」まし、「余計の苦痛を懸（け）、或は診察未熟なる故、不相当の薬なと与へて仕損《しそん》する」ことも多い。先生はといえば「其弟子共の仕損しも心に懸（け）す。一体弟子共教育の道も古来とは違ひ甚た疎略」になっている。こうした医道の乱れは元禄（一六八八～一七〇四）のころにはじまっており、そのころから「風俗奢侈《しゃし》に移り、貴人の恩賞厚（き）に誇り、或は一騎以上の武士の如く大禄を取り、大禄なる故、猶更《なおさら》仁術を施す道に遠く、諸事武士に准したる風俗」になっていると述べている[12]。

　小石川養生所の肝煎《きもいり》であった小川顕道《けんどう》も『塵塚談《ちりづかだん》』（一八一四年）にて、今の世に「元禄・享保年間の儒者医者の如く、風俗のなすところをいと（厭）ふやうなる者はさらになし。皆音曲の芸者・幇間《ほうかん》（男芸者）の類《たぐい》の渡世の便にせんとする者に似て、儒医の風俗悪《あ》しくなり行（き）たり」といい、元禄・享保（一六八八～一七三六）のころまでは権門や富貴にへつらう風俗を潔しとしない儒医もいたが、今ではそれもいなくなってしまったといっているが[13]（上巻）、医道の乱れを正す方法に関して武陽隠士はすでに『世事見聞録』において、医者も「僧徒の規定の如く、修行満年齢満（た）すんは容易に療治を施（す）ましきやうに」規定を設けるべきであると提案していた（巻三）。

　医道の乱れは長くつづいたが、江戸町奉行所宛てに出された一八四二（天保一三）年九月の「鈴木町肝煎名主源七上申書」をみると、市中には近来、医師、鍼医、按摩、そのほか加持祈祷者が多く現れ、かれらは「医術之主意は忘却致（し）、只々謝礼之多少を計（り）、宜敷薬種《よろしき》も遣」わさない「一派之遊民」である。本来、医業は「能《よ》（き）師匠に学ひ修行致」すべきもので、「身過之為《みすぎ》」にするようなものではない。「猥《みだ》りに薬をもり候義は却《かえ》（つ）て仁術にならざること」である。また「夢想之灸点をおろし候もの、加持祈祷呪等仕（り）候もの共」が片手間に行っているようなところも多くみられるから、かれらのような効験少なき者たちを厳しく取り締まって欲しいとある。(14)

益軒は医者になろうと思えば、すぐれた師について儒書および医書を学び、さらに病人を相手に修練し、先輩の医者たちの療術を学ぶこと、合わせて二〇年の修学が必要であると述べていたが、一七八二（天明二）年京の室町に医学院を設けて医生の教育にあたっていた古方派の医者畑黄山《はたこうざん》（一七二一～一八〇四）も、同じような考えを持っていた。黄山の『医学院学範』（一七八六年）「医学院記」には、医生は「必す先《ま》つ聖賢之書を読みて以て其本《もと》を立つ。本を立て、然る後に医経の学を学ふ。然る後に方術を習ふ」べきであるとし、具体的には儒者による儒書講読を通して医者としての心構えと読解力を養い、次に医書の講究、そして方術臨床（診候・薬案）に移るというカリキュラムを示し、講習すべき諸科目と書目、講習法と医生の守るべき規約を掲げる。そして、業を修めるには相当な年数を要するともある。(15) 医学院は九〇（寛政二）年一二月の京町触によれば、八八（天明八）年、大火によって類焼したのち中絶状態になっていたところ、このたび再建がかない、講説料は無料にて「聖経を講し医生を導（き）候事」となったので、「医道志有之もの勝手次第」に来るようにと黄山が申し立てているとある。(16)

医生を育てるのに儒書の講読にはじまって医経の講究、臨床実習と段階を踏んでいけば、教育の長期化は避けられないものとなる。後世派の医者津田玄仙（一七三七～一八〇九）はそのことにふれ、もっと簡便で臨床重視の教育法「勧学事体」があると、『療治茶談《さだん》』（一七八四年）においていう。すなわち、「医は人の病苦を救ひ、其余沢《よたく》（恵み）を受て家内を撫育《ぶいく》し、今日を過き行くものなれば、万事を置（い）ても治療の才を長ずべき」であると述べたうえで、医生を導くには「綿密に法を設け、則《のり》を立てて指南」することが大事である。ところが、世の中には好き勝手に教え、医生を呵責《かしゃく》し歳月を空しく過ごさせている医者や著作家がいる。私の指南する医学塾では経伎（医書）に三分、方伎（臨床）に五分、儒学に二分という割合で学習させており、学んだ医生のすべてが三、四年で「有用の器」となっている。

その教育法とは、まず初学者に対し「相応に医書の読める時に至らば、処方の業を務め」させる。処方の「処」とは「俗に云ふ、とりさばき」のことである。「目前の病人に対して治療を施し行ふが如く、薬方の処を初学の中より習慣《なれ》」させることが肝要である。教授にあたって「治療切緊《せっきん》（大切）の良方一、二百方ばかり」を選び出し、「口訣《くけつ》（証に随って組立てられた優良な処方の口伝）の辞」を作り、医生の「利鈍《りどん》にしたがい一日の教授一、二方、或は三、四方」を限度として教え、毎日怠りなく復習させる。一年にも及んだところで「口訣の辞」が意味しているところを説示するのである。初学者には医書を読むたびに必ず「要語奇方」を抜き出させ、それを冊子にして座右に置かせるようにする。臨床実習の場で「難病奇症」の病人に出会った際、それが冊子中の「要語奇方」のいずれかに相当すると思い当たれば、それを病人に試みさせるのである。その試みが三人以上において奏功するとき、それを「真の経験」という。この経験を記録して置き、また人にも伝えて「治療の助け」とする。

それこそが「真の済世《さいせい》」というものである。抄書の業を三年間、怠りなく努めれば必ず名手・良医となれる。なぜなら、抄書を毎日一〇条ずつすれば、一年で三六〇〇条、三年では一万八〇〇〇条にもなるからであるという[17]（第三編）。きわめて実践的な教育法である。

臨床教育を重視する姿勢は古方派の医者中神琴渓《きんけい》も同じであった。門人の記した『生生堂医譚《いたん》』（一七九五年）「総論」によれば、今の世において「士庶人の才を懐《いだ》く者」はみな儒者や僧侶となり、医に隠れる者が多い。かれらはすぐれた才能を持ちながら、医者となっても治療がはかばかしくいかないのはなぜであろうか。それは医生になったときの志が低く、学びようが悪いからである。かれらはただ「古人の糟粕《そうはく》を嘗《な》め、十年二十年も医書に眼をさらし、理を究むる事のみ先務と心得、治療は全く理に在《あら》ずして、実に在る所へ心の付（か）ぬ」からである。古人の残したつまらない残りかすである医書にかじりついているだけでは、実際の治療などできるわけがない。本来、「医事は今の学び様の如きむつかしき」ものではなく、厚い志と学び方が肝心である。「耳学問より出て療治を仕習ひ、終《つい》に名ある医」となった者もいる。かれらは医書や本草書を読まないので理論に惑わされることもない。「実物に対し思慮を精《くわ》しくして求むる故に、医の正道を得」て自然と熟達したのである。のちに医書を読むようになっても、「実事に当て要用の所ばかりに眼を付（け）て、古人虚妄《きょもう》の説に惑」わされることもなく、医書を読むにしても目の付け所が違うという。

そして、中国古代の名医たちのころは「治療は術」であって、ただ「口授面命《くじゅめんめい》」、口伝えに丁寧に教えるものであった。そのため「書」というものはなく、たとえあったとしても「其人々の覚書にて、他人の見て会得《えとく》すべき」ものではなかったのである。後世になると中国古代の名医らの名を借り、理をおしいただいて偽作した書が多く世に現れているが、それらは「今日の治療にかけては迂遠《うえん》にして一向に間に合」うものではない。「医学をするは何の為ぞ、疾を癒すこそ肝要」なのであって、「其肝要の所を学（ば）ずして理ばかりに心をとどめ、数年の精神を費し」、いよいよ学んでいよいよ迷う事態に陥っている。自分でさえ信じていない医術を病人に施して、人の命をもてあそぶのは恐ろしいことである。医書のなかで学ぶ価値のあるものは「仲景の傷寒論中、三陰三陽（陰証・陽証の病をそれぞれ初期から末期まで、経過を追って太陰《たいいん》・少陰・厥陰《けっちん》と太陽・少陽・陽明の三期に分類し、一二の経脈の症に対応する薬物を掲げる）の六篇」のみであると、『傷寒論』を推奨する。

さらにつづけて「薬性」の節では、「惣《すべ》て医書は潤色不（付）会のみ多くて実事は至（つ）て少きもの」である。薬種については百種類ほど主に使う薬能を覚えておけば足りるのである。「本草の功能を悉《ことごと》く知（ら）んと欲して、無用の事に精神を費さんより病を癒すの術に心を用ひば、大（い）に治療に益」することになる。「医道精密になり過（ぎ）て反《かえ》（つ）て良医を出さぬ事とはなりぬ」と断ずる。医を学ぼうとする者は「規則に拘泥《こうでい》せず、理を穿《うがた》ず、群書を見て、其説に眩惑《げんわく》せず、百に一、二を拾（い）て術の助（け）」とすべきである。学説や規則に拘泥しないで実事をみて臨機応変に対応するのがよいと説く(18)。

同じく中神琴渓の口授を門人がまとめた『生生堂雑記』（一七九九年）でも次のように語られている。「今の世、医の先生と称する者を観るに……己々か信仰する所の東垣《とうえん》（李東垣）・丹渓《たんけい》（朱丹渓）・仲景（張仲景）等か輩を、智者龍樹《りゅうじゅ》（インドの高僧）・達磨《だるま》を尊信するが如くし、少し己が管見を雑《まじ》え、これを以て生徒に教ゆ。生徒も亦これを以て業を受く。是の故に其宗祖とする者の陳言を金科玉条と思ふて見」ているが、医道の書というのはもともと「妄誕《もうたん》（虚偽）多きものなれば、理のつまらぬこと多し。それを無理に説を付（け）んと欲するにより、色々と牽強付会《けんきょうふかい》（こじつけ）する事を務めて章句をすます事が専務になりて、肝心の病を治することは余所《よそ》」になってしまっている。医生は「章句文法と字義と故事と薬草の和名等を聞書」して、医学修業を終えたとして故郷へ帰っている。しかし、病人を診る段になると、臨床修業の不足から「篆字《てんじ》をしらぬ者が篆字の書を見る如くにて、一向処剤は出来ず。方書（治療書）を探り出して漸《ようや》く薬を調合して、病人に与」えているような始末で、経験豊かな生薬屋にも劣っているような有様であると嘆じている。[19]

前の『生生堂医譚』に戻るが、「古方後世並有弊」の節では大黄《だいおう》（健胃・瀉下作用）、石膏《せっこう》（解熱・鎮静・止渇作用）、巴豆《はず》[20]（滋養強壮・利尿作用）などを用いて病毒への攻撃的な治療を行う古方派と、元気を養い体力の回復をはかりながら自然治癒をめざす滋養温補的な療法を用いる後世派、その双方の治療法を論じたうえで、病には「攻に可にして補に不可なるあり。補に可にして攻に不可なるあり。攻補に偏《かたよ》らず、其宜《よろしき》に従ふ者を術」とすべきである。「疾医の道は只疾を癒す」ことであって、治癒させるには攻撃・温補に偏らないのがよいと述べる。

つづけて「読書」の節では、「診察を能々精《よくよくくわしく》して、攻むべき者は思ひのままに峻毒《しゅんどく》の剤も与ふべく、不治の者は固辞して治を施すべからず。若《も》（し）已（に）事を得ずして施さば、丁寧に死を暁《さと》し、さて通例の平和の剤を与ふべし」という。攻撃的な療法がよいと診断がつけば峻剤（作用の強い薬）を用い、不治という診断がつけば治療を固辞すべきである。しかし、固辞することが許されないときは患者に死を悟らせ、作用の穏《おだ》やかな温補剤を与えるようにせよというのである。世間では今日、古方派の攻撃的な療法を恐れているが、それは後世派による誹《ひ》謗《ぼう》のみが原因ではない。古方派を代表する吉益東洞《よしますとうどう》（一七〇二〜七三）と吐方の名医である奥村良竹（一六八六〜一七六〇）の両者が、病家に峻剤を恐れさせる原因を作っているのである。東洞と良竹は「誠に人の死を救う事多き中に、所詮《しょせん》、治すべからざる者と雖《いえど》も、万一、数百人に一人も救ふ事あればと思ふ心より、死（ぬ）物と知りながら薬を投じて攻撃し、余りに人事を尽くし過（ぎ）て、天命にて死たる人も」、世間の人は東洞と良竹らが殺したと思って、そのことを世間に言いふらしたため、「古医方は人を殺すもののやうに世間より言ひなし」たのであるといい、古方派を擁護する。

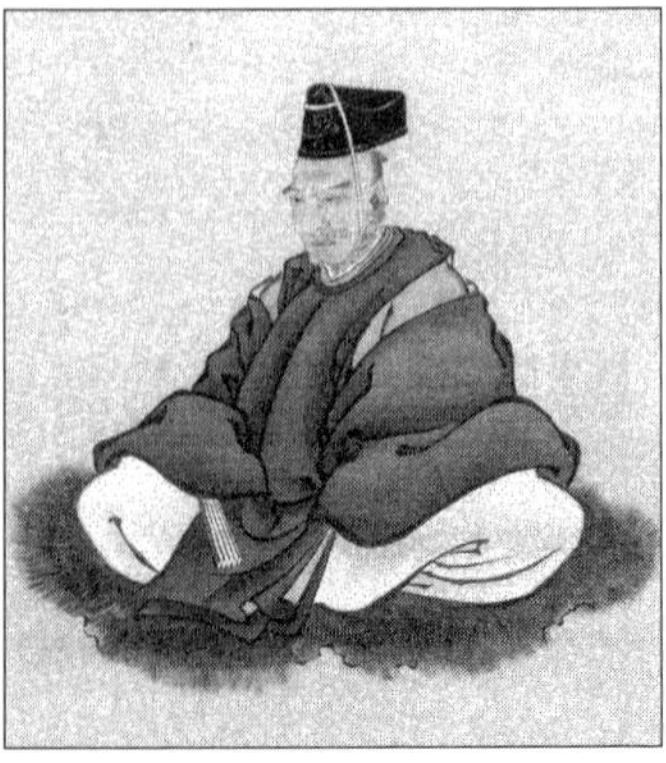

吉益東洞
（『医家肖像集』思文閣出版より）

それでは峻剤を用いて攻撃的な療法をとっている古方派の医者に対し、人びとはどう反応していたのであろうか。儒医の南川維遷《いせん》は『閑散余録』（一七八二年）において「後藤佐市（艮山《こんざん》）なるもの、古方を唱へしより医道一変し、人々一家の言を建て門戸を張る。故に今に在《あ》（り）ては古方を好まざる人も、大黄・石膏を恐るることとなし。時世の流行、何《いず》れを是とし、何れを非とせんや。聖人復《また》出ずんば、その論一定しがたかるべし」といい[21]（巻二）、小石川養生所の小川顕道は『塵塚談』において、気付薬《きつけ》は延享・寛延・宝暦（一七四四〜六四）のころまでは卒倒に、あるいは垂死（瀕死）のときは延齢丹を用い、宝暦（一七五一〜六四）の末より熊胆《ゆうたん》を専要とし延齢丹も用いていた。寛政（一七八九〜

一八〇一）以後になると目薬の沃雪《よくせつ》を用い、熊胆も用いるようになっている。「人身に古今の差別なければ、療病に今昔のひとしからさるべきはづはなし。医道も時勢により定らざるは疑ふべき事」である。紫円、備急円、澹痰《たんたん》丸、石膏、附子の類においては、寛延・宝暦（一七四八〜六四）のころまで「恐れてむざと用ひざりし薬なり。庸医《ようい》には方銘をも知らざりしもありしに、近頃は右の攻撃の薬を庸医までも陳皮《ちんぴ》（乾燥させたミカンの皮）・甘草《かんぞう》なとを遣ふことく」に用いていると感想をもらしている（上巻）。要するに、好むと好まざるとにかかわらず、古方派の攻撃的な療法の影響が古方派を擁護する医者をはじめ、庸医（藪医者）にまでも及んでいるというのである。

京都町奉行所の与力を務めた神沢杜口《かんざわとこう》は随筆『翁草《おきなぐさ》』（一七九一年）にて、「医業も六、七十年以前より、張仲景流の古法医者出て、束髪佩刀《そくはつはいとう》にて衣服を飾らず、袴《はかま》を着して儒士の如し。専ら世に行」われているが、その古方派のひとり吉益周助（東洞）は「己が療する事、他医と反する故に、人恐れて迂闊《うかつ》に療治を頼」まない。私に治療を依頼してくるのは「数医、匙《さじ》を捐《す》」てた病人であって、「多くは治する事」がむつかしい者たちである。しかし、「其中に十人に一、両人」の治癒をみることがある。他医が数人の病人を治したことよりも、自分が一人を治したことのほうが功績は大きいと誇っている「周助の自賛」は、もっともなことであると評し[22]（巻一七九）、また中津藩の儒医倉成龍渚《りゅうしょ》も『対鴎楼《たいおうろう》閑話』（一七九九年）にて、「王公の病を攻撃剤をもって進むれば、的中すれ共、中途にて止《とめ》られ、跡は温補家の手に渡り賞を是に分たる。若《も》（し）的中せざれば、高貴の人を軽く思ひしなど論ぜられて、其罰計《はか》り難し。温補剤を進むれば、的中して賞せらるるは専（ら）にして、若（し）的中せざるも賞少からず。かく温補してすら治せざる病なれば、医の罪に非ず天命也……故に攻撃は功ある功なき共に疎《うと》んぜられて、温補家は治も不治も皆親しまる」といい[23]（巻三）、古方派に同情を寄せている。

それに対して幕臣で歌人の森山孝盛は『蜑《あま》の焼藻《たくも》の記』（一七九八年）にて、古方派の医者は「当時の人の性質を知らず弁《わきま》へず、攻撃の剤を投」じ、「病人の死したる跡」で「命は天命」であった、「病に於てはいやし候」と言い抜け、「へらぬ（負け惜しみの）顔」をしていると非難し[24]（巻下）、また近世後期の世相を書き留めた『浮世の有様』（著者不明）では、「（古方派の）御薬、近頃諸人に与（え）て試（み）るに、薬力強厳なるに依て、瞑眩《めいげん》（激しい反応）する者多し。斯《かく》ては角を直さん為に牛を殺（す）の害あり。病治する共、命を失ふてはかひ（甲斐）なく、是本法に非ず。体を養ひ元気を落とさずして病を退けてこそ、古法の仁術共いふべけれなと譏《そし》る人有（り）」と、古方派への批判を紹介している[25]（巻一〇第五）。古方派への風当たりは強く、平生の医療では古方派を避けたいと思っている病人が多かったようである。

後世派または古方派、あるいはその折衷派のいずれにせよ、井原西鶴が『新可笑記』第五において「諸事の諺に、其道にい（入）り、師といふ者なくては叶ひがたし」と述べているように、医者になりたければ師に就いて学ぶのがよいとされる。学ぶにしても何に気をつければよいのか。書家の趙《ちょう》陶斎《とうさい》（一七一二～八六）は随筆『陶斎先生日記』（一七七九年）において次のようにいう。「医は医書をよむ事を専一」とすべきである。そうすれば「自づと医にあづからざる書を読むこころざし（志）いでくるもの」で、物事の道理がわかってくると医術も上達するようになる。療治にあたって「生死は天命なりときつしりと覚悟したるは賢者」である。「療治の事、病によりて方をほどこすといえども、死するはいきず、いきるは死せず」という覚悟も必要である。それだけでなく、「一向慈愛のこころなければ、医術はおふへた（大下手）なりとしるべし。医は仁術といふ。仁をうしなへるものが、医の事を知るべき道理なし」。仁愛の心がなければ上達しないと説く[26]。

では、その仁とは何か。儒医の橘南谿は「禽獣《きんじゅう》のごとく我身勝手にせずして、人の為に成るやうに」すること。「医学上達して精妙に至れば、人に教へて、其人々に世間の人の疾苦を救はしむ」こと。「もし従ひ学ぶ人なくば、書物にあらはして後世末代の人に告げおしへて、後世の人民の疾苦を救はしむ。しかれば我医術を行ふも、又机にかかりて医書を修業するも、見台《けんだい》（書見台）によりて医書を講ずるも、誠を尽（く）して真実にさへすれば、是みな仁を行ふなり」と教えている[27]（『西遊記』）。

医生となったならば、前述したように儒書と医経の講究につづいて四診（四つの診察法）と薬の処方術を学ばなければならない。幕臣の志賀理斎は『理斎随筆』（一八二三年）にて、医者は学問の功を積み、脈と経絡《けいらく》に通じ、病源と運気《うんき》（五行の気の運行）を知り、能毒（効能と毒性）を知り、配剤を要として製薬に念を入れることが肝要という[28]（巻二）。用薬には特に気を入れて行わなければならないが、本草家で製薬家でもあった遠藤元理は薬を売る側の立場から、『本草弁疑』（一六八一年）において次のように戒めている。すなわち、「薬舗《やくほ》一人の誤りは俗医・病家其誤りを承ることの数を知らず。己れ一人の利欲に迷て万人を悩（ま）し命を損する、其罪悪何ぞ遁《のがる》る所あらんや」と訓戒し、「庸医は下直（値）にして其求め易きを求めて、精麁《せいそ》を論ぜざる人もあり。故に不学不道の市家（薬舗）、知らざるを侮《あなど》りて偽り欺くこと甚た多」いものであるといい、薬舗の従僕に対しては「薬に真偽あり、陳新あり、精麁あり。和薬・唐薬によらす、似せ薬並（び）に誤り用（い）る薬、又ふるき薬あり。能々是を見覚（え）、猶又薬方の強弱、かたちの善悪を正し撰ふへき事」と教えている(29)（巻五）。

慎重な医者は処方薬の適否を探るための「問《とい》薬《ぐすり》」ということをしていたが（井原西鶴『日本永代蔵』巻三）、中神琴渓も新規の薬物や峻剤を使う際には「華陀《かだ》（中国古代の名医）・張子和《ちょうしか》（『儒門事親』の著者・張従正）・仲景（『傷寒論』の著者）が使ひし所の薬物と、当世の俗医の恐れて用い得ざる所の薬とは、我自らこれを服して試み、其害なきを知り、而後、人に施すなり」（『生生堂雑記』巻上）と、自分の体で試してから用いていた。加藤謙斎は追試によって薬効の有用なことを確かめたうえで、その秘訣を門人に口授していたというが、謙斎の没後、門人の手によって編まれた初学者向けの『医療手引草』（一七六六年）、それは「世に行はる、庸医の備へて益ある事を記されたり」といわれたほど洛陽の紙価を高めた医書であったが(30)（『剪燈随筆』巻二）、その「題言」をみると、「意庵法印の次第」によって医術を学ぶならば、学術は兼備し「補瀉温涼《ほしゃおんりょう》（不足を補い有余を瀉し、陰陽の症には温涼の気味で対処すること）の偏見の弊」をなくして、「生民の幸」となるであろうと記されている。意庵法印とは謙斎がもっとも尊敬していた戦国期の医者吉田宗桂《そうけい》のことである(31)。その意庵が「医学の次第」においていうには、医学を志す初学入門の者は「薬品の能毒」について学ぶことからはじめなければならない。これを修めれば医術の十分の二を知ったことになる。次に「薬方（配剤処

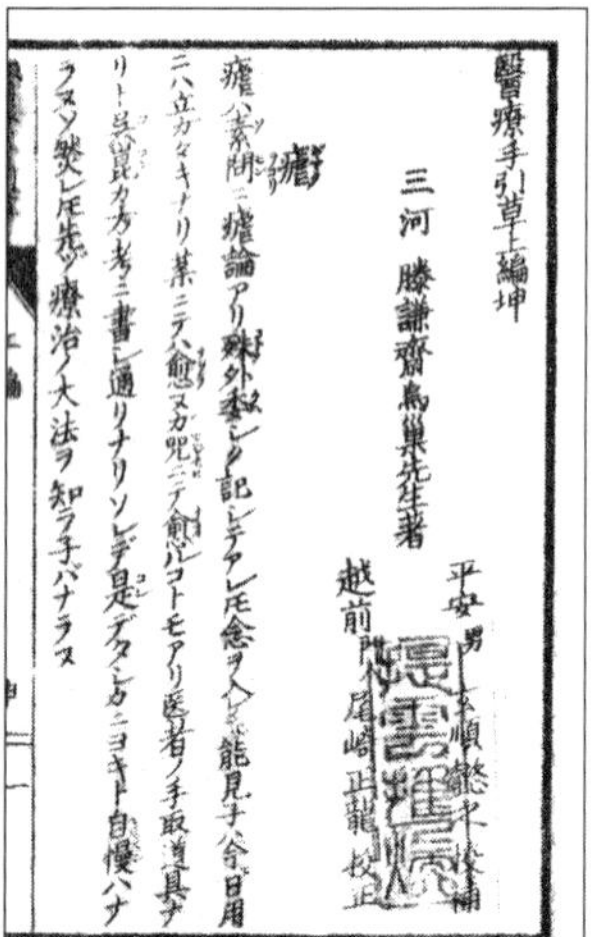
醫療手引草上編坤
三河　滕謙齋烏巣先生著

加藤謙斎『医療手引草』（著者蔵）

方）」を学べば医術の十分の五を知ったことになり、次に「病論」を学べば十分の八を知ったことになるといい、薬学を重視する。

「医学の次第」はさらにつづけて、医生は「古人の医按（医案・薬案）と脈」を学び、十分な「功（臨床経験）」を遂げれば上達するものである。療治ではまず「脈をとり、病を知り、方を処す」のである。ところで、「本邦の医学」では最初に『素問』『霊枢』『難経』のほか、元代の『格致余論』（朱丹渓）などを学び、その後に「療治の稽古」をするため、「医学と療術」とが別々のものになっている。また初学の段階において「素霊（『素問』『霊枢』）の聖言、要語、理屈」などを弁えないまま了簡《りょうけん》なく妄りに学んで、「療治働かざれば、遂に素霊は偽書なり」と思い込み、「（素霊を）一向に取らざるやうに」なっている。今日、そのような状況となっているのは「医学の次第」を知らないからであるという。(32)

勉学の仕方が悪いから古典中の古典である『素問』『霊枢』『難経』が偽書と思われてしまうと加藤謙斎は嘆いているのだが、これに対して同世代の古方派の医者香川修庵（一六八三〜一七五五）は『素問』『霊枢』の有用性を否定する。香川は『一本堂薬選』（一七三一〜三四年）「凡例」において、医者は薬を識《し》ることをもって先務としなければならないこと、薬は清新真美なものを選ぶこと、薬の主治に関して『神農本草経』『名医別録』に書かれている道教の道士らの所説は信用できないことなどを告げ、本書においては唐代以降の本草書のなかから施用して験のあったもの、自分たちが実際に試みて効のあったものを摘録したと述べている。そして、薬の性能である気（寒、熱、温、涼、平）と味（甘、苦、辛、酸、鹹、淡）を陰陽五行説で関係づけることなどにかかわらないで、ひたすら治病に努め、理の穿鑿《せんさく》に走ってはならない。修治（加工調製）は薬物本来の性を枉《ま》げることになるから、炙《あぶ》る、焼く、煮る、蒸す、浸《ひた》すなどの加工を避け、水で洗い刻むだけで済ませること。配剤に関して薬は互いに反発し（相反）、他薬を規制し（相畏）、効能を奪取する（相悪）といわれているが、たまたまそうなることがあるにしても、確定したことではないから拘泥《こうでい》する必要はない。

さらにつづけて、『黄帝内経素問』陰陽大論にもとづく「引経方（報）使」（薬物と経絡・臓器との関係性）や五臓六腑、補瀉、気味などのことは張元素（金代の易水学派の医者）が、また升降浮沈（気味の厚薄にもとづく作用）や陰陽のことは李東垣（温補療法を主唱した金代の医者）がいいはじめたことであって、これらは「皆近世医家（後世派）の尊信奉事し、日用首務とする所にして、而《し》かも之を究むるに倶《とも》に是れ空論」であって、「治事に益なきことであるから、これら「区々の言に泥《なず》むこと」も、また根拠のない「金克木之邪説（五行相克論）」に拘泥することも不必要である。修治では鉄器や鉄刀の使用が長らく禁じられてきたが、薬物によってはその必要のないものもあるとし、これまで禁忌とされてきたことの見直しにも言及している。(33) 後世派の陰陽五行論にもとづく薬論を否定し実証（経験的事実）を重んじた香川修庵の教えは、吉益東洞の『薬徴』（一七八五年）に引き継がれていくことになる。『薬徴』は『傷寒論』から五三種

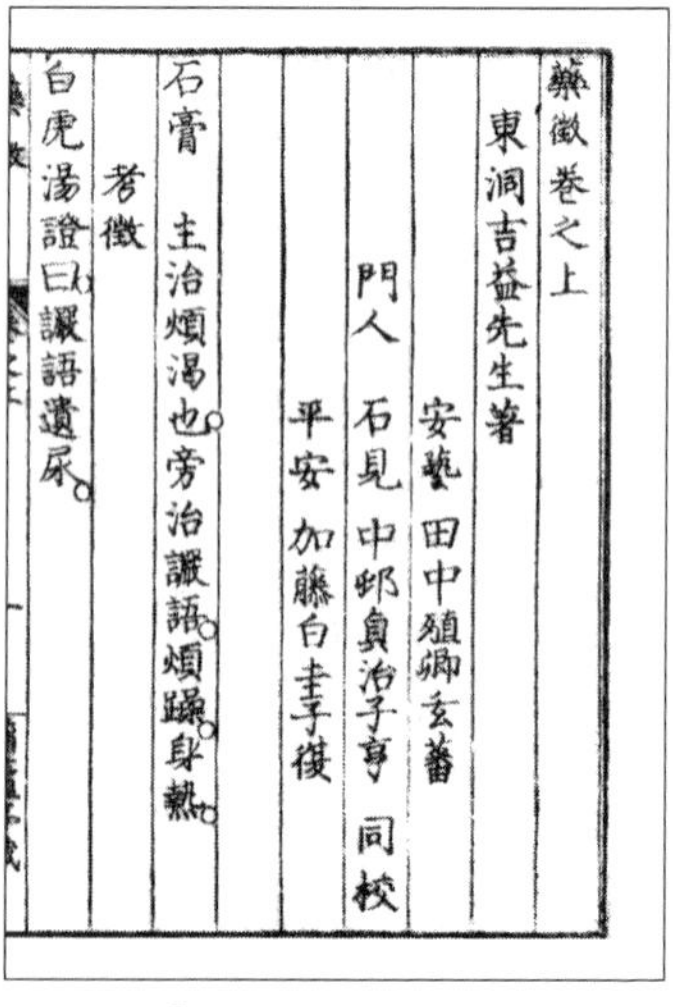

吉益東洞『薬徴』（著者蔵）

の薬物を選んで考証し、自家の治験を加えながら張仲景のすぐれている点を認めた薬物書である[34]。

これまで医学塾を中心に医者の育て方についてみてきたが、それではどのような医者に師事したらよいのか。そのことについて松平定信は『花月草子』（一八一六年）において、まず「よ（世）にいふ才あるものは、まねぶところあさく、味《あじわ》ふところうす（薄）」いものである。「年老いたるいし（医師）の、しかも文などもよく味ひ」、治療も「昼夜殊に奔走するほどにもあらぬもの」に習うべきであり、偏りのある医者はよくない。「（古方派の医者のように）傷寒論中の薬のみ強ひて用ひんとするも、（李）東垣などの（後世派の医者の）流（れ）によるも、また用に立ちがたし」。古今の治方から俗間の治方までを試みて、それを「心してつかふもの」を頼みとすべきである。「其師の癖をよくみて、わが心にいましむ」べきであるが、そうであるからといって「いまは師の癖を似するをこころとし、はては老いたる師なれば、こし打ちかがめ、老声」までも模倣すれば、まさに腹を抱えて笑うべきことであると述べている[35]。

一方、橘南谿は医学塾に入らずとも、諸国を遍歴して医学修行する道もあると述べる。南谿は『西遊記続編』（一七九八年）において、「余が四方に漫遊せし主意は諸国の風土気候を親しく身にうけ考へて、著す所の医書にあやまりすくなきやうにあらしめ、普《あまね》く世間の病者の益にもならんやう」にとの思いから旅立ったのであるが、実際、諸国をめぐってみると「異病・奇疾をも多く見及び、奇方・妙薬をも伝授を得て、医事の修行漫遊の益」が少なくなかったと記している[36]（巻二）。大坂勤番中の大田南畝《なんぽ》が同地の文人田宮橘庵《きつあん》との間で取り交《か》わした問答集『所以者何《しょいしゃが》』（一八〇二年）をみると、京の医者というのは薬籠《やくろう》を供に持たせて病家に行っているのに対し、大坂の医者は薬籠を持たず、供も連れずに病家へ行き、帰ってから調薬して下僕を遣わしているといった風習の違いについて指摘している[37]。諸国を遍歴していれば、それぞれの土地が持つ特有の疾患や妙薬、医療風習に出会い、医療のあり方を考える機会ともなったのである。

近世後期になると、各地に生まれた蘭学塾に全国から修学希望者（遊学者）が集まっている[38]。蘭方医の小森桃塢《とうう》（一七八二～一八四三）の教えを門人がまとめた『病因精義』（一八二七年）の「凡例」では、「医の道たる、治療を以て主務とす。治療の標的は病因に在」ると桃塢先生は常に門人を導く際に唱えておられたが、先生の講義は「西洋諸籍を集覧して一、二其出処を弁明し、而後に其（れ）を折衷し、或は類推する所の意を述」べるものであった。本編にては繁雑になるため出処（典拠）を省略し、「毎篇末に必ず治法の一、二を掲（げ）て、其概略を示」すことにした。これはただ初学者に標準的な治療法を理解してもらうためであると記し、本編巻一「綱領篇」第一では「夫《そ》れ人之疾病は変なり。康健なる者は常なり。故に医いやしくも其変を究めて其道を善（く）せんと欲する者は、必ず先ず其平生康健之機を明らかにせざるべからず」。その後、「疾病変化之情」を推測し、病因を推察し得たのちに治術を議すのであるという。すなわち、医療は平生における健康の常態を明らかにしたうえで、それとの比較において疾病による変化を観察し、根本の病因を推察して根治療法に取りかかるのであるとして、臨床技術の基礎となる生理学にはじまって病理学に進む系統的な医理の、講義を中心とした教授法について説いていた[39]。

同じく蘭方医の新宮涼庭《りょうてい》（一七八七～一八五四）が京に開いた順正書院では、生象学・生理学・病理学・外科学・内科学・博物学・化学・薬性学の八学科に分けて講習を行い、先生（涼庭）は「講釈の外、毎夜塾生をして討論せしめ、又毎歳寒中三十日間、暑時二十日間を以て討論会を設く。又毎月三次、儒師を順正書院に迎えて経学・文章等を講じ、先生亦自ら翻訳書或は傷寒論を講ず。常に言(わ)く、医学は会読・討論、躬《みずか》ら苦辛《くしん》するにあらざれば心根を貫徹せず」と教えられていたという[40](近藤義制『鬼国先生言行録』)。大坂の緒方洪庵(一八一〇~六三)が開いた適塾でも毎月六回、塾生が一〇~一五人ぐらいに分かれてひとつの原書を会読し、成績次第で進級や席順が決められるという実力本位の教育がなされていた。そのため塾生は猛勉を強いられることになったと、明治の衛生制度の基礎を築いた長与《ながよ》専斎(一八三八~一九〇二)は自伝『松香私志』において述べ[41]、また福沢諭吉も『福翁自伝』のなかで同様な回想をしている[42]。西洋医学導入の先兵となった蘭方医・洋医の育成は概してきびしかったようである。

最後に、医者としてのあり方、医の倫理についてみることにしよう。まず古方・後世両派の折衷をめざした和田東郭《とうかく》(一七四四~一八〇三)の『蕉窓《しょうそう》雑話』(門人が一八二一年に刊行)初編の巻頭に収められている「東郭先生医則」をみると、「医の任たる唯病を察するのみ。富貴を視ることなかれ。唯病之を察す。貧賤を視ることなかれ。唯病之を察す。劇病を劇視することなかれ。必ずや劇中の易を察す。軽病を軽視することなかれ。必ずや軽中の危を察す」とある。患者の富貴貧賤をみることなく、むつかしい劇症のなかにも易があり、軽症のなかにも危があることを察してよく診ること。さらに「方を用ゆること簡なる者は、其術日に精《くわ》し。方を用ゆること繁なる者は、其術日に粗《あら》し。世医動《やや》(もすれ)は、すなわち簡を以て粗と為し、繁を以て精と為す。哀しいかな」という。名医は診察においても治療においても、繁を捨てて簡を取っている。傍らからこれをみると粗略にみえるが、名医というものは繁雑なものをどんどんそぎ落として簡潔にしているのであると。さらに「医の劇病に臨むや、彼をして我が手に活かしめんと欲する者は、我を愛するなり。彼をして我が手に死なしめんと欲する者は、彼を愛するなり。我を愛する者は、終に我を尽くすこと能《あた》わず。彼を愛する者は、誠に能く我を尽くす。古語に曰く、虎穴《こけつ》に入らずんば虎子《こじ》を得ずと」。劇症の患者を自分の手で活かそうとするのではなく、自我を捨てて患者の内に飛び込み、自分の手で患者を殺すほどの意気込みをもって力を尽くすことが肝要であると戒める。

つづけて初編の本文をみると、「夫《そ》（れ）人の性命は至（つ）て大切なること故、大病と思はは生死測られざるのこと、及（び）我術の分限《ぶげん》をも有體《ありてい》に病家へよくよく演説すへし」。そのうえで「病家死生を一決し、弥《いよいよ》我に委任せは、丹誠を抽《ぬきん》で治を施し、後日の褒貶毀誉《ほうへんきよ》（ほめることとけなすこと）のことを脱却して、只忠誠ばかりになりて、何とぞ病人を救（い）たく思（う）より外に余念なく、只病人と我と向ひ合たるのみにて、傍に碍《さまたげ》るもののなき心持（ち）になりて、我力量一杯の治を施すへし」。もしも自分の思惑通りに治らなかったならば、「即我手にて打殺（す）べしと、覚悟を極めて取（り）かかり、他人の口舌に拘《かかわ》ることなく、唯一念に診察処方」に心を尽すべきである。このような気持ちで治療にあたれば、「たとひ治功なくても、我忠誠自然に人心に徹通して、決して我を怨《うら》むることはなく、却《かえ》（つ）て深く信するものなり。是我道に私せすして、力を尽し誠を尽すか故なり」とある。『蕉窓雑話』二編では「貴人などは全体、医などをも虫蠅《はえ》のごとく思て居るもの」[43]であるが、施術にあたって医者はへりくだることも豪放不遜な態度に出てもいけないと説いている。画家の田能《たの》京の漢蘭折衷派の医者小石元俊（一七四三〜一八〇八）は学塾究理堂を開いているが、村竹田《むらちくでん》（一七七七～一八三五）の子が京へ遊学した折、元俊の子元瑞《げんずい》（一七八四～一八四九）が竹田の子に与えた「医者之心得書九ヶ条」（一八三三年）には次のように記されている。すなわち、第一に誠実であること。たとえ「治術抜群」であっても「誠実心」のない者は疎脱なところが多く、人命を損《そこ》ねることにもなる。第二に病家より往診の依頼があれば直ちに応じなければならない。どうしても他事があれば別の医者を頼むこと。第三に「俳優、幇間《ほうかん》に似寄り候風」に染まらないこと。第四に酒家における飲酒を禁ずる。飲酒はすべての療用を済ませたのちにすること。第五に毎朝、その日の往診のことを考えて取り落としをしないこと。第六に他行する際は行き先を家内に告げておくこと。第七に調剤は慎重に行うこと。第八に門人の教導は煩わしいことであるが、「我身を分ち候て、広く人之病苦を救（い）候菩薩行《ぼさつぎょう》之第一に候。赤心《まごころ》を以」て教導すべきこととある。医者に求められていたものは誠実さと品位と威信、そして患者第一の精神と自浄能力であった(44)。

　前述の趙陶斎は随筆『陶斎先生日記』（一七七九年）において、「医人などのこころざしは、天地の心を第一に思ふことぞ。富人に与ふる甘草（緩和・鎮痛・鎮咳・去痰作用）、白朮《びゃくじゅつ》（利尿・発汗作用）も、貧人の我らごときにのませるも、同じふくろ（袋）のくすりなり。かたじけないといふしるしの多ひかすくなひか、ただのませるかといふにて、貧富はつまびらかに分るなり」と、同じ薬であってもかた

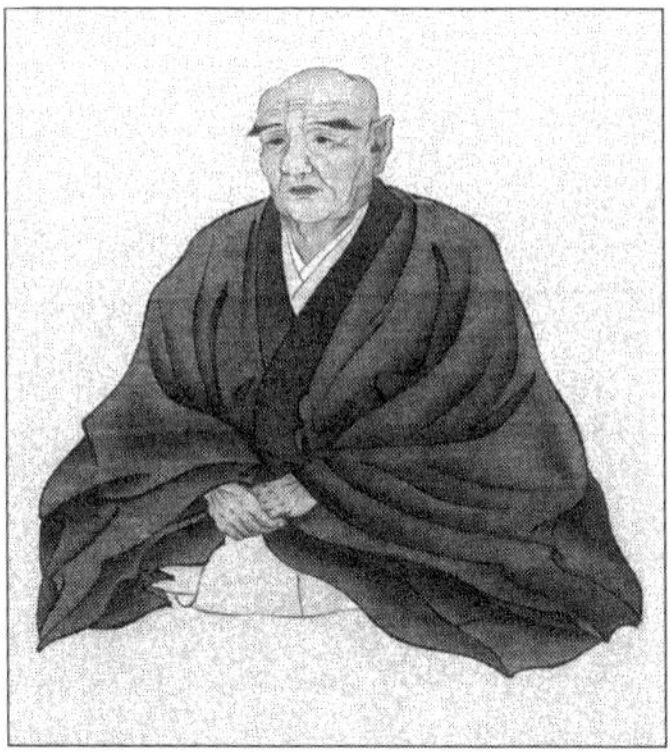

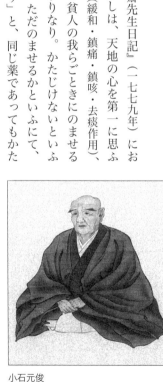

小石元俊
（『医家肖像集』思文閣出版より）

じけないと思って服薬するか否かが貧富の分かれ目になるといい、「医者の御用ならば、何事によらずうけたまわらんといふが医者の本業なり」と戒めている。房総において荒廃した農村復興に尽くした大原幽学《ゆうがく》（一七九七〜一八五八）自身医学にも通じていたが[45]、幽学が弟子の医者に与えた「医師生涯心得の事」をみると、内容は究理堂の「医者之心得書九ヶ条」とほとんど変わらない。異なっているところは、医者が「薬売」になってはならないこと、診察は「人の難渋を救ふの仕事」であるから、なるべく薬は「二貼か三貼にて病平癒を心掛くべき」ことの二点である[46]。

薬はできるだけ簡易であれという戒めは平野重誠の随筆『一夕一話』（一八六六年）でもいわれていた。重誠は治方でよいと思うものがあれば、俗人の伝えたものであっても採用すべきであり、また蘭方の医書を読むときも「我邦の風土に相応」したもので、「易簡の大道に適《かな》」うものであれば採用するという基準さえ定めておけば、邪説に惑わされることもなく、かえって知見を広める助けにもなることであり、「事は簡約を以て良」とすべきである。方剤もあまり多くの薬物を配合してはならない。多味にすれば費用もかかるからである。広く人に伝え、辺地においても医術を行いやすくするためには、術はなるべく平易を旨としなければならないと論じていた[47]（巻上第五問）。平易で簡潔で安価な医療、それはセルフ・メディケーションを支える思想でもあった。

元禄・享保のころにはじまった医の乱れ、それは医生の志の低さだけに起因しているのではなく、医生教育の在り方ともかかわっていた。教育といっても、読み書きと道徳を学ぶ儒書講説にはじまって、医書や本草書の講究、そして臨床に進むという二〇年にも及ぶものもあれば、臨床重視あるいは理論重視といったどちらかに偏っている短期のもの、さらには師事しても指導が疎《おろそ》かなものまであり、結果として技量にばらつきのある医者が入り乱れることになった。それが医者全体の信用を落とすことにもなり、それゆえ鍼灸、その他の医療者、祈療者が当てにされ、売薬がもてはやされることにもなったのである。

(1) 『日本思想大系』第三六『荻生徂徠』所収、岩波書店、一九七三年。
(2) 布施昌一『医師の歴史』三〇—六〇頁、中央公論社、一九七九年。新村拓『日本医療社会史の研究』四九—五七頁、法政大学出版局、一九八五年。
(3) 『徳川禁令考』第二巻、巻一七「官医長」司法省、一八七八年。
(4) 成沢光『政治のことば』一七九—一八〇頁、平凡社、一九八四年。
(5) 『政談』岩波書店、一九八七年。
(6) 注3同書。
(7) 大槻茂雄編・発行『磐水存響』坤所収、一九一二年。
(8) 海原亮『江戸時代の医師修業』六三—六四頁、吉川弘文館、二〇一四年。
(9) 『日本随筆大成』第二期第一五巻所収、吉川弘文館、一九七四年。
(10) 大西晴隆ほか編『塵袋』(東洋文庫)、平凡社、二〇〇四年。
(11) 大塚敬節ほか編『近世漢方医学所集成』第八一巻所収、名著出版、一九八二年。
(12) 原田伴彦ほか編『日本庶民生活史料集成』第八巻所収、三一書房、一九七三年。菅原則子『江戸の村医者』五〇—五一頁、新日本出版社、二〇〇三年参照。
(13) 『鼠璞十種』第二巻所収、国書刊行会、一九一六年。
(14) 東京大学史料編纂所編『市中取締類集』第一巻所収、「市中取締之部」第一三件の一四一、東京大学出版会、一九五九年。

(15) 国立国会図書館デジタルコレクション。長谷川弥人監修『必読・漢方医学余璧叢書』第一巻所収、『医学院学範』、オリエント出版社、一九九〇年。
(16) 京都町触研究会編『京都町触集成』第七巻、岩波書店、一九八三年。
(17) 京都大学図書館富士川文庫蔵。
(18) 注11同書第一七巻所収、名著出版、一九七九年。
(19) 右同。
(20) 処方薬に関しては矢数道明『漢方治療百話第二集』医道の日本社、一九七六年。生薬に関しては難波恒雄『原色和漢薬図鑑』保育社、一九八〇年を参照。以後同じ。
(21) 『日本随筆大成』第二期第二〇巻所収、一九七四年。
(22) 『日本随筆大成』第三期第二四巻所収、一九七八年。
(23) 『続日本随筆大成』第五巻所収、一九八〇年。
(24) 『日本随筆大成』第二期第二二巻所収、一九七四年。
(25) 注12『日本庶民生活史料集成』第一一巻所収、一九七〇年。
(26) 『随筆百花苑』第五巻所収、中央公論社、一九八二年。
(27) 竹内利美ほか編『日本庶民生活史料集成』第二〇巻所収、一九七二年。
(28) 『日本随筆大成』第三期第一巻所収、一九七六年。
(29) 注12『日本庶民生活史料集成』同。
(30) 注26同書第六巻所収、一九八三年。
(31) 注2新村拓同書三一九―三二〇頁。
(32) 早稲田大学中央図書館蔵。新村拓『ホスピスと老人介護の歴史』一三七―一三八頁、法政大学出版局、一九九二年。
(33) 早稲田大学中央図書館蔵。

（34）高橋真太郎「中国の薬物療法と其影響」、日本学士院日本科学史刊行会編『明治前日本薬物学史』第二巻四八五―四九一頁、財団法人日本古医学資料センター、一九七八年復刻。注11同書第一〇巻『吉益東洞（一）』解説（大塚敬節）参照。
（35）『日本随筆大成』第三期第一巻所収、一九七六年。
（36）注27同。
（37）原田伴彦編『日本都市生活史料集成』第一巻、学習研究社、一九七七年。
（38）田崎哲郎『在村の蘭学』第一章、名著出版、一九八五年。菊地卓「「迎翠堂門人録」に見える下野の医師たち」、実学資料研究会編『実学史研究V』所収、思文閣出版、一九八八年。田崎哲郎編『在村蘭学の展開』思文閣出版、一九九二年。
（39）注17同。
（40）近藤義制『鬼国先生言行録』（山本四郎『新宮涼庭伝』一八〇―一八二頁、ミネルヴァ書房、一九六八年）。
（41）小川鼎三・酒井シヅ校注『松本順自伝・長与専斎自伝』（東洋文庫）平凡社、一九八〇年。
（42）福沢諭吉『福翁自伝』岩波書店、一九七四年。緒方富雄『緒方洪庵』八〇―一三六頁、岩波書店、一九七七年。
（43）注11同書第一五巻所収。
（44）小石秀夫監修『究理堂の資料と解説』所収、究理堂文庫、一九七八年。
（45）木村礎編『大原幽学とその周辺』一四六―一四八頁、八木書店、一九八一年。
（46）千葉県教育会編『大原幽学全集』二四八頁、千葉県教育会、一九四三年。
（47）富士川游ほか編『杏林叢書』第二輯所収、吐鳳堂書店、一九二六年。新村拓『老いと看取りの社会史』一八三―一八五頁、法政大学出版局、一九九一年。

第四章　服薬と自然治癒論の間で

井原西鶴は『西鶴織留《さいかくおりどめ》』（一六九四年）において、世の宝は「医者・智者・福者」であり、なかでも二つとない命を頼む医者は大事なもので、「医者のなき里に住」んではならないと語っているが、それは吉田兼好が『徒然草』[1]において「友とするによき者三人」、そのうちの一人は医師であるといっている意識と同じである（第一一七段）。医者を頼みとする意識は古いものであったが、西鶴はさらにつづけて、人は「無事堅固《けんご》」でなければ「世に住（め）る甲斐《かい》」はなく、そのためには日々養生に努めなければならない。養生を欠けば病にもなる。病人になってみると「世の人の付（き）合（い）」「日比《ひごろ》のよしみ」というものがよくみえてくる。頼みにしていた人も「それぞれの家業のさはり（障り）」となるため、病が長引けば見舞いも等閑《なおざり》になり、その人の本性も現れてくる。親子の間でもそれは同じである。「かんびやうにあぐみて（看病に飽いて）、たがひにあいそ（愛想）をつ（尽）かし、さもしき（汚い）心の見へす（透）きける」こととなる。夫婦の間においても「いまだ息も引（き）とらぬうちから……湯水もそこそこに取（り）あつかひ、埒《らち》の明（く）のを待（ち）……一日もはやく最期（を）願」うようになると述べている（巻四）。

井原西鶴と同時代の古方派の医者名古屋玄医（一六二八～九六）も『養生主論』の「心のもちやう」において、「年よ（寄）りて長病をうけ、死（に）かねて（死ぬに死ねないで）愛妻孝子にもあ（飽）

かれ」、そのときになって人を恨み、自分の身の不憫《ふびん》を歎いたところで何の益があろうかといい、不養生がもたらす病と家人から見放されることの悲哀を語っている。[2]

古来、四〇歳を「初めの老い」といい、六〇歳を「定命《じょうみょう》」（斎藤親盛『可笑記』）と捉え、[3]あるいは「人間五十年」（平塚飄斎《ひょうさい》『病間漫筆』）とか、[4]「人の世間にあるは五十年とかやいへば、楽に楽を極めてこそありなん」などと人がいい[5]（松平定信『退閑雑記』巻一三）、「五十年を大概の長いきとして、その余もあれば、さてさてうれしやと思ふ」といわれてきたが[6]（趙陶斎『陶斎先生日記』第一）、「定命」といわれる年齢まで堅固に暮らすには日ごろの養生だけでなく、病に備えて薬を貯えて置くこと、服薬しても治らなければ「命は天に任せ、治療は医者に任せる心がけ」を持つことが求められていた。

井原西鶴は『日本永代蔵』（一六八八年）において「すこしの風気《かざけ》、虫腹には自薬を用ひ」（巻一）、所用で出かけたときに道端でみつけた苦参《くじん》（健胃・駆虫・解熱・利尿作用）、当帰《とうき》（センブリ、健胃・駆虫・消化作用）を引き抜き「陰干《かげぼし》にして腹薬」として用いること（巻二）、また『西鶴織留』において「今時は薬が人をころ」しているから、むやみに服薬すべきでないなどと（巻四）、折に触れて生きる術《すべ》を語っていた。

それらは当時の養生書が口を揃えて述べていることでもあった。後世派の医者曲直瀬道三《まなせどうさん》は『啓《けい》迪《てき》集』（一五七四年）にて「今の人は薬を服して其生を求めんと欲して、反《かえ》（つ）て其死を取る」といい、「病無くして薬を服するは乃《すなわ》ち事なきに事を生きる」ことであると述べている[7]（巻四）。また西鶴と同時代を生きた貝原益軒も『養生訓』において、「薬を用ひずして、病のおのずから癒（ゆ）るを待（つ）べし。此《かく》の如くすれば、薬毒にあたらずして、はやくいゆる病多し。死病は薬を用ひてもいきず」（巻七）といい、古方派の医者中神琴渓《きんけい》も『生生堂医譚《いたん》』（一七九五年）「温補」において、「凡《およそ》病（の）軽重、（脈の）緩急、始終ありて、日数を経れば自ら病勢衰へ、薬を待ずして癒（え）る者多し……凡百人の病人、九十人は自ら癒（え）、三人程は天寿尽（き）て死し、七人は薬せざれば死し、救へば活（き）る事を得べし」と論じている。(8) 病の多くは服薬せずとも自然治癒するものであり、薬を飲まなければ薬毒（副作用）からも免れるというのであった。これはセルフ・メディケーションを支える考え方である。

儒医の三浦梅園は『養生訓』（一七七八年）を著して、「薬はもとより毒物なれば、病なき日には益なきのみならず損あり。其上、男は癖《くせ》つく物にて、久しく用ゆれば、な（慣）るるもの」であると、薬の習慣性・依存性について指摘している。(9) 小石川養生所の小川顕道《けんどう》も『養生嚢《ぶくろ》』（一七八三年）にて「薬といふものは、皆毒物にして平日、嗜《たしな》むべき物にあらず。病に攻られくるしむ時、止事《やんごと》を得ず、病邪を駆《お》（う）に用ふる物」である。それなのに「持薬」と称して毎日服用し、早世している者がいると戒めている(10)（巻上）。薬とは体にとって異物であり、強い物理化学的活性を有するがゆえに毒なのであった。(11)

蘭方医であっても旧来の養生論を取り入れていた杉田玄白（一七三三〜一八一七）も、(12) 同じく服薬に対して慎重であれという。古稀を迎える前年、子孫のために養生の大要を示した『養生七不可』（一八〇一年）において、「薬物は効力ある物ゆゑ、法にたがふ時は却（つ）て害あるものなり。されば古には毒ともいへり……総《すべ》て病の治するは自然にして、薬は其力の足らざる所を助（け）るものなり。西洋（オランダ）の人は、自然は体中の一大良医にして、薬は其輔佐《ほさ》なりとも説（け）り」と、病の自然な経過を重んじて自然治癒に期待を寄せるヒポクラテス以来の伝統を語り、薬は自然治癒力の足りないところを補佐するものであるという(13)。豊後国（大分県）の儒者広瀬淡窓《たんそう》の弟広瀬旭荘《きょくそう》（一八〇七〜六三）も『九桂草堂随筆』（一八五八年）において、「病は天の良能にて、内にある毒を発せしむる為に起る」のであって、それはたとえば身に棘《とげ》が刺さったとき、「良能之をぬかんと欲す。先ず熱を生ず。熱甚しければ腐る。腐るれば、棘自ら脱」するのと理屈は同じである。ただそれを待っていると時間がかかるので、医者は医鍼で棘を抜き、たちどころに治癒させるのである。これを「医良能を助くるなり」という(14)（巻六）。医とは病人の持つ自然治癒力を補助すること、医者の役割もそこにあると説いている。

「自然良能」の概念については、ライデン大学の医学・植物学教授でベッドサイド医学を重視したブルーハーフェ（H. Boerhaave. 一六六八〜一七三八）の影響を受けた小森桃塢《とうう》（一七八二〜一八四三）が(15)『病因精義』（一八二七年）巻二「原病第六」において、「自然良能の物たる、天に在（り）ては則（ち）元亨利貞《げんこうりてい》（仁・礼・義・知）の妙機、万物の生育するの根元」であって、「凡《およそ》人の呼吸以て生気を引き、化食以て体質を養ひ、動作以て事業を為《な》（さ）しめ、静睡以て精力を復する等より、以て血液の運行し、諸器の官能を為」すといったすべての生理現象は、「皆是天機自然の良能に成」るものであり、少しも

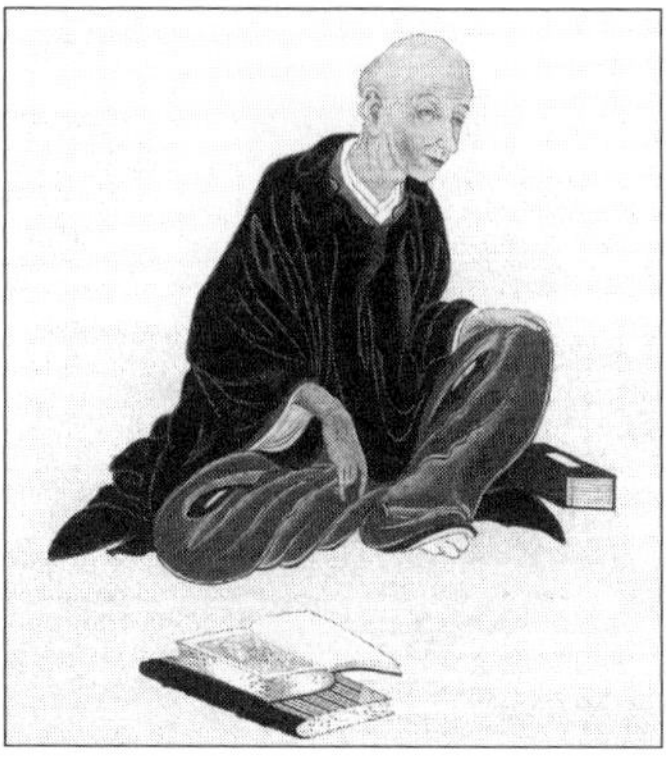
杉田玄白
（『医家肖像集』思文閣出版より）

「人為を仮《かり》」るものではない。良能は人が生まれてから命終するまで昼夜休むことなく働き、「苟《いやしく》も其生機を損害すべき者を生ずること有れば、則（ち）良能常度に違《たが》（い）てここに奮起し、或は熱を発し、或は汗を出し、或は吐下《とげ》し、或は腫起し、或は膿を醸《かも》し、或は痰唾《たんつば》となし、其他種々奇巧を尽して以て害物を泄除」するのである。それゆえ軽疾であれば治療せずとも、「大抵《たいてい》自然良能の力に頼（り）て復故（古）を得」ることが可能となる。だが、病がやや重ければ「良能勢（い）に乗（り）て其度を過」ごし、過熱、過汗、暴吐下させることも、逆に良能が力不足で敗退することもある。医者はその機をうかがって薬を与え術を施し、「良能を扶助し、以て毒物を駆出」させるのである。したがって、「良能を本とし、医薬を末」と考えるべきである。先哲はこの義を諭《さと》して「医は自然良能の臣僕《しんぼく》なりと云へり。必す我意を立て、これに逆《さか》（らう）こと勿《なか》るべし」という(16)。

また青木浩斎（一八一四～八三）もベルリン大学医学教授のフーフェラント（C.W. Hufeland. 一七六二～一八三六）の『医学必携』を訳して『察病亀鑑《きかん》』（一八五三年）を著し、その巻上「自然良能及ひ医術の総括」において「凡疾病の治するは自然良能の営為にして、医術は唯々之れか輔相（輔佐）たり。故に治病の柄《へい》（取手）を専ら掌握すること能《あた》はす……医は唯々此妙機を進退抑揚の過不及の偏なからしめ、又之れか障碍《しょうがい》を作《な》すものあれは、是を駆除することを務《つとめ》」とするに過ぎないと記している。杉

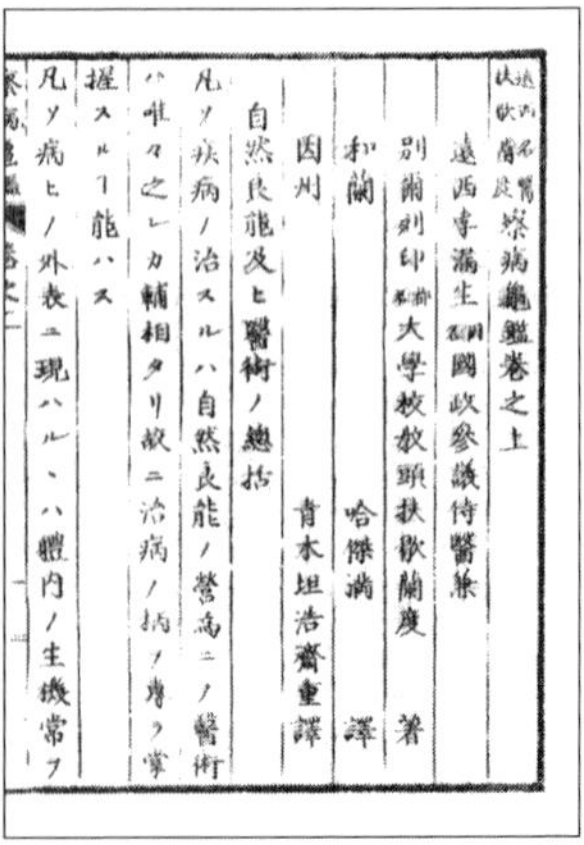
察病亀鑑巻之上
遠西孛漏生國政參議侍醫兼
別爾列印大學校教頭扶歇蘭度　著
和蘭　哈勃満　譯
因州　青木坦浩齋重譯
自然良能及ヒ醫術ノ總括
凡ソ疾病ノ治スルハ自然良能ノ營為ニノ醫術ハ唯々之レカ輔相タリ故ニ治病ノ柄ヲ専ラ掌握スルヿ能ハス
凡ソ病ヒノ外表ニ現ハル丶ハ體内ノ生機常ヲ

フーフェラント，青木浩斎訳『察病亀鑑』（著者蔵）

田成卿《せいけい》（一八一七～五九）も同じくフーフェラントの『医学必携』最終章を訳出して『医戒』（一八四九年）として出版しているが、そこでは医者と患者とが互いに信頼関係で結ばれると、そこに「特異の精神力」である「交感」が生じ、医者は「病者固有の性」と内部の状態を察することができるようになり、同時に「良能」に不足している薬が何であるかを知るようになると訳している。

病は生来、人が持っている自然治癒力に任せたほうがよいとする考えは、後世派と古方派の長所を生かそうとした平野重誠においても同じであった。『病家須知』（一八三二年）の第一冊第二節「妄《みだ》（り）に薬を服（す）べからざる心得を説（く）」では、庸《よう》医（藪医者）の述べるところがまちまちなため病家が処置に惑うことがあれば、当たらない薬を飲ませないで「病の転化《なりゆき》」を見守るべきであり、古人の「病ありて薬せざれば中医（中等の医者）を得」といわれている見解に従うほうがよい。病は「天命」によるものであるから、「理に背きたる療治」をするよりも、捨て置いて「自然」に従わせるほうが望ましい。素人にとってこの道理を理解することはなかなかむつかしいが、たとえば発熱や化膿という症状は、「一身の元気」が「病毒」を体外へ排除しようとする「自然作用力《てんねんのはたらき》」を意味しているのであって、医者が行っているのは「ただ其足（ら）ざる力を戮《たすけ》て病毒に対抗、元気を負（け）ざらしめんがために、薬石・鍼灸を用」いていることなのである。もしも「作用力」に病毒を排除する強い力があれば、灸や薬の力

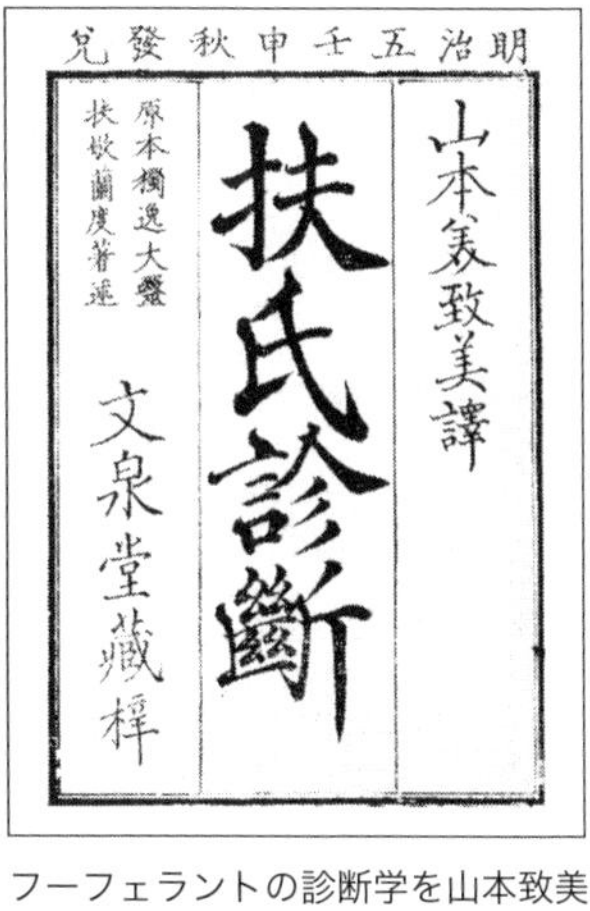

フーフェラントの診断学を山本致美が訳した『扶氏診断』（著者蔵）

に頼らなくても病は自ずから癒えると説く。

平野重誠はまた随筆『一夕一話』（一八六六年）において、人の病は「自然受用の排漏力《はいろう》」があって癒えるのであるから、医者の功といえるのは百千のうちで二、三に過ぎない。後世派の医者たちの利《き》きもせぬ薬が利いたように思えるのは、この力によるのである。蘭方医らは「自然良能の機関」など と立派な言を吐いているが、治療に小細工が過ぎて、かえってこの力を弱めてしまっている。古方派の吉益《よします》流の医者においては万病一毒説（万病は飲食物の濁気より生じたひとつの毒がもたらしているのであるとし、その毒を薬の毒をもって制するという考え）を唱えるも、その祖である吉益東洞が毒と指しているものが何の毒であるのかを弁《わきま》えず、下剤を用いて排毒しようとして、かえって人を損《そこ》ねる事態に陥っていると批判する[17]（巻上第四問）。

薬よりも自然治癒力を活かせという平野重誠の主張には、当時、大量の薬を出して利益を上げている「売薬医師」の横行、朝鮮人参に代表される高貴薬を買わんがために身を滅ぼしている病家の多いこと、心身に異常がないのに「延年益精薬」という保健薬・サプリメントを愛飲している風潮に対する怒りがあり、養生の基本は質素倹約にあるとする考えからも、薬の濫用は許せないと感じていたのであった[18]。

流派を問わずいわれていた自然治癒力を生かせという主張も、明治を迎えて変化の兆《きざ》しが現れている。西欧から麻酔、殺菌、滅菌術が導入されて外科手術の安全性が向上したこと、細菌学の勃興《ぼっこう》にともない特定病因に対応する血清療法や化学療法が開発されたことなどによって、これまでの自然治癒力重視の待機的な医療は次第に片隅へと追いやられていくことになった[19]。東京市長阪谷《さかたに》芳郎の父で儒者の素《しろし》（朗盧《ろうろ》）は『明六雑誌』（一一、一八七四年）にて「医たる者、切断すべきに切断せず、吐瀉《としゃ》すべきに吐瀉せしめず、あわせて緊要たる養生法、輔導の剤を用いず、ただ曰く、良能に付すと。然るときはこれ医にあらずして良能の賊とせん」といい、[20]また福沢諭吉は評論「医術の進歩」（一八八三年ごろ）において、これまで「医は自然の臣僕なり」といわれて「自然良能」が重視されてきたが、これはただ「医師をして害を為《な》さしめざるに止まる」ものである。今日の医師にあっては「自然の臣僕」にとどまるべきではなく、「自然を臣僕」とすべきである。なぜなら、自然というのは風水害にみるように、必ずしも人に益するものばかりではない。病においても同じである。たとえば、壊疽《えそ》を自然に任せるならば、害は全身におよぶが、医術は切断することによって禍《わざわい》を一部分にとどめるのである。医術は自然治癒を待つのではなく「積極の功を期す」べきである。病は養生論や蘭方医がいっている自然治癒を待つのではなく、これからは科学的医学に任せるようにしていかなければならないと説いていた。[21]

医薬の積極的な利用によって早期の職場復帰を果たし、殖産興業に資することが国民に求められていたが、明治期の中下層民にとって科学的医学は縁遠く、洋薬は高価であった。第Ⅱ部以降でみるように、かれらの多くは自然治癒力に期待をかけつつ、売薬、民間薬、鍼灸の助けを借りながらセルフ・メディケーションに努め、困窮すれば施療病院の世話になっていたのである。

（1）新村拓『日本医療社会史の研究』一三二頁、法政大学出版局、一九八五年。
（2）三宅秀・大沢謙二編『日本衛生文庫』第五輯所収、教育新潮研究会、一九一七年。

(3)『徳川文芸類聚』第二巻所収、国書刊行会、一九一四年。新村拓『健康の社会史』一三頁、法政大学出版局、二〇〇六年。
(4)『随筆百花苑』第五巻所収、中央公論社、一九八二年。
(5)『続日本随筆大成』第六巻所収、吉川弘文館、一七八〇年。
(6)注4同。
(7)大塚敬節ほか編『近世漢方医学書集成』第二巻『曲直瀬道三(一)』所収、名著出版、一九七九年。
(8)右同書第一七巻『中神琴渓』所収。
(9)梅園会編『梅園全集』下巻所収、弘道館、一九一二年。
(10)注2同書第二輯所収。
(11)注3新村拓同書六六―六七頁。
(12)滝澤利行『養生論の思想』一二〇―一二一頁、世織書房、二〇〇三年。
(13)注2同書第一輯所収。片桐一男『杉田玄白』三一三頁、吉川弘文館、一九七一年。
(14)『続日本随筆大成』第二巻所収、一九七九年。
(15)川喜田愛郎『近代医学の史的基盤』上巻三四九―三五一頁、岩波書店、一九七七年。阿知波五郎『近代日本の医学』二三〇頁、思文閣出版、一九八二年。杉本つとむ『江戸の阿蘭陀流医師』三三四―三三七頁、早稲田大学出版部、二〇〇二年。
(16)京都大学図書館富士川文庫蔵。
(17)富士川游ほか編『杏林叢書』第二輯所収、吐鳳堂書店、一九二六年。
(18)新村拓『老いと看取りの社会史』一九〇―一九三頁、法政大学出版局、一九九一年。
(19)注3新村拓同書二三三―二三四頁。
(20)山室信一ほか校注『明六雑誌』上、三七五頁、岩波書店、一九九九年。
(21)『福沢諭吉全集』第二〇巻所収、岩波書店、一九六三年。

第II部

近世の日記にみる医療行動

第一章　相模国三浦郡大田和村の『浜浅葉日記』

一　内憂外患の時節を生きた人びと

『浜浅葉日記』は相模国三浦郡大田和《おおたわ》村（神奈川県横須賀市太田和）の名主の分家で、岡方にあった本家から分かれて小田和《こたわ》湾に近い浜方に居住していた浅葉仁三郎が一八三四（天保五）年より六八（慶応四）年までを、その後を養子の保蔵（第一三代仁右衛門の長男、すなわち仁三郎の兄の子）が七〇（明治三）年より八八（同二一）年までを、保蔵の養子の友次郎（第一三代仁右衛門の長男である第一四代仁右衛門の三男）が九三（明治二六）年より一九〇二（同三五）年までを書き継いだ日記である。そのうち横須賀史学研究会が一八七三年までの分を『相州三浦郡大田和村浅葉家文書・浜浅葉日記』全六冊として翻刻している[1]。日記は非常に大部なもので、幕末から明治にかけて生きた上層農民の暮らしぶりを精細に伝えている。

一七〇二（元禄一五）年の『相模国三浦郡郷帳』によれば、農漁村である大田和村の石高は四三八石二斗四升五合とあり[2]、また一八五四（嘉永七）年六月および五六（安政三）年一月の『長州様御預所三浦・鎌倉両郡村高・家数取調帳』には石高四三八石二斗四升五合（御収納米一三二石七斗三升五合）、

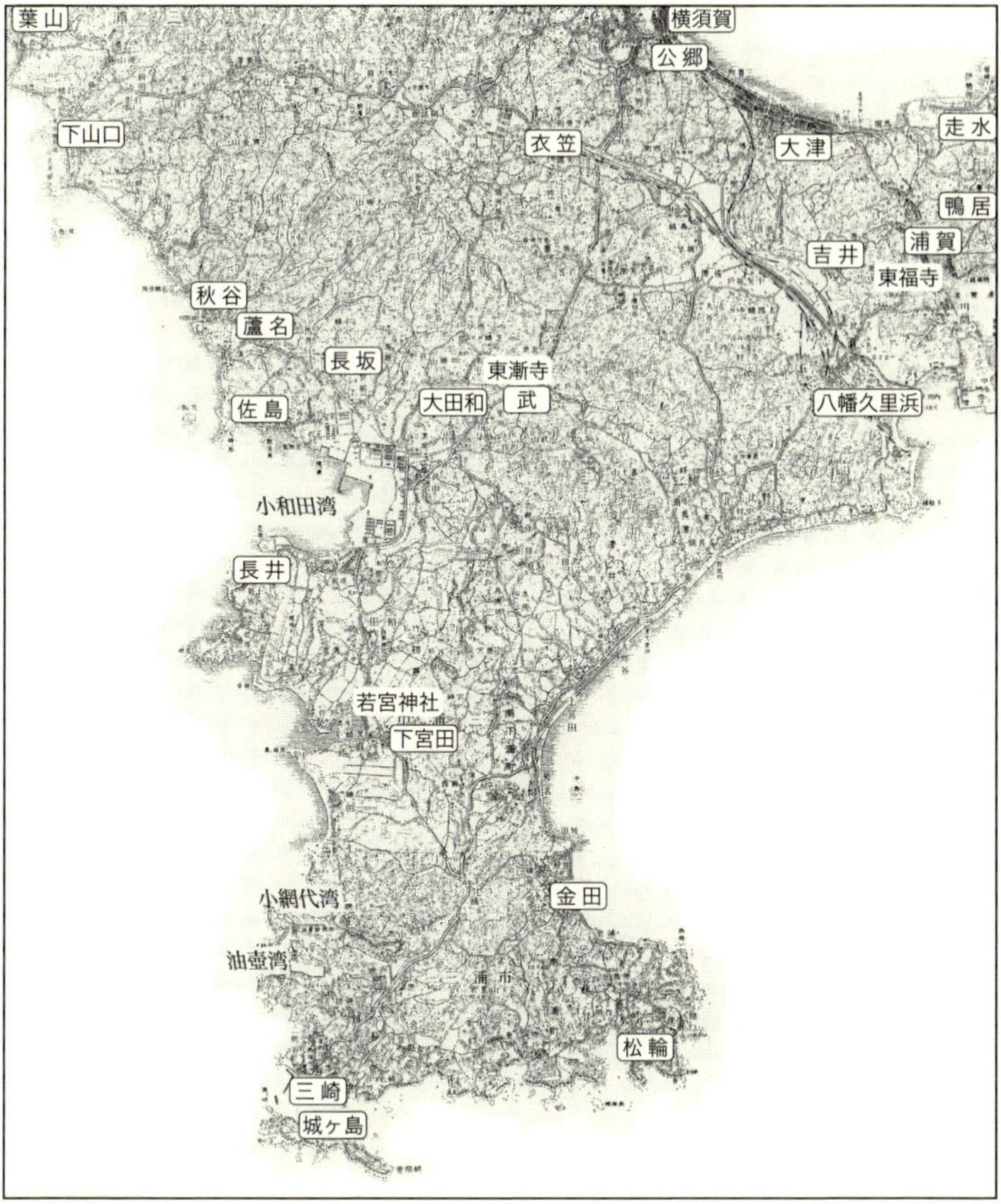

三浦半島（国土地理院５万分の１地形図に加筆）

家数九五となっている。[3] 七三（明治六）年四月の「区画改正規律」は石高によって番組（小区）を区切っているが、大区の第一四区（区長若命《わかめい》源左衛門）第五番組に編成された大田和村の石高は、むかしのままの四三八石二斗四升五合であった。[4] 三浦の村々の多くは地政学上、江戸の防衛を担わされて幕領となっているが、幕末には江戸湾警備の幕命を受けた諸藩が陣屋（藩士駐屯）を置いて入れ替り立ち替り支配することになった。

『相州三浦郡大田和村浅葉家文書・浜浅葉日記』に付された解説によると、浅葉仁三郎は本家第一二代仁右衛門の次男として一八一六（文化一三）年四月に生まれ、四〇（天保一一）年ごろに分家、翌年新居に引っ越し、四四（弘化元）年八月に浜方の三ケ浦《さんがうら》（三浦郡葉山町堀内）の第七代小峰仁兵衛の娘ちせと結婚。ちせとの間には子がなく、保蔵（保二郎と改名）を養子に迎え、保蔵は林村（横須賀市林）名主木村清左衛門の長女はまと七三年六月に結婚。生まれた娘きくは養子に迎えた友次郎と結婚。仁三郎の妻ちせは一橋家の奥奉公を勤め、宿下がりの後、代わりの者が奉公に出ていた。

浅葉家と小峰家との関係は深く、第一〇代仁右衛門は第四代小峰の娘と結婚。この間に生まれた長男が出家したため、第四代小峰の三男を養子に迎えて第一一代仁右衛門とし、第一一代仁右衛門は第九代仁右衛門の次女ふきと結婚。その間に生まれた長男（第一二代仁右衛門）は第六代小峰の娘たみと結婚。第一二代仁右衛門とたみとの間に生まれた長男仁十郎が第一三代仁右衛門となり、第七代小峰の娘すえ（ますと改名）と結婚している。すなわち、すえは仁三郎の妻ちせの姉ということになる。そして、仁三郎の兄第一三代仁右衛門の長男嘉十郎（第一四代仁右衛門）は第八代小峰の娘うたと結婚するといった近親婚を繰り返す関係にあった。[5]

仁三郎が分家するにあたって贈与された田畑（五〇筆）は、田二町一畝一〇歩、畑一町八反三畝二歩、屋敷一畝五歩、山三ヶ所であった。収支状況は年によって出入りがあるが、一八五二（嘉永五）年時における収入は、同日記の解説によれば、手作り米がおよそ二〇俵、手余り地を任せた小作人三六人からの小作米一一二俵三石余、小作金一二両二歩一朱四一二文、このうち売り払った米が五一俵六升余、粳米《うるち》二俵八升で、収入金は三〇両一分と銭六貫七三三文、銀一〇匁七分余、金換算でおよそ三一両二歩。そのほか貸金の利息が金一〇両二朱、銭五二四三文、銀二七三匁余、綿の売却代が金五両一歩二朱、別口の米売却代が金四両一歩二朱、山畑年貢金二両二歩、雑収入が金一両で、金換算にして合計八一両一歩二朱となる。

支出は人件費が金三両三歩二朱と銭八二八一文、食料費が金一両二朱と銭二万五三三九文、交際費が金九両二歩三朱と銭六六五三文、建築費が金一三両一歩と銭七〇八文、小遣・雑費が金二両一歩二朱と銭一万九七九七文、趣味・教養費が金二歩と銭二〇〇文、薬代が金二歩二朱と銭六八〇文、無尽が金二朱と銭一四四七文、年貢が金八両と銭七四〇文で、合計金三九両二歩一朱と銭六万三八四五文、金換算にしておよそ五〇両となっていた。[6] 辻井善彌の一八五八（安政五）年時における計算では、収入の概算が金換算で一二一両三歩、支出のそれは同七〇両ほどとなっている。[7] いずれにしても相当な余剰金を得ていたようである。

当時の両・歩（分）・朱を現在の貨幣価値に換算することはむつかしく、同じ近世でも前・中・後期で大きく異なっている。米価に換算するにしても、仁三郎が暮らしていた幕末における米価の変動はきわめて大きい。かれは日記に米相場を克明に書き込んでいるが、たとえば一八五一（嘉永四）

年をみると、一月には一両で購入可能な米の量はおよそ四斗七、八升、それが四月になるとおよそ五斗、五月にはおよそ四斗八升、九月にはおよそ五斗九升と変動している。安政年間（一八五四～六〇）には五～七斗、元治年間（一八六四～六五）には二～三斗、一八七〇（明治三）年には一斗ぐらいと記載されており、わずかな期間でも米価の大幅な上昇がみられる。仮に現在の米価を一〇キログラム六〇〇〇円として一八五一年時の米価にあてはめると、一両で購入可能な米の量は平均五斗（七五キログラム）となる。したがって、一文は一一・三円、一朱は二八一三円、一歩（分）は一万一二五〇円、一両は四万五〇〇〇円、銀一匁は七五〇円という換算になる。とりあえずこの換算額に固定して日記の全編をみていくことにする。なお、幕府が定めた御定相場は金一両が銭四貫文（四〇〇〇文）、金四歩、金一六朱（一歩は四朱の四進法）、銀六〇匁相当となっていた。

浅葉本家の兄である第一三代仁右衛門、分家である浜浅葉の仁三郎は鎌倉扇《おうぎ》ケ谷《がやつ》の英勝寺（浄土宗の尼寺で水戸頼房の准母英勝院の開基）および鎌倉山ノ内の建長寺（臨済宗大本山）の祠堂《しどう》金・名目《みょうもく》金、すなわち、社寺が堂舎修繕などを名目として余剰金（寄進銭）を貸しつけて利殖をはかるための資金に出資し、寺の貸付所に差加《さしくわえ》金として相当な金額を持参していた。それが貸金の利息として家計の収入欄に計上されていたものである。幕末、物価の暴騰によって寺からの借入金が返済できなくなった農民が増え、また一八六八年三月および七〇年二月、明治政府が名目金貸付を禁じ、取立てに関しては相対《あいたい》示談（政府は関与せず当事者間で処理）とする旨を布告したことによって、仁右衛門および仁三郎の差加金の回収は困難となり、本家は一五代をもって断絶している。(8) 幕末激動の時代をなんとか生き抜いたものの、近代の夜明けとともに没落の一途をたどった浅葉本家と浜浅葉家であったが、筆まめな仁三郎が遺してくれた『浜浅葉日記』を通して、当時の上層農民の暮らしぶりと医療行動についてみていくことにする。

仁三郎は日々変化する政情に耳をそばだて、物価に大きな影響を及ぼす天災についても詳細に書き留めていた。一八五三（嘉永六）年二月二日五つ半時（午前九時前後）村が大地震に襲われた前後の記載をみると、地震直後には「近年稀《まれ》なり。時々地震。夜に入（り）両三度」とある。安政の大地震に連なる小田原を震源地とする大地震で、小田原藩内の村々の被害は大きかった（『小田原市史』史料編近世Ⅲ）。内憂外患こもごも至り、昨五二年四月二三日「異国船到来」の節、人足勤方《つとめかた》にかかわる触《ふれ》が来て以来、父と兄は彦根藩支配の上宮田（三浦市南下浦）陣屋の指揮のもと、来航警固にともなう人足の手配（手当）に従事していた。五二年六月二五日、知人の話として「伊豆之国下田へヲランダ船参り、様子浦賀にも見届け船出（し）候様、其よし本家へ申送（り）候。夜に入（り）上宮田より異国船に付、人馬差出（し）候急触」が来たとある。そのため本家の兄は人足差配の件で出かけ、人足は二六日夜中に帰村している。兄が留守の間、仁三郎は本家の農作業を手伝い、大山参詣にも出かけている。村にとって大きな負担となっていた人足の差配にはかかわっていない。

一八五三年六月三日、異国船（米国東インド艦隊司令官ペリーが大統領の親書を携えて浦賀に向かった軍艦四艘《そう》）が沖合を通るとの知らせを受け、仁三郎は父と「人足の用意いたし差出」し、「異国船用意預米」（警固のために蓄えられた兵糧米で、米価上昇の要因となった）のうちから一〇俵を搗《つ》いて上宮田陣屋へ送る手はずを整えている。翌四日には鴨居《かもい》ヶ崎（横須賀市鴨居町）沖を通る異国船四艘について、「内弐艘はシヨウキセンと云、船の中に車（外輪）付弐船は軍船、人数大勢乗（り）居（り）候よし。鉄砲穴弐段にあり。国は北アメリカ・ガッサンと申（す）所、黒船に見へ候。伝馬船十艘船おろしあり。異国人弐十一人乗にて鴨居・鳥ヶ崎御台場下磯根へ参り掛り、はなしいたし相聞へ候」。一艘は碇《いかり》を下ろしているが、いずれも櫂《かい》一六挺ずつで、「船先に水深浅はかり候者おもり付（け）持（ち）はかり居（り）候。船に白木綿様にて上に日よけあり。大船にて日よけ見へ候。風に向ひ車（外輪）にてはしり候と申（す）事」であったといい、測量の様子を伝えている。九日には八幡久里浜へ異国船を見に出かけ、一一日異国船一艘が横須賀沖に、二艘は本牧《ほんもく》（横浜本牧）に入ったということを帰村した人足から聞いている。(9) 翌日には「異国船出帆いたし、尤《もっとも》、ジヨウキセンにて壱艘つつ引出し候よし（帆船二艘を蒸気船二艘が曳航）。武山にて見へ候よし。尤、武山へは見物大勢参り候」とあり、武山（横須賀市武にある山）に大勢の見物人が集まっていたという。

一八五四（安政元）年一一月四日、「昼五つ半時頃に地震はじまり、九つ半頃迄大地震。夜に入りても時々地震。昼頃より大浪にて、尤、引塩（潮）も長井迄見渡（し）候分引（き）塩（潮）に成」る。昼ごろには誰それの畑の所まで大波が来て、大橋の下四、五寸ぐらいまで潮が満ち、橋杭は残らず落ち、また船の舵《かじ》は流されて「近年稀なる珍舗《めずらしき》事」であると記し、互いの家を見舞っている。翌五日「大橋迄之道通りへ波上る、昨四日之津波之通り」とあり、六日には浦賀より地震見舞の手紙が本家より届き、それには「昨四日浦賀谷戸《やと》新地之辺、床之上へ水上り候よし。桜山たこい川橋落（つ）」とあった。前年につづく大地震で小田原藩内の被害も大きかった。

駿河国駿東《すんとう》郡小田原藩領の山之尻村（静岡県御殿場市）名主滝口家の『名主日記』でも、(10) 一一月四日「大地震ゆり申（し）候。是は下郷・伊豆之内諸々浜つなみに御座候」と記載されている。『浜浅葉日記』に戻るが、同月八日「伊豆下田地震にて津浪、町家半分流（れ）、人六百人余なかれ候よし。夫《それ》より先に三嶋宿地震にて出火、残らず焼（け）候よし承り。尤、異国船もいたみ、唐人六人死す」と、下田の惨状と東海道三島宿の大火、そして長崎より下田に回航して日露和親条約の締結交渉にあたっていたプチャーチン（J. V. Putjatin）の搭乗船ディアナ号大破のことを伝えている（条約締結は五四年一二月）。相次ぐ被災のなかで、大田和村では一一月一七日、本家の兄（四四歳）が家督（第一三代仁右衛門）を相続し、仁三郎も披露宴の馳走にあずかっている。だが、一ヶ月後の一二月一六日、父が役所に向かう途上、和田之原で落馬し駕籠《かご》で帰宅。半年後、死去している。仁三郎は世代の交替、そして時代の大きな変化を感じながら、病弱な本家の兄に代わって立ち働くことになった。

一八五五（安政二）年一〇月七日「夜中に両三度つつ地震あり。神奈川宿地震にて焼失いたし、江戸御大名様かた（方）はしめ七分通（り）焼失のよし、新吉原つぶれ、夫より焼失死人多し」と、江戸の被害情報を早くも入手している。一七日「七つ時頃に地震。是迄日々少々つつ地震あり」。二一日「地震少々つつ日々にあり」と、余震のつづく日々を過ごしている。一一月三日の余震以後、地震に関する記載はなくなっているが、翌年三月二九日、一〇月七日、同月一五日と地震が発生。さらに翌々年正月二四日、三月二〇日、閏五月二三日にも地震が起きている(11)。

一八五八（安政五）年七月から一〇月にかけてコレラが大流行する。そして、翌年一〇月二三日「当月一七日昼八つ時頃（午後二時前後）より夜七つ時（午前四時前後）まで江戸に火事」があり、「（江戸城）御本丸御焼失、二重御家、蔵外に壱カ所、御家蔵二カ所残らず焼失のよし承り候」と記している。六〇（万延元）年三月一二日には「三日朝五つ（午前八時前後）、井伊様御登城之砌《みぎり》、外桜田にて井伊様御かごへ切掛（り）、供頭首《ともがしら》切取（り）持（ち）行（く）。即死三人、手きす（傷）大勢、殿様御死去七八分迄と申（す）事に候。尤、水戸浪人拾六人、薩摩浪人壱人都合十七人と申（す）事に候」と江戸騒動（桜田門外の変）を伝え、また閏三月一九日には「閏三月朔日年号万延に改（む）。今日役元より触廻り候」とあって、改元の御触について記している。嘉永・安政年間（一八四八〜六〇）に生じた内憂外患、自然災害、疫病、幕府の権威失墜などが改元の背景となっていた。御触は役元、すなわち村の連絡担当者である定使《じょうつかい》によって仁三郎のもとにもたらされている。しかし、改元の効はなく、その後も内憂外患がつづき、大地震も発生している（六四年五月）。七二（明治五）年一一月二二日定使が触書を持参。「来る正月元日は十二月三日元日之由」とのことであった。暦購入のため定使に三四〇文（およそ三八〇〇円）を渡している。

幕末、仁三郎の住む大田和村（家数九五〜一〇〇戸、村民五〇〇人強）の支配は会津藩（松平）、小田原藩（大久保）、川越藩（松平）、彦根藩（井伊）、萩藩（毛利）、熊本藩（細川）、佐倉藩（堀田）、幕領（代官江川）とめまぐるしく変わっているが、仁三郎はそれら藩の預役所や浦賀奉行（遠国奉行）所・陣屋およびそれにつながる人びと、江戸に住む知人、米や薪《まき》などの売却先（江戸日本橋や麹町《こうじ》にある店）などの人脈を通じてさまざまな情報を入手している。一八六二（文久二）年三月一四日、生麦事件の処理をめぐってイギリスは幕府（将軍家茂は上洛中）と薩摩藩に謝罪と賠償金を要求し、艦隊を横浜に差し向けて圧力をかけたため、江戸の町人らが横須賀・三浦に逃げ出している。その翌日の日記には「英国船打（ち）は（果）たしに付、江戸町老人女子供、近在（に）参り候よし。尤、十四、五両日の引払（い）候よし、口触之趣申参り候。当国にても横須賀、田戸、大津、浦賀其外、八幡迄も海面付かた付候よし」とあって、江戸の医者柳田養春からの情報を記している。六四（元治元）年七月三〇日「京都より浦賀奉行所へ参り候手紙（長州勢が京都に火を放ち大火となった蛤《はまぐり》御門の変の惨状を詳記したもの）、一昨二八日浦賀伊勢長よりかり写（し）置（き）候」と、借りて写し取った手紙の内容を日記に転載している。

治安の悪化に関する情報も次々に寄せられている。一八五六（安政三）年七月二七日「昨夜、源兵衛方へ押込（み）入（り）、源兵衛・同人女房・娘切掛……大久保御医者御出、源兵衛押込（み）入（り）候に付、検使として郡御奉行様上下七人、御代官上下四人、右之通り本家へ御出泊り」と、押込み強盗の被害を記録している。六四年七月二三日には本家と分家に来ていた有文卿と名乗る公家から「当七月一、二日、千住・板橋（東京都足立区・板橋区）浪人江戸へ押入（り）大さわぎのよし」を伝えられ、また六七（慶応三）年五月一二日には林村（横須賀市）で質・金貸しをしていた清助の家に刀を差した四人組の浪人が押し込み、村では早鐘を打って大騒ぎになったという。仁三郎の家でもその前日の夜、刀を差した盗賊が一人、座敷の雨戸を破って侵入。仁三郎が脇差しを持ち出したとき、盗賊は仏間の灯籠に手をかけていたので中仕切戸を閉めると、盗賊は飛び出してきたので、その間に仁三郎と妻は土蔵口から逃げ出し、穢多《えた》（ママ）（盆や暮を中心に下駄や草履などを持って浜浅葉家を訪れ、仁三郎が米、麦、金などを渡していた）を呼んで跡をつけさせたが、行方はわからなかったという。また盗まれた物もなく、盗賊は三〇余歳で頭巾をかぶっていたとある。江戸開城となった翌年の三月一二日には嘉十郎（第一四代仁右衛門）から「三ヶ浦・鎌倉押込（み）沢山入（り）候趣」であるとの情報が寄せられ、八月一〇日には長井（横須賀市）の七十郎の家に三人の押込みがあって、隣家の庄助一人が即死、伊右衛門は負傷したとの話が伝えられている。

飢饉や開国にともなう物価の高騰に誘発された打ちこわしに関する情報もあった。一八六六（慶応二）年六月八日、鎌倉から戻ってきた本家の兄の話によれば、江戸の芝において「物持之家ばかり打こわし、土蔵より米取り出し持（ち）行（き）候よし」とのこと、また先月二八日には鎌倉の大町で大工二人と亀屋の三人が「よろしからざる願致（し）候に付、右願之風聞（を）外之大工承り、即刻三人之家打こわし、即刻三人はなわ（縄）にかけ瘡守寺《かさもり》へつれ行（く）。頭大工凡《およそ》五、六百人も集（り）、かかり（かがり火）などをたき居り候よし。尤、村々役人立入（り）、立会事済にも相成るべき咄《はなし》に候」とのこと。九月六日には林村左官の三吉の話として「藤沢宿大きり町（藤沢市大鋸《だいぎり》）にて七軒打こわし、御支配所御出役にて召取（捕）に相成（り）、七人なわにかかり居（り）候よし」とのことであった。また大久保饅頭《まんじゅう》屋の娘からも昨夜、松輪（三浦郡南下浦）にて打ちこわしがあったと聞かされた仁三郎は、藩預役所や浦賀奉行所などが有していた権威の崩壊を肌で感じることになった。

（1）『相州三浦郡大田和村浅葉家文書・浜浅葉日記』横須賀史学研究会刊、一九八〇～九一年。
（2）『新横須賀市史』資料編近世I五五頁、横須賀市、二〇〇七年。
（3）青山孝慈・青山京子編『相模国村明細帳集成』第一巻所収、岩田書院、二〇〇一年。
（4）『横須賀市史』二六二―二六三頁、横須賀市役所、一九五七年。
（5）注1同書第一冊解説七頁。
（6）注1同書第二冊解説五―七頁。
（7）辻井善彌『幕末のスローフード』二三―二五頁、夢工房、二〇〇三年。

(8) 注1同書第六冊解説・付録(鈴木亀二)一五―三三頁。『藤沢市史』第五巻通史編八六三―九三三頁、藤沢市、一九七三年。『逗子市史』通史編五二三―五二六頁、逗子市、一九九七年。『新横須賀市史』通史編近世三二六―三二七頁、横須賀市、二〇一一年。

(9) この間の騒動を見分した諸藩・代官の報告「相州浦賀之異国船渡来一件」は『神奈川県史』資料編一〇(神奈川県、一九七八年)に収載されており、西川武臣は『ペリー来航』(中央公論新社、二〇一六年)においてその一部を引用している。

(10) 『御殿場市史史料叢書』二『山の尻村の「名主日記」』御殿場市、一九七七年。

(11) 安政年間の地震については北原糸子『安政大地震と民衆』三一書房、一九八三年が、また江戸の情報ネットワークについては市村佑一『江戸の情報力』講談社、二〇〇四年が詳しい。

二　浜浅葉家に出入りした医者と薬礼

盆と暮に薬礼をまとめて支払う習慣は近世から近代にかけて広くみられる。医者のほうでは暮の支払いを促すように五、六味の生薬《しょうやく》を配した屠蘇《とそ》散を袋に入れて顧客に送っていた。大晦日の夜、その屠蘇散を酒に浸しておいた屠蘇酒は邪気を祓い、一年の健康を祈願して正月に飲むものであるが[1]、仁三郎の家には一二月二八日から三〇日にかけて「大久保(横須賀市長井)の医者」渋谷、「小根岸(同)の医者」中原[2]、「浦賀(横須賀市)の医者」渋谷から屠蘇散各一包が届けられている。この三人が家の「かかりつけ医」ということになるが、なかでも小根岸の中原永斎のみが一八六四(元治元)年以降も屠蘇散を欠かすことなく届けている。

仁三郎の家でも薬礼は盆と暮の二季払いであった。同家に出入りの医者は前述の三人以外にもおり、大病の際には複数の医者を呼んで合同で診察にあたらせる「立会診」は医者にもかかれない農民が多いなかで、上層農民としてのステータスを示す行為ともなっていた。(3) 国学者の橘守部《たちばなもりべ》（一七八一～一八四九）によれば、「重き病人ある時、医をあまたむかへて薬の方をさだめんは、よきに似てわろし」という。それは医者が互いに「人に憚《はばか》りていひも出」せず、ただ人聞きのよいことのみを取り成すことになるので、終《つい》には「おのおの心にもあらぬ薬」を与えるようになる。それはちょうど「楫子《かこ》（船頭）多くて船を覆《くつがえ》す」の諺の如きものであると述べ、「立会診」は行うべきではないと退けている(4)（『待問雑記』下）。

『浜浅葉日記』に登場する医者を年次順にみていくと、まず城ヶ島（三浦市三崎町）の「三崎の医者」加藤亮迪《りょうてき》が一八三四（天保五）年二月から四六（弘化三）年九月にかけて浅葉本家と浜浅葉家を往診している。城ヶ島から大田和村まではかなりの距離があるため、駕籠《かご》が使われている。病家が支払うことになる駕籠代は金二朱と四二四文（およそ一万円）であった（四三年正月三〇日）。四六年閏五月七、八日、延治郎（本家の兄の子）の最期の場面では「葉山の医者」玄頌《げんしょう》との「立会診」となっている。

一八四六年六月から八月にかけて本家の母（第一二代仁右衛門の妻で、第六代小峰の娘たみ）の病が悪化したため、「葉山の医者」「三崎の医者」「下山金沢の医者」の三人が呼び出されている。「下山金沢の医者」とは八月二七日、癪《しゃく》（胸部の疼痛・痙攣）の薬方および犬に噛まれたときの妙薬について話をしていた下山口村（三浦郡葉山町）の堀宗本のことと思われる（四八年一二月一一日）。母は九月一日に死去し、仁三郎は一〇日になって「三崎の医者」へ礼に出向いている。

一八四七（弘化四）年七月一日、本家の姉が「引付（け）大病」となったため「小根岸の医者」に往診を依頼し、仁三郎の妻ちせ（本家の姉の実妹）が泊まり込みの看病にあたる。一〇日「堀之内（葉山町堀内）の医者」が本家を往診、駕籠人足には一〇〇文が渡される。治療は「堀之内の医者」「葉山の医者」の「立会診」となる。葉山から大田和村まで往診に船も用いられている。八月二〇日、仁三郎は自家で飼養している馬に乗って「葉山の医者」へ白砂糖三〇〇目（およそ一一二五グラム）と素麺《そうめん》一箱を届けている。

一八四八（嘉永元）年六月一九日、仁三郎の妻ちせが発病。本家が依頼した文明医者の往診を受ける。ちせの実家の母は三ヶ浦（葉山町堀内）より出てきて泊まり込みの看病にあたる。実家の母はその後も三ヶ浦と仁三郎の家とを往復しながら看病をつづけ、文明医者と「長井（横須賀市）の医者」渋谷が頻繁に往診し、長井から鍼医も呼んでいる。八月一七日、ちせは三ヶ浦の実家に引き取られて養生をつづけることになる。「長井の医者」が継続して治療にあたり、文明医者のほうは遠方のせいか、泊まり込むこともあった。一二月二九日、文明医者に暮の薬礼一両（およそ四万五〇〇〇円）が渡されている。

一八五〇（嘉永三）年九月一八日、本家の兄が発病する。「堀之内の医者」、「長井の医者」渋谷、「大久保の医者」(5)（「渋谷の隠居」「渋谷老」ともいわれる渋谷宗碩《そうせき》のことで、浦賀奉行所の医者渋谷宗哲の弟の家系にあたる）の往診がつづく。翌年三月、少し回復したのであろうか、兄は駕籠または馬に乗って「長井の医者」に通院。しかし、五月には「長井の医者」と「浦賀の医者」による往診に戻っている。病がぶり返したのであろう。六月一五日、兄にかわって仁三郎が「東浦賀の医者」渋谷まで薬礼を届けている。七月兄は再び通院に切り替わり、「長井の医者」に出かけている。

九月一六日から翌年五月一四日までの間、入歯師の治郎右衛門が仁三郎のもとを四回訪れている。仁三郎は最終日に「風呂敷地一反」を与えているが、入歯師の素性も治療代も不詳である。諸国の産物が集積する浦賀あたりにいた香具師《やし》であったかもしれない。

一八五二（嘉永五）年七月から九月にかけて「小根岸の医者」と「長井の医者」が仁三郎の妻ちせを往診する。両者とも永斎と記されているから同一人と思われる。ちせは五四（安政元）年一〇月から翌年一二月の間も臥床。主治医は長井・小根岸の医者中原永斎であった。長井の存誠一（盲目の鍼医か）も治療に加わっている。往診の後は、奉公人が医者のところへ薬を取りに出かけ、芦名（横須賀市）の薬屋に立ち寄っていることもある。五九（安政六）年二、三月仁三郎は風邪を引いたため中原永斎に往診を依頼。奉公人に芦名の薬屋と八幡内川（横須賀市久里浜）の薬屋で「風之薬」を買わせ、存誠一も呼んでいる。翌年九月から一二月まで妻ちせが臥床し、中原永斎と按摩の古（小）仙、存誠一が頻繁に訪れている。風邪気味の仁三郎は妻を診ていた永斎から柴桂《さいけい》加《か》杏仁湯《きょうにんとう》をもらっている（一二月一一日）。

按摩は座頭とも呼ばれ、目が不自由なために本家や分家の奉公人、あるいは按摩の母や姉がつき添って来訪している。泊まりがけの療治も多い。一八五三年一二月から六〇（万延元）年一二月までは長坂（横須賀市）の古仙が、同年一一月から一二月までは立道が、六二（文久二）年八月から六四（元治元）年一一月までは長坂のおわきが、六七（慶応三）年九月から七〇（明治三）年一一月までは佐嶋

（横須賀市）の金正が、七二年二月から翌年五月までは長井（横須賀市）の喜代市がそれぞれ呼ばれており、それ以外にも三崎の座頭（五九年一二月二二日）、三ヶ浦の按摩（五九年七月二〇日）も呼ばれている。立道は扇子山住持の療治を請負ながら来ていたが、六〇年一二月一八日夕方、酒に酔って仁三郎のもとを訪れ、高い声を上げて騒いだことから追い出されている。長坂の古仙は仁三郎の父と妻ちせの療治に献身し、父の葬儀、三五日の墓参、ちせの床上げの祝いにも招かれている。

　按摩料は一五〇文から四〇〇文となっているが、泊まりがけの療治もあるので一回（一日）分とはかぎらない。一八六七（慶応三）年一一月一九日、按摩四日分として八百文、翌年五月二四日には七日分として「日雇代一貫二〇〇文を遣す」とある。また同年七月三日は五日分の雇銭一貫文、九月二四日は五日分として「日雇代二朱と百文」とあり、一回分はおよそ二〇〇文といった見当である。しかし、七三年二月二〇日には母の療治にあたっていた喜代市に金一両が渡されている。喜代市には薪《まき》八〇束、粗朶《そだ》（樹皮）一駄などを遣わしていることもあり、よほど献身的な療治をしていたのであろうか。

　一八五四（安政元）年一二月二六日、中原永斎に暮の薬礼として二両二歩（およそ一一万二五〇〇円）が渡されている。内訳は薬二〇貼につき一〇〇文（およそ一一三〇円）くらい、見舞（往診）一度につき二〇〇文くらい、サフラン（鎮静・鎮痛作用）代二朱くらいの積もりでいたとある

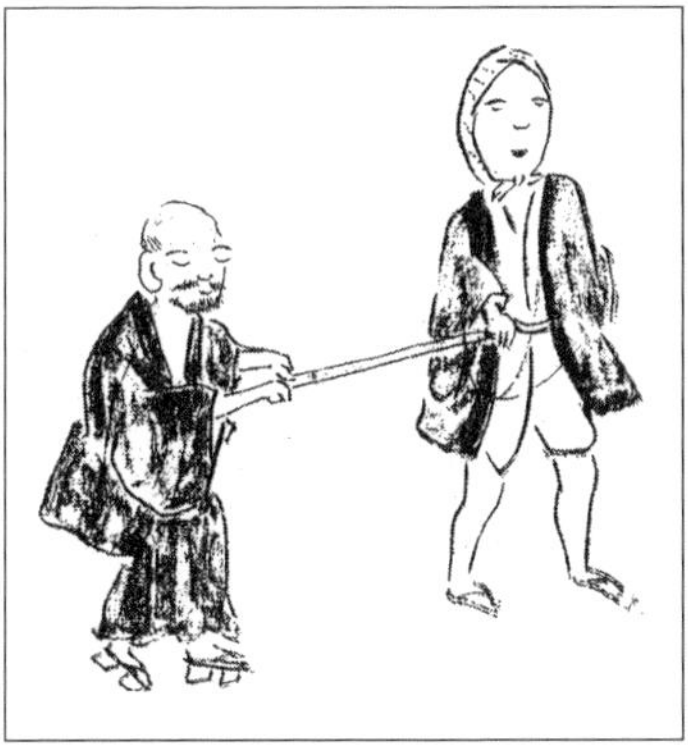

鍼師・按摩につき添う人
（『勝又半次郎絵日記』より）

から、薬礼は仁三郎のほうで見積もって出していたようである。薬礼が病家次第となれば、医者の立場は弱い。近代以降に形成された医者・患者関係とは大違いである。

井原西鶴は『西鶴織留』巻四において、往診先へ歩いて向かう「歩行《かち》医者」が駕籠に乗る「駕籠医者」になると、それだけで世間の人は信用してしまう。これまで「養生ぐすり（保健薬）」を一服二分で支払っていたのを五分で支払うようになるといい、「薬代程高下《こうげ》のある物はなし。八十ぷくもりて銀五匁取（る）に、三服にて銀五枚に樽肴《たるさかな》を取（る）人も有」る。薬代というのは医者や病家の心持ち次第で大きく変わるものだと述べている。それは薬を扱わない鍼灸や按摩においても同じであった。

一八五四年一二月二六日、仁三郎は按摩の存誠一に対し見舞一度につき一朱くらいと見積もり、また手引きの者（付添人）には一〇〇文を渡している。五五（安政二）年二月二八日「堀之内の医者」田中玄要（用）が駕籠にて仁三郎を往診。駕籠人足には飯と酒手一〇〇文を渡す。「大久保の医者」もちょっと顔を見せたが、これは六月二五日に死去した父（第一二代仁右衛門）の治療のために来ていたものであった。

本家の金二郎やおまきは「艾《もぐさ》すえ」「きふすえ」のために仁三郎の家を訪れている（五三年六月二日、六四年一二月八日）。仁三郎が艾を購入していることもある。艾代一六文（六二年一〇月二〇日）、四六文（七〇年四月一五日）などとある。六四年五月二八日、桜山紺屋の娘が来て仁三郎の妻ちせに灸をすえている（一〇〇文）。灸をすえる箇所（灸点）を教えてもらい、その後は家の者が行っていたようである。灸は治病というよりも体調管理のために行われることが多いが、二日灸や三里灸といった養生灸に関する記載はない。

一八五五（安政二）年三月二四日、江戸の一橋家へ妻の実家から奉公に出ていたちとせ（千登世）の計らいによって、「江戸四ツ谷道明十吉と申（す）医者」が実家の兄豊二郎を同道させ、父の診察のために来訪している。仁三郎および妻ちせも診察を受け、薬を出してくれるように依頼。その後、医者は仁三郎の案内で本家に向かい、夜になって馬と駕籠を使って帰っている。四月一七日依頼していた薬が江戸より届き、「手前之分も三廻《めぐ》り（三週間分）」とある。四月から六月まで父と妻ちせの治療に中原永斎と「大久保の医者」があたり、七月一一日、中原永斎に盆の薬礼二両が渡されている。一二月一六日、妻ちせの「床上げ祝」がもたれ、その場には中原永斎、「葉山の医者」、按摩の存誠一と古仙が招かれている。翌日、存誠一に礼金一歩が渡されている。

一八五六年二月から六〇（万延元）年にかけて、「堀之内の医者」田中玄要が仁三郎の妻ちせの治療にあたる。本家の兄の病を診たついでに立ち寄ることもあった。往診のあと奉公人が常のごとく薬をもらいに出かけている。医者が留守でもらえず、後刻、ふたたび出向くこともあった。仁三郎はもらった薬を日記に「本方一五服、兼用九服、練り薬一貝」「目洗薬五」「兼用一五服、粉薬五服」「本方一五服、丸薬一〇日分、暑気払一五服」などと細かく記帳している。田中玄要は往診に駕籠や馬を使用していたが、駕籠代は二朱～一歩（およそ五六

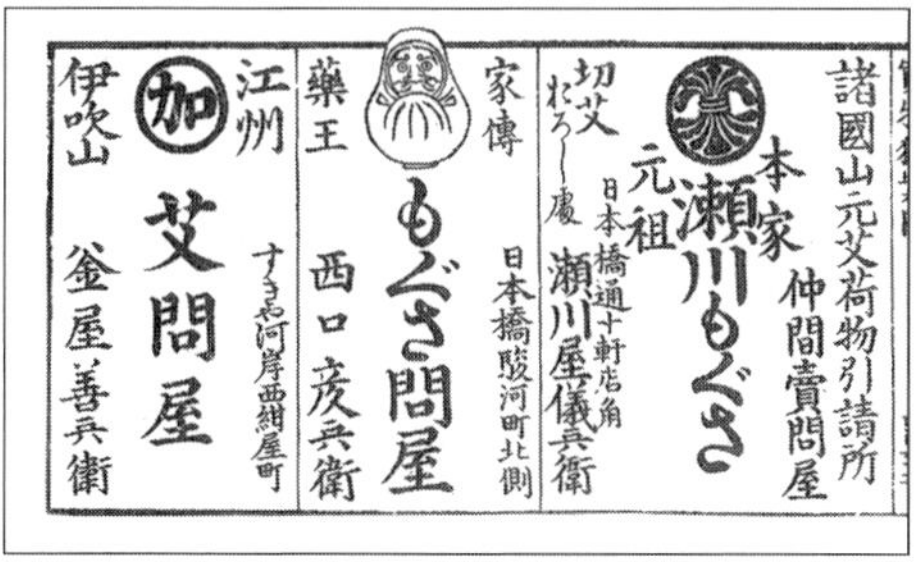

もぐさ問屋の広告（『江戸買物独案内』）

〇〇～一万一〇〇〇円)、馬賃銭は三〇〇～五〇〇文(およそ三四〇〇～五六〇〇円)で、人を雇って馬で送らせる場合は駄賃五〇〇文を渡し、その者に薬を持ち帰らせている。人足には飯や酒手を遣わし、医者には食事を供していることも多い。

一八四一(天保一二)年一一月、幕府の「医師供方《ともかた》の儀」に関する達《たっし》によれば、医師供方の風儀が悪く、病家に行っては毎度、酒料や弁当代と唱えて金銀をねだっている。これでは小身者または身の上不如意の者が療治に差し支えるとして悪習を改めるように命じていたが[6]、仁三郎のところではそのような行為はみられなかった。

一八五六年七月一一日、仁三郎は半期の薬礼を支払うため田中玄要のもとへ馬で向かう。薬一服につき三二文くらい、見舞(往診)一度につき金三朱くらいと見積もって金二両一歩(およそ一〇万一〇〇〇円)、それに魚を添えて渡している。一二月一六日、暮の薬礼では二両三歩と魚を田中玄要に届けている。翌年一月二八日、仁三郎は田中玄要に年頭の挨拶として白酒を送り、この年も田中の往診がつづいている。奉公人に薬を取りに行かせるとき、魚(二五〇文)、大鯛、甘鯛、玉子、粕漬《かすづ》けアワビ、蜜柑などを買わせて持参させている。七月一一日、盆の薬礼に二両、海老(二〇〇文)を添えて渡す。医者へのつけ届けが多く、気を使っている様子がうかがわれる。

一八五八年も田中玄要の往診がつづき、一二月一一日、暮の薬礼に二両、魚(イナダ五本、大アワビ二ヶ)を添えて渡す。五九年には田中に加えて「葉山の医者」の往診もあった。六〇年二月一五日、田中玄要に白酒を送る。これ以後、田中の往診がなくなり、代わって「浦賀の医者」渋谷の往診となる。渋谷の駕籠代は一歩。「葉山の医者」による往診は続行。六月七日おうた(本家の兄の長男嘉十郎、すなわち第一四代仁右衛門の妻で第八代小峰の娘宇多）が発病。「浦賀の医者」が治療にあたる。七月に入って病が重くなり、「大久保の医者」「葉山の医者」が治療に加わる。実家の三ヶ浦の人たち、小田原行者も次々に訪れている。七月六日、おうた死去。分家の者が手伝いに行き、八日葬儀となる。

一八六二（文久二）年七月一二日、本家の兄の娘おまきが麻疹《はしか》にかかる。二三日「浦賀の医者」渋谷宗誓が往診する。なお、おまきは鎌倉の英勝寺へ手習いにあがっていたが（五八年八月）、同寺の御用医者通真は求めに応じて往診もしていた。(7) 三ヶ浦の妻の実家では八月一三日、七左衛門とおたせが病死したのにつづいて、妻の兄も二二日に病死。三ヶ浦の者が本家の兄と医者の件で相談する。その結果、本家に逗留中の江戸の医者柳田養春（六二年二月江戸の住居が類焼したため本家に逗留）、「浦賀の医者」良庵、「小根岸の医者」中原永斎の三人を三ヶ浦に向かわせることとなった。診断の結果はコレラであった。九、一〇月には「三崎の医者」加藤亮迪《りょうてき》も加わっている。一一月、三崎の幸三郎（仁三郎の実弟で五四年に浦賀の辻庄九郎の養子となる）が大病となり、同月三〇日病死する（享年四六歳）。

一八六四年四月四日、仁三郎の家に立ち寄った「葉山の医者」は昇仙と記されている。同じ「葉山の医者」でも玄碩とは別人のようである。少しのちのことになるが、七七（明治一〇）年、神奈川県第一五大区第六小区堀内村の水留昇仙が従前より医業を務めていたとして、「医業鑑札下付願」を権県令宛に提出しているが、(8) この水留昇仙を「葉山の医者」昇仙とみてよいであろう。六四年六月二五日「上宮田（三浦市南下浦）の医者」が朝顔を仁三郎に届けている。七月六日、本家の兄の娘おまきの治療に「小根岸の医者」中原永斎があたる。一一月から翌年三月にかけて本家の兄とその息子らの治療に対し「小根岸の医者」「大久保の医者」「葉山の医者」に加え、「浦賀の医者」良庵も加わっている。

　一八六五年二月ごろから仁三郎の妻ちせの治療に、「浦賀の医者」で蘭方にも通じていた渋谷宗碩があたる。実家の三ヶ浦の者が泊まり込んで看病をしている。閏五月一〇日、仁三郎が発病、本家から五苓散《ごれいさん》（下痢・口渇・排尿障害・風邪の症状に処方）が、一二日には不換金正気散加紫胡（健胃・整腸作用）が届けられている。気分の悪い状態が同月下旬までつづく。閏五月から一〇月にかけて本家の兄が、また七月には本家の兄の妻と子どもの伊太郎とおまきが臥床する。「小根岸の医者」中原永斎、「浦賀の医者」渋谷が往診する。七月四日渋谷は伊太郎に桂枝茯苓散《けいしぶくりょうさん》一五服を投与する。一〇日、仁三郎が中原永斎に盆の薬礼一歩二朱と二〇〇文（薬一三服と往診二回分）を届け、翌日には渋谷に薬礼一両二歩（煎薬八〇服、丸薬少々、練り薬二つ、膏薬少々の分）を届けている。

　中原や渋谷は薬種の一部を地元の薬種屋から購入していたが、大口の調達先はほかにあったと思われる。妻田村（厚木市）の医者長野宗碩が記した一七九〇（寛政二）、九一年の日記をみると[9]、宗碩は八王子（東京都八王子市）の薬種屋に二、三ヶ月に一度発注し、薬種屋の番頭治兵衛が妻田村まで届けていた。これが主な購入先となっていたが、ほかに江戸の薬種屋小西庄兵衛、近江日野（滋賀県蒲生郡日野町）の売薬商中村惣兵衛からも購入していた。宗碩は鍼治もしていたようで、江戸横山町の医鍼屋である伊勢屋金兵衛が金・銀鍼と管（管鍼法で用いる短管）を届けている。一八五二（嘉永五）年、厚木村の薬種店小西清兵衛が廃業し、その跡を近江日野売薬商の近江屋清太郎が借り受けている。地元にも薬種屋はあったが、宗碩が利用していたかどうか分明でない。

　浅葉の本家では一八六五年一一月一日「床上げ祝」が行われ、六日には本家の兄が渋谷医者のもとへ礼に出向いている。一二月一四日、仁三郎は渋谷に暮の薬礼二歩を渡す。一二月から翌年四月にかけて仁三郎の妻ちせが病床に臥している。渋谷から柴胡《さいこ》薑桂湯《きょうけいとう》五服をもらう（三月二八日）。そのほか芦名の薬屋から売薬を購入し、本家から葛根湯、熊胆、サフランをもらって服用している（六五年一二月一八日ほか）。本家の兄や仁三郎の妻が病弱なこともあって、仁三郎は製薬にも従事するほど薬に関心を持っていた。薬の使用例をみると、医者から出された処方薬は家族や親族の病に、売薬は奉公人にあてがわれていることが多い。

　一八六七年四月から八月にかけて「横須賀の医者」和田宗庵（駕籠賃は二歩二朱）と渋谷宗碩が本家や分家を往診しているほか、「本家之内々之用向」の件で仁三郎をしばしば訪れている。「（水戸）中納言様御内密御用」とある。六五年九月、本家は水戸家に二〇〇〇両を用立てていたが、今回は交渉が長引いている。御用金は幕府からも命じられており（六五年閏五月、六六年三月）、献納に応じた功により本家の兄は上下《かみしも》を拝領し名字帯刀も許されている。(10) 和田宗庵と渋谷宗碩は往診の際、仁三郎に湯薬一〇服のほか、眼病薬、咳薬、備急薬を処方していた。六七年七月一二日、両医者に対する盆の薬礼は二歩とある。九月二〇日、仁三郎は「小根岸の医者渋谷隠居」から新井白石の『折りたく柴

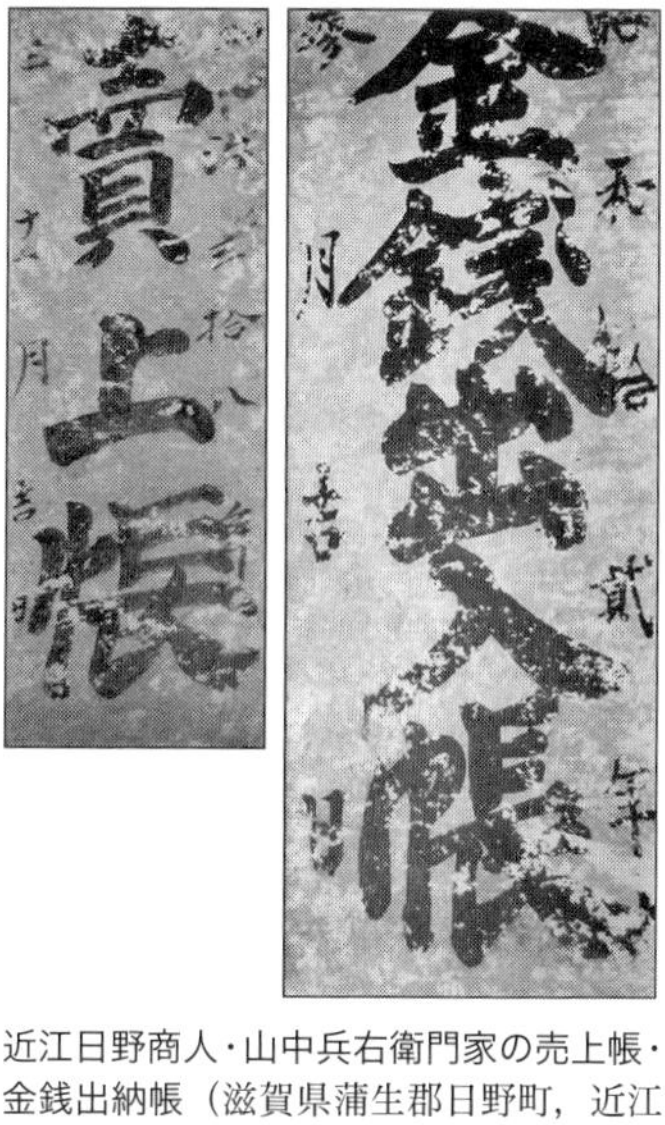

近江日野商人・山中兵右衛門家の売上帳・金銭出納帳（滋賀県蒲生郡日野町，近江日野商人館所蔵）

の記』や青表紙などを借用。六八年四月二六日「浦賀の医者」渋谷宗碩が大病であるとの話を聞いた仁三郎は見舞金一歩を送るが、同日中に死去とある。医者とのつきあいの深さが知られる。

一八七〇（明治三）年四月一四日、仁三郎と妻が病む。「浦賀の医者」渋谷隠居より粉薬二一包（仁三郎の分）、同五包と七包（妻の分）をもらう。七月二一日、本家の兄第一三代仁右衛門の妻ます（満寿、第七代小峰の娘）が発病、「横須賀村医者」が治療にあたる。一時は重態に陥るも、八月二日には持ち直している。一七日、本家に来ていた医者から仁三郎の妻ちせが薬三帖をもらう。お礼に生姜《しょうが》一束を送る。翌日煎薬二〇帖が、また九月一日にも同量が届けられている。一一月一七日「横須賀の医者」に薬礼二両、丸餅一一ヶ、芍薬《しゃくやく》の根一俵を仁三郎が届けている。同五年二月から翌年八月にかけて仁三郎の妻ちせは按摩の療治を受けていた。

以上、本家と分家に出入りしていた医者と薬礼についてみてきた。薬礼については後節でまとめることにして、ここでは医者についての要約にとどめたい。日記をみてわかるように本家と分家、またそれぞれの妻の実家との間に濃密な血縁関係が存在していたことから、三家の間では常備薬の融通、医者への連絡、薬の購入などにおいて互いに助け合っている。本家も分家も医薬に対する信頼が厚いが、身内の間では売薬よりも処方薬を優先する傾向にあった。祈療や呪療を併用することがあっても、それはコレラや麻疹に罹患したときか、病が長引いて死を迎えようとしているときだけであった。医療は「かかりつけ医」三人を軸に展開されていたが、近村の医者も「立会診」としてしばしば呼ばれている。江戸の医者による往診は少なく、父の最期の場面では上宮田御陣屋の医者中村貫次が招かれていた（一八五五年六月一六日）。なお、仁三郎の父と兄は前述したように、彦根藩（井伊家）支配の上宮田陣屋の指揮のもとで異国船の来航警固にともなう人足の手配にあたっていたが、その陣屋に詰めていたと思われる同藩の藩医河村純達は当地で交流を持った人びとの名を「相識人名録」と題して書き残しており、そこには相州上宮田今井住の（外科医）鈴木元得（元龍）、相州三浦郡本和田村住の渋谷宗庵（親は宗本、宗庵は江戸産の養子）、相州三浦郡長井住の渋谷宗碩の名が記されている。[11]

仁三郎の家に出入りしていた医者は都合一二人で、長井・小根岸の中原永斎、大久保（長井）の渋谷宗碩（渋谷隠居・渋谷老）、浦賀の渋谷宗誓と良庵、三崎の加藤亮迪、葉山の玄頌と昇仙、堀之内（葉山）の田中玄要（用）、横須賀の和田宗庵、それに文明、下山口村の堀宗本（下山金沢）、「上宮田の医者」である。かれらは大田和村の中心からおよそ半径四キロメートルの範囲におり、ほとんどが往診というかたちをとっている。支払い能力の高い家に医者が集まるのはどこでも同じである。[12]

三浦郡の『東浦賀村明細帳』によれば、一七四五（延享二）年には本道医師二人（渋谷宗哲、中島寿慶）、九七（寛政九）年には医師三人（渋谷宗哲、津田養俊、奥山左門）、九八年には医師三人（同）、一八〇〇年には医師四人（渋谷宗哲、津田養俊、奥山左門、釈立伯）、〇六（文化三）年には医師四人（渋谷宗哲、津田養俊、奥山左門、久保田元三）、一一年には医師三人（渋谷宗哲、津田養俊、刈谷文敬）、二〇（文政三）年には医師二人（渋谷宗哲、津田養俊）、三三（天保四）年には医師二人（渋谷宗哲ほか）と鍼医（佐藤長広）、六八（慶応四）年には医師二人と記載されており、また七一（明治四）年の『浦賀村明細帳』（一六六一戸）には医師一〇戸、導引・按摩九戸、取揚婆々一戸とある。そのほか一七七三（安永二）年の『桜山村（逗子市）明細帳』には医師一人、一八五四（嘉永七）の『久野谷村（同）明細帳』には眼医師一人と記載されている。[13]

一八世紀半ば以降、医薬への関心の高まりを受けて医者や売薬が増えていたが[14]、東浦賀村ではおよそ一二〇年の間、医者数は二～四人で推移し、増加をみたのは明治に入ってからのことであった。一八八九（明治二二）年刊行の内務省衛生局編『日本医籍』をみると、三浦郡の登録医者数は八六名とあり[15]、明治に入ってから急増していたことがわかる。そのうち前述の医者の子孫かと思われるのは城ヶ島村の加藤泰次郎、長井村の渋谷惇、同渋谷瑞庵の三名である。

村医には渋谷や津田のように医を世襲する家柄に生まれて医者になるケースもあれば、「中年より医を以て業とせらる。是は祖先に医を学びたる人ありて、医書薬方の類など、家に伝はれる物ありしが故」に医者となった下野国粟宮村（栃木県下都賀郡）の大橋英斎のように、医薬書が家蔵されていたことから独習して医者となるケースもある[16]。また村の有志が医者を招聘する「村方引請」のケース[17]、富裕層が子弟を京や江戸へ遊学させて医者にさせるケース[18]、さらには相模国津久井県（神奈川県相模原市）の医者中川好鷹軒《こうようけん》の「村送り状」にみるように、医者の「遺跡（跡目）」に決まって移住してくるケース[19]、病身ゆえに農作業ができないとして医業渡世や医学修業を願い出て、近在あるいは町方の医者に師事して医者となるケースなどさまざまであった[20]。

一八七五（明治八）年ごろに三崎町で開業していた五人の医者の履歴をみると、医者になるための修業期間は九～一七年（種痘医を除く）、平均一三・五年を要しており、地元あるいは江戸の医者に師事している。ちなみに、村上昌碩は長井村の渋谷宗碩に、清水皞民《こうみん》は三浦の田中玄要（用）に従学していた[21]。

(1) 宗田一『健康と病の民俗誌』二一一―三〇頁、健友館、一九八四年。
(2) 辻井善彌『幕末のスローフード』一三六―一四一頁、夢工房、二〇〇三年。
(3) 新村拓『在宅死の時代』六四―六七頁、法政大学出版局、二〇〇一年。
(4) 『続日本随筆大成』第五巻所収、吉川弘文館、一九八〇年。
(5) 『新横須賀市史』通史編近世四六二頁、横須賀市、二〇一一年。
(6) 『徳川禁令考』第二巻、巻一七「官医長」司法省、一八七八年。『浮世の有様』巻九第八(『日本庶民生活史料集成』第一一巻所収、三一書房、一九七〇年)。
(7) 『逗子市史』資料編Ⅱ一五〇頁、逗子市、一九八八年。
(8) 葉山町教育委員会『葉山町史料』一〇八九頁、葉山町、一九五八年。
(9) 『厚木市史』近世資料編六、資料一八、一九、八四号、厚木市、二〇一一年。
(10) 『相州三浦郡大田和村浅葉家文書・浜浅葉日記』横須賀史学研究会刊、一九八〇～九一年。
(11) 滋賀医科大学付属図書館所蔵「河村文庫」。ウェブ上で古文書の閲覧が可能。河村家については『滋賀医科大学古書目録』(一九八一年)に解説(友吉唯夫)があるが、古文書目録はない。海原亮『江戸時代の医学修業』四四―四七頁、吉川弘文館、二〇一四年参照。
(12) 注3同書六〇―七五頁
(13) 青山孝慈・青山京子編『相模国村明細帳集成』第一巻所収、岩田書院、二〇〇一年。
(14) 海原亮「近世後期藩領における「医療」の展開」『史学雑誌』一一二－一一、二〇〇三年。倉地克直『性と身体の近世史』二一八―二一九頁、東京大学出版会、一九九八年。
(15) 国立国会図書館デジタルコレクション。
(16) 『小山市史』史料編Ⅱ八〇六号、小山市、一九八三年。
(17) 岩本伸二「幕末期「在村医」の組織化への動向」『岡山県史研究』四、一九八二年。渡辺尚志『江戸時代の村人たち』七〇―七一頁、山川出版社、一九九七年。青木歳幸『在村蘭学の研究』第五章、思文閣出版、一九九九八年。

(18) 注17青木同書第四章。田中圭一『病いの世相史』一六〇頁、筑摩書房、二〇〇三年。

(19) 『平塚市史』第三巻資料編近世二、三〇五頁、平塚市、一九八三年。

(20) 注17岩本同論文。塚本学『地方文人』一〇八―一〇九頁、教育社、一九七七年。布施昌一『医師の歴史』一二四―一二五頁、中央公論社、一九七九年。柴田一「近世後期における在村医の修学過程」、実学資料研究会編『実学史研究』Ⅱ所収、思文閣出版、一九八五年。

(21) 内海延吉『三崎町史』上巻明治大正編四五頁、三崎町史編集委員会、一九五七年。

三　村医の生活

『浜浅葉日記』から少し脇にそれるが、医者の内情がうかがえる『柴田収蔵日記』についてみることにしよう。(1) 佐渡国宿根木《しゅくねぎ》村の旧家に生まれた柴田収蔵（一八二〇～五九）は家業の農業と魚加工業に従事しながらも地理・地図や蘭学に関心を持ち、一八三九（天保一〇）年、二〇歳のとき佐渡奉行所の地方付絵図師の勧めで江戸に遊学。その四年後の九月には医学を志して江戸行きを願い出ている。そのときの奉行および大平昌清宛に出された「奉願候口上之覚」および「一札之事」によれば（一八四三年九月五日）、収蔵は「生得身弱にて百姓業等」ができず、兼ねてから医業をしたいと心懸けていたところ、御役所詰医師肝煎《きもいり》の大平昌清の御弟子にしていただき、また今般は江戸表での医学修業を願い出たところ、江戸下谷《したや》二丁目の高田藩医で儒者の中根半仙方にて五ヶ年の修業をお認めいただいたとある。江戸へは閏九月に出立。一〇月一三日、中根先生に入門、先生宅に住むことなどについて相談している。先生宅への途上、「町にて膏薬買（う）。自ら腕を切りて血を出し、直に薬を付て癒」している者をみたと日記に記している。

一八四三（天保一四）年一一月から一二月にかけて先生の『医方大成論』（孫允賢《そんいんけん》『南北経験医方集成』を増補した『南北経験医方大成』『医書大全』の病論を集成）の講釈を聴いては復習をし、ときどき『医方大成論和語鈔』（岡本一抱、一七〇二年）、『傷寒論』、『解体新書』（前野良沢・杉田玄白ら、一七七四年）、『和蘭《オランダ》医事問答』（建部《たけべ》清庵・杉田玄白、一七九五年）などにも目を通しているが、あまり精を出して勉強している様子ではない。そのためか、四四（弘化元）年には蘭方医の伊東玄朴《げんぼく》（一八〇一～七一）の学塾象先《しょうせん》堂に移っている。四五年秋には故郷に戻って開業。当初五年の計画が二年で修業を切り上げている。医者になってからは高野長英訳の『居家備要』『産科提要』、橋本宗吉訳の『蘭科内外三法典』、箕作阮甫《みつくりげんぽ》訳の『外科必読』、堀内素堂訳の『幼々精義』などといった翻訳書を参照しながら診療に従事している。なかでも伊東玄朴訳の『医療正始』や宇田川玄真訳の『医範提綱』、そして『本草綱目』（明代の李時珍《りじちん》）、『植学啓原』（宇田川榕庵《ようあん》、一八三三年）、『依百乙（イペイ）薬性論』といった薬学・植物学書をしばしば手に取ってみている。

診療では薬をもらいにくる病家の者、膏薬の貼《は》り換えにくる患者に対応し、ときどき呼び出されて往診もしている。夕方から夜にかけて薬袋を作り、また薬研

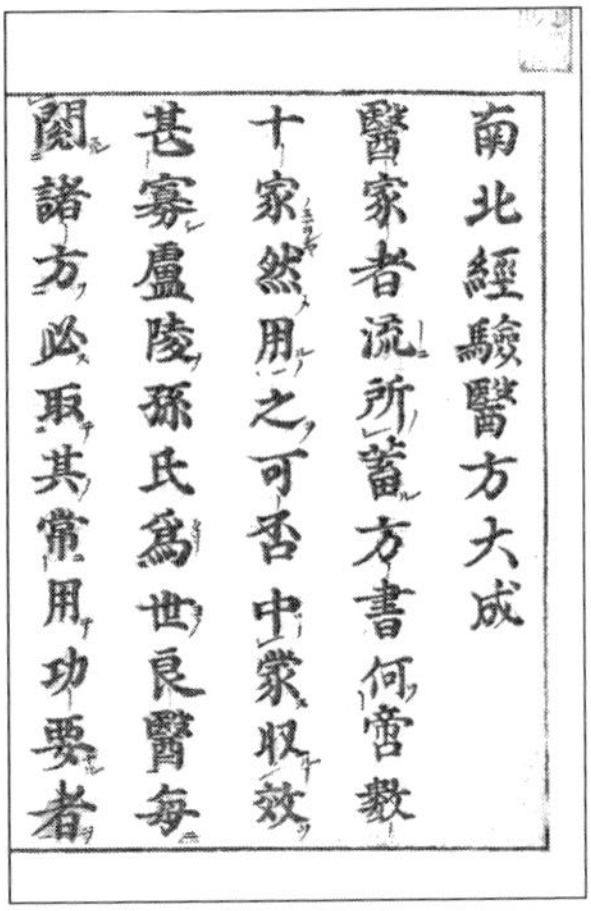
南北經驗醫方大成
醫家者流所畜方書何啻數
十家然用之可否中衆取效
甚寡盧陵孫氏為世良醫每
閲諸方必取其常用功要者

『南北経験医方大成』（著者蔵）

で薬種を刻み丸薬や膏薬の作り置きをしているが、テリアカ（風邪・消化不良・化膿・虫さされ・腹痛などに用いられる解毒薬）と健胃丸（胃腸薬）の製薬が得意であったようである。薬種は三軒の薬種問屋、すなわち沢根町の児玉茂右衛門、新町村の美濃屋、五十里《いかり》村の小沢作兵衛から仕入れているが、自分でも接骨木《にわとこ》の花（鎮痛・消炎・止血・利尿作用）、菫《すみれ》（解毒・鎮痛・抗炎症作用）、蒲公英《たんぽぽ》の根（解熱・消炎・消化・利尿作用）、烏頭《うず》の根（強心・鎮痛作用）を採りに出かけており（四八年三月〜九月ほか）、蒲公英の根は炒《い》って煎薬や膏薬にしている（同年一〇月四、八日）。また「越中薬屋」も来ていた（同年六月一〇日）。

収蔵の診療範囲は内科、外科、皮膚科、精神科、眼科、産科、性病科など広範囲にわたっており、具体的には「不寝之症」、黄疸《おうだん》、クル病、堕胎後の腐敗熱、乳房結節、風邪、外傷、腫物、陰部漏瘡《ろうそう》、歯痛、淋病、梅毒、猩紅熱《しょうこうねつ》、喘息《ぜんそく》、チフス、脳病、食傷胃痛、腹満、回虫、霍乱《かくらん》、タムシ、難産、中風、痔瘻《じろう》、産後痛、嘔吐《おうと》、眼角膜膿疱《のうほう》、潰瘍《かいよう》、腰痛、便秘、火傷のほか、さまざまな病名や症候群についての記載がみられる。なかでも多いのが風邪、消化不良、

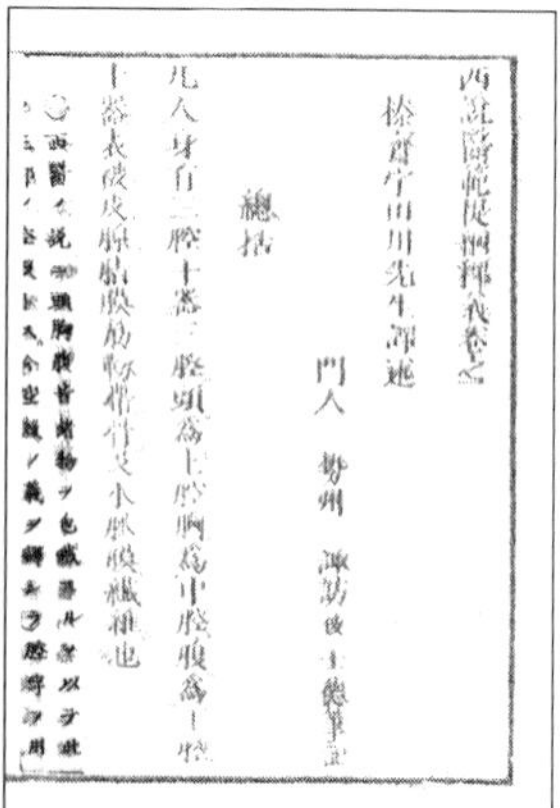

宇田川玄真訳述『西説医範提綱釈義』（著者蔵）

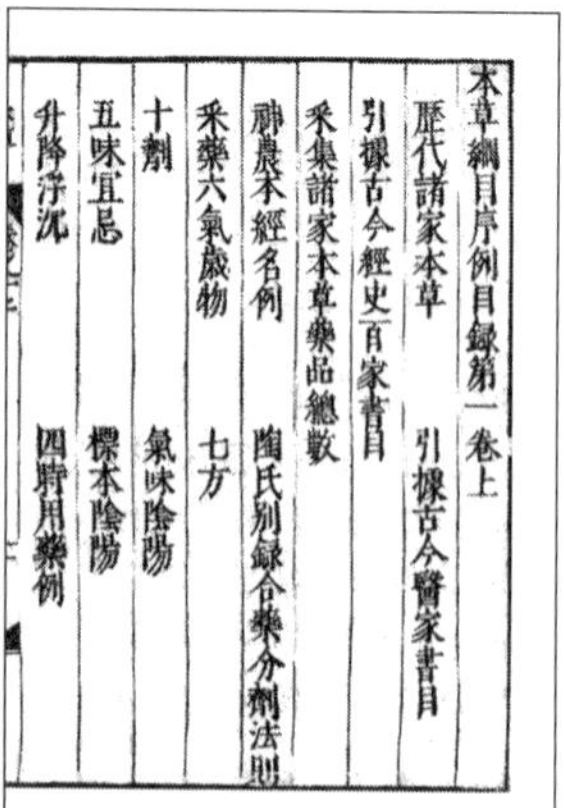

本草綱目序例目録第一　巻上
歴代諸家本草　引據古今醫家書目
引據古今經史百家書目
采集諸家本草藥品總數
神農本經名例　陶氏別録合藥分劑法則
采藥六氣歳物　七方
十劑　氣味陰陽
五味宜忌　標本陰陽
升降浮沉　四時用藥例

李時珍『本草綱目』和刻本（著者蔵）

腫物であった。腫物の処置では化膿するのを待って鍼を刺し、排膿させて膏薬を貼っている。薬礼は後日、患者が持参してくることもあるが、収蔵の妻が適宜「薬料集め」に出ており、特に年末は妻が「諸方之薬料を集（め）に出」されていた。「薬料之催促申遣（わ）す」とか、「薬料之寄方《よせかた》悪敷《あしく》」と記されていることもある（四八年一二月二四、二八、二九日）。また年末には収蔵のもとに薬種問屋の集金人が来ていた。

収蔵は酒好きであったようで、ときどき「大酔、前後忘却」、翌日「宿酔（二日酔い）」と記しているが、診療は休まない。他医と医療について論じ（四八年四月二日ほか）、兎首を得て解剖し（四月二四日）、夜はローセの『人身究理書』を読むといった日常もあれば（四月二五日）、『艶本《えんぽん》絵本枕色紙』を借りて読んでいる日もある（五月五日）。難産に際して積極的に術を施そうとする収蔵と家人とが対峙し、結局は承諾が得られず母子ともに死なせてしまったこともある（一一月四日）。「立会診」では他医と薬剤について相談し、それぞれが薬を出して治療にあたることもあった（一二月八日、五〇年一月二七日）。五〇（嘉永三）年収蔵は江戸へ出立。五六（安政三）年には幕府の洋学研究機関である蛮《ばん》（蕃）所《しょ》調所雇となり診療から遠ざかっている。

（1）田中圭一編注『柴田収蔵日記』（東洋文庫）平凡社、一九九六年。同『病の世相史』筑摩書房、二〇〇三年に解説がある。

四　浅葉家と浜浅葉家の持病と薬礼

話を『浜浅葉日記』に戻すが、日記には病名・症候群に関する記載が少ない。疝気《せんき》、風邪、麻疹《はしか》、疱瘡《ほうそう》、コレラ、眼病、ひきつけ、咳気《がいき》、疼痛《とうつう》（足・腰）、腫物、生理不順といったところが目につく程度である。いずれも農民に多い病である。[1] 下腹部から睾丸《こうがん》にかけて激痛が走る疝気は本家の兄と仁三郎の持病となっていた。兄は一八六三（文久三）年一〇月一五日、出先で持病の発作に襲われ、仁三郎の家に一泊して養生している。翌年五月九日にも妻の実家からの帰路において発症し、一二日には回復をみている。六五（元治二）年一二月一九日の発作では「橙皮油《とうひ》（健胃作用）・熊胆《ゆうたん》（熊の胆のうを陰干《かげぼ》ししたもので健胃・鎮痛作用）色々薬用ひ候」とある。著名な農書『百姓伝記』巻三には「おんじやく（温石）は重宝なるものなり。しやく（癪）の煩《わずらい》、疝気など持（ち）たる人、火にて焼（き）、布もめんにくるみ、身をあたため、やわらぐもの也」と薦めていたが、[2] かれらに温石を使用した形跡はない。

仁三郎は一八六二年三月四日、疝気の発作のため仕事を休んでいる。閏八月一五日「持病差（し）おこり大柴胡湯《さいこ》（解熱作用）」を用いる。しかし、夜に入って気分が悪くなり、本家に「チンツウエキ（鎮痛液）貰（ひ）に遣（わ）し候得共なし。トフヒユ（橙皮油）」をもらって来るが、「トフヒユならば家にもあったと記している。深夜になって「持病よろしからず、ラウタニフ、拾テキ（一〇滴）食の取湯にて用」いたところ、「即刻、気分よろしく成（り）ねむり候。尤、一粒金丹用（い）

候」とある。翌日の夕方には気分も快方に向かっている。一七日本家から「桂皮（健胃・発汗・解熱・鎮痛作用）・葛根《かっこん》湯二挺《ちょう》」が届けられ、閏八月二七日には「小根岸の医者」中原永斎に出向いて薬礼一歩二朱を渡している。本家の常備薬と医者の処方薬で回復したようである。

一八六三年二月半ばにも軽い発作を起こす。六四年七月一一日には発作のため仕事を休み、奉公人を本家へ遣わして柴胡（解熱・解毒・鎮痛・消炎作用）をもらって来させ、大柴胡（湯）にして服用したとある。翌日には快方に向かう。二〇日本家の兄が「長井（小根岸）の医者」中原永斎を仁三郎のところへ遣わし、「見（診）てもらい候処、格別の事も無（し）」との診断であった。仁三郎は中原に鰹《かつお》三本を持たせて帰らせている。その夜、本家の奉公人が中原のもとへ薬を取りに行き、仁三郎のもとへ届けている。六八（慶応四）年二月六日持病のため仕事を休み、一四日には快方に向かう。疝気はおよそ数日から一〇日ほどで回復する病であったようである。

疝気の治療において往診があったのは一回だけである。疝気につきものの腰痛には主に鍼医が対応していた。鍼治療は通常、疲労や加齢にともなう慢性的な疾患に用いられている。仁三郎の家に出入りしていた鍼医として、四五（弘化二）年四月から四八年一二月までは長井（横須賀市）の存誠一であった。謝礼は銭三〇〇文（およそ三四〇〇円）と茶一袋、あるいは金五

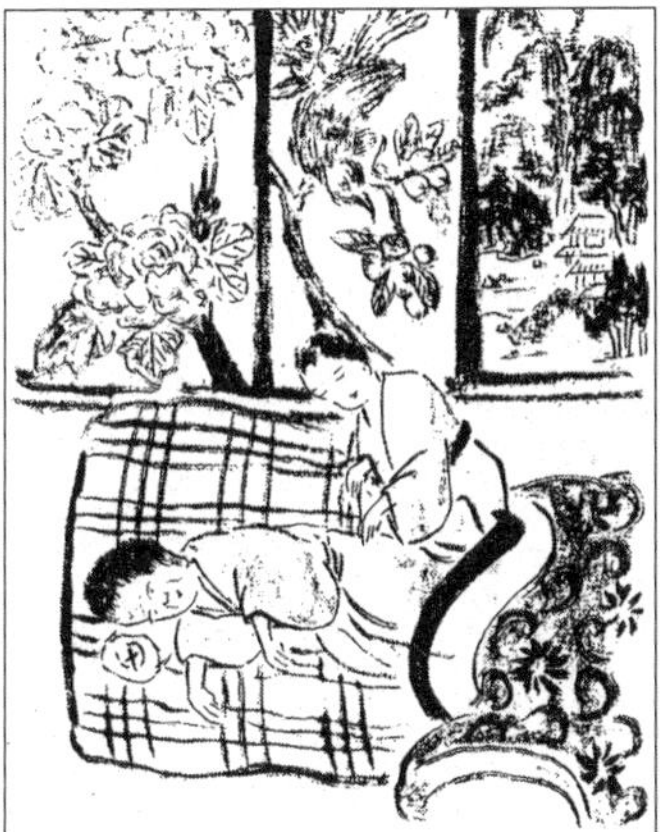

按摩が鍼を打つ
（『勝又半次郎絵日記』より）

〇疋（およそ五六〇〇円）であった。五四（安政元）年一一月から五五年三月までは鎌倉の祐志（子）で、かれは目が不自由なことから駕籠《かご》で訪れている。駕籠代は一歩（およそ一万一二五〇円）、酒手《さかて》は一〇〇文であった。同時期、存誠一も来ている。施療代は一回につき一朱（およそ二八〇〇円）の計算で二歩二朱（およそ二万八〇〇〇円）、手引きの者には一回につき一〇〇文の計算で一朱が渡されていた（五四年一二月二六日）。

疝気では処方薬と鍼治療のほか、備薬（おそらくは事前に医者が調剤しておいたもの）や合薬屋で購入した薬、そして仁三郎自ら調剤した薬などが用いられていた。そのなかで注目されるのは一粒金丹である。宗田一によれば、同薬は津軽藩の家伝薬で江戸の山崎屋利左衛門（神田）、長崎屋平衛門（常盤橋御門前本町）、万屋徳兵衛（小石川春町）でも売られ、阿片（津軽産）やオットセイ（津軽や松前で捕獲）を含む九種類の薬物によって調剤されていたという[3]。仁三郎は一八六〇（万延元）年閏三月四日、三ヶ浦（葉山町堀内）の薬屋である紺屋から一粒金丹九粒を三〇〇文にて購入。また同月二八日江戸日本橋米庄（米屋庄左衛門）のおゑひが仁三郎の家に来た際に（おゑひは九月二一日に出産した娘を連れて帰村）、江戸において同薬の購入を持ちかけ前金一歩一朱を渡している。同薬が届けられたのは四月一四日のことであった。

一粒金丹については金沢の家柄町人（加賀藩前田家より特権的知遇を与えられた町人大名）でも売られていた。前田家伝来の紫雪、烏犀《うさい》円、耆婆《ぎば》万病円を取り扱っていた薬種商宮作屋の第九代亀田純蔵の諸用日記『亀田氏旧記』には、一七七七（安永六）年一〇月、津軽弘前の御医師藤田元伯より一粒金丹の取次（委託）販売を依頼された際、取引条件について交わした書簡、そして売れ行き状況を報告した書簡が収められている。たとえば、七八年八月、藤田元伯宛の書簡をみると、前田家伝来の三種の薬は、ご承知のように『太平恵民和剤局方』に収載されている薬であるが、調剤がきわめてむつかしいうえに「薬製並（びに）秘伝之薬器共」が多く、そのためなかなか局方に定められている処方通りにはいかない。口伝によって調剤しているが、近来は中国からの船便が途絶えて、薬の入手が困難となっている。しかし、当家では長崎において入手に努めており、また貯えもあるので合薬に支障をきたすことはないとある。[4]

仁三郎は一八六〇年一一月一七日、三崎（三浦市）の中屋舗にいた孝三郎（仁三郎の実弟）からオットセイの塩漬けを入手しているが、一粒金丹の製薬とは関係がなく、補腎薬（強壮薬）として服用したものと思われる。蘭薬と思われるラウタニフについてはよくわからないが、同年麻疹が流行した際、幕府が頒布した予防方の第九方に「初感の時、直ちに服用すべき簡易の方法は、ラウタニユムリゲイギウム三十滴、ホーマン鎮痛液十五滴（下略）」とあるから、ラウタニユムリゲイギウム（シデナム阿片液）のことかと思われる。[5] 六二年八月二六日、仁三郎は病気のおこよにラウタニフを与えている。

仁三郎の浜浅葉家では、年間の薬礼がどのくらいになるのか。臨時の謝礼もあるので正確なところはわからないが、たとえば、一八五四（安政元）年の暮に中原永斎に支払った薬礼は二両二歩、五五年

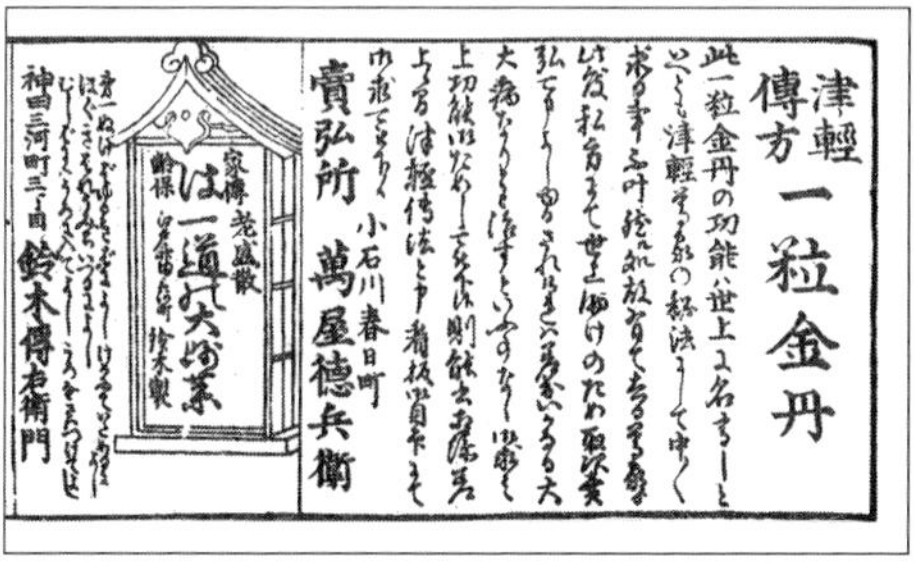

売薬の広告（『江戸買物独案内』）

の盆は二両、合わせて四両二歩（およそ二〇万二五〇〇円）となる。五六年の盆には田中玄要に二両一歩、暮に二両三歩、合わせて五両（およそ二三万五〇〇〇円）。同じく田中玄要に対し五七年の盆に二両、五八年の暮に二両、合わせて四両（およそ一八万円）。六五（慶応元）年の盆には中原永斎に一歩二朱と二〇〇文、渋谷宗碩に一両二歩、暮には渋谷に二歩、合わせて二両一歩二朱と二〇〇文（およそ一〇万三五〇〇円）となっている。

ちなみに、一八五二（嘉永五）年時の浜浅葉家の家計費における支出はおよそ五〇両であるから、医者への薬礼を四、五両、薬屋への支払いを一両一歩（詳細は第六節）とすれば、支出総額に占める医薬費（祈療・鍼灸・按摩・湯治などにかかわる費用は含まない）の割合は一二～一三％ということになる。これはかなりの支出である。

参考までに七〇年ほどのちのことになるが、満州事変の起きた一九三一（昭和六）年から三四年にかけて農林省が実施した「農家経済調査」によれば、一戸あたりの家計費に占める医薬費の割合は小作農で三・九％（一八・三三円）、自小作農で四・四％（二四・五七円）、自作農で四・九％（三〇・二三円）とある。収入の多い農家ほど医薬費の支出が多い。また医療費に占める医者への支払額の割合は小作農で五九・二％、自小作農で六二・一％、自作農で六二・四％とあって、収入の多い農家ほど医師への支払額が多く、その金額は小作農で一人あたり一・七二円、自小作農で二・四四円、自作農で二・九八円となっている。同じく医療費に占める売薬購入額の割合についてみると、小作農で二二・五％、自小作農で一八・七％、自作農で一三・七％となっており、経済力の低い農家ほど売薬に依存していた様子が知られる(6)。受診すれば手持ちの現金がすぐに必要となるが、売薬（配置薬）であれば支払いの先延ばしができるためであった。

(1) 青木歳幸『在村蘭学の研究』思文閣出版、一九九八年。
(2) 古島敏雄校注『百姓伝記』岩波書店、二〇〇一年。
(3) 宗田一『日本の名薬』八六―九一頁、八坂書房、一九八一年。
(4) 原田伴彦ほか編『日本都市生活史料集成』第五巻所収、学習研究社、一九七六年。
(5)『東京市史稿』救済篇第四、五七四―五七五頁、東京市役所、一九二二年。
(6) 清水玄『国民健康保険法』二〇―二一頁、羽田書房、一九三八年。黒川泰一『保健政策と産業組合』二一一―二一三頁、三笠書房、一九三九年。

五　名主らが所蔵していた医薬書

浜浅葉の仁三郎は本家から『字引』『日本史』(一八五六年一〇月、五七年六月)を、「小根岸の医者」と呼ばれた渋谷隠居から新井白石の『折りたく柴の記』や青表紙(儒教の経書)をそれぞれ借り(六七年九月)、また鎌倉の日野屋平兵衛から字書の『増続玉篇大全』(毛利貞斎編『増続大広益会玉篇』)を五一文にて購入(五七年三月)、光泉寺の行者から『南紀往生伝』を贈られている(五八年一一月)。他方で、仁三郎は手持ちの心学書を貸し出し(五五年八月)、菩提寺の武之寺には貝原益軒の『養生訓』(六六年三月)を、御前様には『東海道名所記』(七三年三月)をそれぞれ貸し出し、書名不明であるが三崎の儒者と思われる者(五六年六月)や行者(五七年閏五月)にも蔵書を貸し出していた。本好きというほどではないが、相応の蔵書があったようである。

仁三郎はこれまでみてきたように医薬に関心を持っていたが、所蔵が知られる医薬書は『養生訓』のみである。「庸医の備へて益ある事を記されたり」といわれた加藤謙斎の初学者向け医方書『医療手引草』も[1]（『剪燈随筆』巻二）、中神琴渓が『生生堂雑記』（一七九九年）巻上において、「今の世、素人も衆方規矩《しゅうほうきく》（一六三六年、曲直瀬道三《まなせどうさん》の著で曲直瀬玄朔《げんさく》が増補した簡便な疾患別の処方集）、重宝《ちょうほう》記（簡潔便利な家庭医学百科全書）等を読（み）覚へて居る故に、活用を知らずして規則にて療治をする医とさまで異る事なし」と述べていた大衆向けの医書も[2]、『浜浅葉日記』にはみられない。仁三郎が加わっていた本の貸借ネットワークのなかを行き交っていたのは、儒書、心学書、実用書、教養書の類であった。

仁三郎と同じような立場にあった河内国志紀郡柏原村（大阪府柏原市）の三田《さんた》家の蔵書目録をみると、多くの教養書、文芸書、仏書、字引類のほか二四部の医薬書、たとえば『千金方』や元代の『医方大成論』、和書では『延寿撮要』（曲直瀬玄朔）、『病因指南』（岡本一抱）、『頤生輯要《いせいしゅうよう》』（貝原益軒）、『養生訓』（同）、『婦人ことふき草』（香月牛山）、『老人必用養草』（同）、『小児養草』（同）、『いなこ草』（稲垣恒軒）などのほか、『救民妙薬集』や『普救類方』、さらには『医道重宝記』『医道日用綱目（医道日用重宝記）』『鍼灸重宝記』『薬性重宝記』『薬性名寄帳』といった実用的な家庭医学書がみられる。[3]

摂津国川辺郡伊丹（兵庫県伊丹市）の酒造家で、伊丹の郷町村の町政を担っていた惣宿老[4]（一一ヶ村の庄屋を束ねて政務を執る職）の家筋にあたる八尾八左衛門は医者や薬屋とも幅広く交際し、自らも地黄（補血・強壮作用）や巨勝子（黒胡麻）を多用した製薬にも従事していたが、かれの『八尾八左衛門日記』をみると『東医宝鑑』（一六一三年、朝鮮の許浚《きょしゅん》）、『大和本草』（一七〇九年、貝原益軒）、『本朝食鑑』（一六九七年、人見必大）、『類経』（明代の張介賓《ちょうかいひん》）、『正伝或問《しょうでんわくもん》』（岡本一抱の『医学正伝或問諺解《げんかい》』のことか）、『医学弁解』（宇治田雲庵の『医学弁害』のことか）、『薬籠《やくろう》本草』（一七三四年、香月牛山）といった医薬書を読んでいたことが知られる。(5) 一七三三（享保一八）年四月六日の日記には「医者衆発起に付、今日七つ時より隔日に正伝或問講談初也」とあって、ふだんから医者衆七、八人が集まる会合に出向いて医薬書の評釈講義に出席するなど、医薬知識の吸収にも熱心であった。(6)

医者の加藤玄悦は日記『我衣《わがころも》』において、一五二八（大永八）年、和泉国の医者阿佐井野宗端《あさいのそうずい》が『医書大全』を活字にて刊行してから一八一六（文化一三）年までの間に、「追々活字の医書板行す。寛永六（一六二九）年の比《ころ》より扁板鏤刻《るこく》の医書　頗《すこぶる》多くなれり」と医書出版の盛況ぶりを伝えているが(7)（巻一二）、それは増えつづける医者のためだけでなく、医薬への依存を高めていた庶民の間でも、医書に対する需要が高まっていたためであった。

では、数ある医書のなかから何を選んで読めばよいのであろうか。その点について貝原益軒の『養生訓』は『内経《だいけい》（黄帝内経素問・霊樞）』『本草』『千金方』を第一に挙げ、ついで隋代から明代にかけて著された『金匱《きんき》要略（『傷寒論』の雑病部）』『病源候論』『三因方』『和剤局方』『丹渓《たんけい》心法』『医書大全』『医学正伝』『医学入門』を薦めていた（巻六）。医者の橘南谿《なんけい》が必須の書として医者に薦めていたのは「内経、本草、傷寒論の三部」で、これらは生涯読むべき書であるという。そして、余財があれば『千金方』を持つべきで、処方を知るのに便利な書であると解説し、「手近くは方彙《ほうい》（甲賀通元・望月三英の処方集である『古今方彙』）、古方選（小野常建の処方集）の二部」を所蔵するとよい。「温疫論（呉有性の医論書）の一書は傷寒論の外伝ともいふ」べきもので、張仲景の会意したところが多く、そのほか「古今の医書、汗牛充棟《かんぎゅうじゅうとう》かぞへ尽すべからず。大かたは古今の抜書の如きもの」と概説している[8]（『北窓瑣談』巻三）。

名主で国学者の宮負定雄《みやおいやすお》（一七九七〜一八五八）は、「療治は医者の持前なれども、人として心得なきは不覚なり」といい、その心得のために読むべきは『傷寒論』『金匱要略』は言うまでもない。たとえ農人・商人であっても『肘後方《ちゅうごほう》』（葛洪《かっこう》撰・陶弘景増補・香川修徳訂の『重訂肘後百一方』のことか）は読むべきである。そのほか水戸の大君が命じて作らせた『救民妙薬集』（宮負が紹介する湯火傷の治療法のなかでも引用）、幕命により著された『広恵済急方《こうけいさいきゅうほう》』、そして「何も止事《やんごと》なき書にして直（値）も安く田舎農商の家にも必（ず）なくては叶はぬ書」である香川修徳の『医術家伝集』、劉鑑洞子《りゅうかんどうし》の『備急鈐方《けんぽう》』を薦めている[9]（『民家要術』上巻第一、下巻第一二）。

宮負定雄が推奨していた『救民妙薬集』は水戸光圀《みつくに》（一六二八〜一七〇〇）の命を受けて、藩医の穂積甫庵《ほづみほあん》が一六九三（元禄六）年に撰述したものである。序文には「大君予に命ずらく、山野・貧賤の地には医もなく薬もなし。下民、病みて臥す時は、自ら治するを待ち、治せざる者は或は死し、或は廃人となる。是皆、非命なり。求め易き単方を集めて是にあたへ、是を救へと。予、謹んで命を承つて、其の病、其の処に求め易き薬方三九七方」を編したとあり、紀州藩では同書を板行して大庄屋

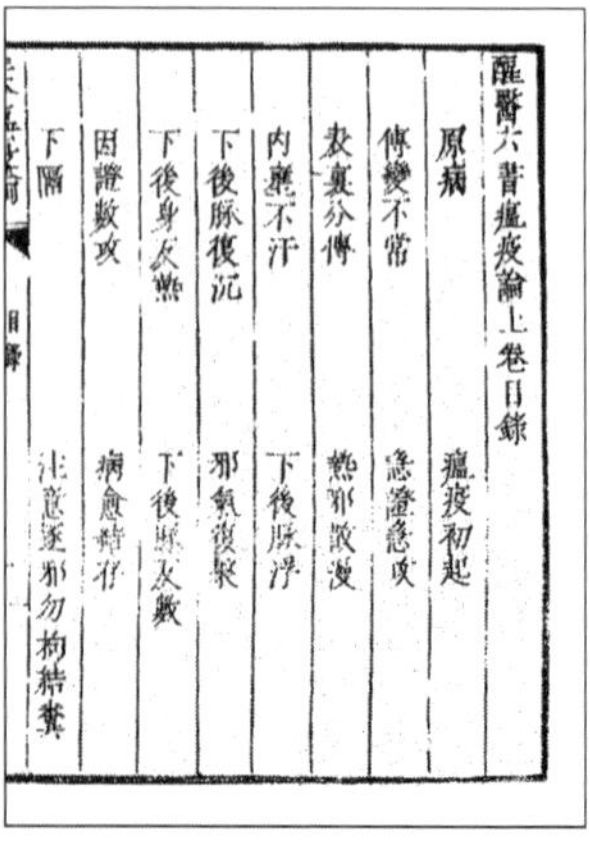
醒醫六書瘟疫論上卷目錄
原病　瘟疫初起
傳變不常　急證急攻
表裏分傳　熱邪散漫
内壅不汗　下後脉浮
下後脉復沉　邪氣復聚
下後身反熱　下後脉反數
因證數攻　病愈結存
下隔　注意逐邪勿拘結糞

『温疫論』（著者蔵）

に配布し、疫病流行時には同書を用いて対処させていたという。[10] およそ一〇〇年後には同書の増補版も出版されている。

『広恵済急方』は将軍家治（一七三七〜八六）の命によって奥医師の多紀元徳《たきもとのり》が一七八七（天明七）年、辺境にある卑賤の者のために救急に役立つ薬方をとりまとめたもので、九〇（寛政二）年には将軍家斉（一七七三〜一八四一）が多紀氏の家塾躋寿館《せいじゅかん》（のちの医学館）から同書を出版させ諸国に頒布させている。

『救民妙薬集』と『広恵済急方』の中間に、宮負定雄が言及しなかった『普救類方』がある。将軍吉宗（一六八四〜一七五一）の命によって番医師林良適と小普請《こぶしん》医師丹羽正伯が撰述し、一七二九（享保一四）年に刊行されている。これも医薬に乏しい地に住む民を救うために著された簡便な処方集であり、飢饉・時疫流行の際に幕府が板行頒布した薬法書や御触書にも引載されている。三〇年正月の京の町触をみると、板行を仰せつけられた『普救類方』は「書物問屋より諸国へ売弘（め）候間、御料・私領共に其国々へ御代官より向寄（り）次第、村々へ悉く行届、百姓町人共承知之上、望之ものは買取（り）候様に触（れ）知（らせ）……代銀は一部に付銀九匁八分宛に売渡し候」はずとある。[11] すなわち、同書は江戸の七大書物問屋に命じて諸国に売り弘めさせるとともに、大名や代官からも村々へ令達して周知させ、

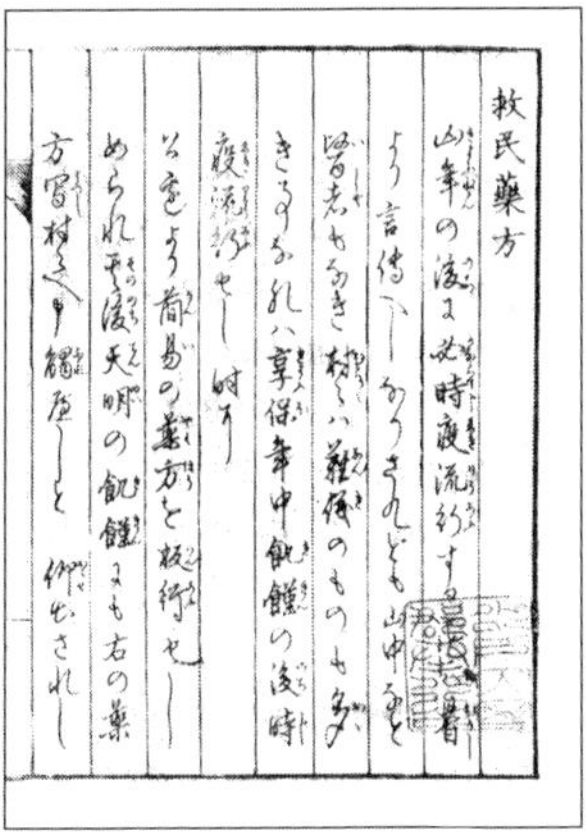

望月三英・丹羽正伯『救民薬方』
（著者蔵）

購入希望者には銀九匁八分（およそ一万二二五〇円）にて販売させるとしている。

一七三〇年二月の「普救類方之儀に付、武士方へ相達候書付」（『享保撰要類集』第五「新規物並び書物類之部」）にも、「病薬を委細に認《したた》（め）候普救類方と申（す）書物十二冊」が板行となり、一部につき九匁八分にて書物問屋並びに小売の者にて売り出す手はずとなっていたところ、[12]同年六月の京の町触によれば、先達《せんだつ》て『普救類方』を書物屋より売り出したところ、「小売せり商人共」がまちまちの値段で売り出し混乱が生じたため、あらためて一部につき九匁八分と定めて売り出すことにしたと触れている。[13]翌年六月、江戸では通新石町利助店の町医快翁なる者が、深川千田新田に借地（惣地坪六百六十坪ほど）して薬屋を開き、「普救類方諸薬調合所」という看板を掲げて営業をはじめている。快翁がいうには、書物名を看板に記して売薬すれば諸人のためになるからとのことであった（『享保撰要類集』第五「薬種問屋一件之事」）。

『普救類方』の編纂と同じ時期に『太平恵民和剤局方』の校訂もはじまっている。同書は宋代の国定処方集で、日本に合薬ブームを巻き起こし売薬商人を生むきっかけとなった医薬書である。吉宗は幕医の今大路親顕《いまおおじちかあき》（道三）、細川桃庵《とうあん》、望月三英、丹羽正伯らに同書の校合翻刻を命じて一七三二年に出版させたが、同年正月の「和剤局方板行之儀に付申上候書付」（『享保撰要類集』第五「新規物並び書物類之部」）によれば、同書を板行し世上に売り出すことを願う書物屋に対し、少しでも低い値段で請負う者に許可する旨を伝えたところ、四軒の書物屋が応募してきた。書物屋は同書（一二冊）一部を一〇匁八分（およそ一万三五〇〇円）にて売り出したいとして写本の拝借を申し出たのであったが、一〇月になると書物屋は前述の値段で板行を仰せつかったものの、紙価が殊の外、高値となったため一五匁に値上げしたいと願い出ている。奉行所が調べたところ、昨春は紙千枚につき五匁三分であったものが、今では書物一部につき四割ほどの高値となっていることが判明し、値上げを認可したとある。

なお、この出版以前に幕医の細川桃庵は吉宗の命を受けて『東医宝鑑』に訓点を付しており、その『訂正東医宝鑑』を養子の細川元信が将軍に献上していた(14)（一七二四年）。一七三〇年三月同書は販売されることになったが(15)、同年四月の京の町触によると、先年『東医宝鑑』二五冊の板行を仰せつけられて販売するに至ったが、このたび値段を下げて上本一部につき七八匁（およそ九万七五〇〇円）、次本一部につき六〇匁（およそ七万五〇〇〇円）にて売り渡すことになったとある(16)。大部で値段も高く、売れ行きが悪かったようである。『東医宝鑑』（一六一三年）は許浚らが宋・明代の医学や道教の養生論を取り入れて朝鮮独自の医方を取りまとめたもので、一八年には対馬藩から将軍吉宗に献上されている。吉宗はこれを座右の書として重用し、同書をもとに同年対馬藩に朝鮮国産の薬材調査を命じていた(17)。

民間においても一七世紀末ごろから医薬に関する一般向けの『重宝記』や中国の医薬書を平明に解釈した『医学諺解《げんかい》』などが出版されている(18)。『重宝記』のひとつ『医道日用綱目』（一六九二年）の序文には「片郷の庸医あるひは医道に志ある俗家」のために本書を著したとある(19)。これら『重宝記』『救民妙薬集』『普救類方』などを名主らが購入し、自分や家族、さらには村人の医療需要に応えようとしていたのであった。

(1)『随筆百花苑』第六巻所収、中央公論社、一九八三年。
(2)大塚敬節ほか編『近世漢方医学書集成』第一七巻『中神琴渓』所収、名著出版、一九七九年。
(3)横山俊夫編『貝原益軒』第一一章「益軒本の読者」(横田冬彦)、平凡社、一九九五年。
(4)『伊丹市史』第二巻一三一―一三五頁、伊丹市、一九六九年。
(5)原田伴彦ほか編『日本都市生活史料集成』第一〇巻所収、学習研究社、一九七六年。
(6)近世の村医者の蔵書を紹介しているものに橘川俊忠「近世村医者の本箱――大網白里町富塚家の場合」『歴史と民俗』七、一九九一年。菅野則子『江戸の村医者』新日本出版社、二〇〇三年などがある。
(7)森銑三ほか編『日本庶民生活史料集成』第一五巻所収、三一書房、一九七一年。
(8)『日本随筆大成』第二期第一五巻所収、吉川弘文館、一九七四年。
(9)小野武雄編『近世地方経済史料』第五巻所収、近世地方経済史料刊行会、一九三二年。
(10)『尾鷲市史』上巻四一五頁、尾鷲市役所、一九六九年。
(11)京都町触研究会編『京都町触集成』第二巻、岩波書店、一九八三年。
(12)南和男編『享保撰要類集』野上出版、一九八五年。
(13)注11同。
(14)田代和生『江戸時代朝鮮薬材調査の研究』二八一頁、慶應義塾大学出版会、一九九九年。
(15)『東京市史稿』産業篇第一三、東京市役所、一九二二年。
(16)注11同。
(17)注14同書六二―六六頁。
(18)長友千代治『江戸時代の書物と読書』二二一頁、東京堂出版、二〇〇一年。
(19)長友千代治編『重宝記資料集成』第二三巻所収、臨川書店、二〇〇六年。

六　売薬と医者が処方する薬との使い分け

後世になるにしたがって医者は増え、命名される病名・症候群も増える。症状の現れ方で命名され分類されていた病名にも、体系化された理論にもとづいた病因別の分類あるいは症候群に対応した薬方別の分類も現れて、病人が細分化されていくことになる。そのことに近世中後期の武陽隠士は気づいていた。かれの『世事見聞録』（一八一六年）巻三「医業の事」には次のように記されている。すなわち、当世では貧者も富者も病みがちで、富者は「安逸《あんいつ》懦弱《だじゃく》に暮し、常に美味に飽き、淫酒に度を過」ごし、貧者は「寒風に犯され、炎暑に焦《や》（か）れ、或は日夜朝暮の心労」に疲れて、それぞれに病を生じさせている。貧者は富者に比べて病の数も多いが、貧者は存分に薬を飲むこともできない。それに対し富者はちょっとしたことでも服薬し、あるいは「楽薬・慰薬などといふて、栄耀にも薬を用」いており、医者も富者に対しては「喜ひて種々にいひ成して（もっともらしくいって）薬を与」えている。むかし大同年間（八〇六～八一〇）のころは「病の数少く、薬師《くすし》も漸《ようや》（く）二八方なりと云（う）。後世に成（る）に随ひ疾病も増し薬法も増し、医者も増し、病人も増」している。

武陽隠士はさらにつづけて、奢侈《しゃし》と利欲が盛んになるにつれて病人も多くなっている。「医者も多く成（り）、廃人も多く出来《しゅったい》、種々の売薬も多く出来」している。医者が多くなるにしたがって、「医業の渡世」はむつかしくなり、医者はいよいよ軽薄さを増してくる。「療治を争ひ、或は売薬を競ひ」、そのうえ「山医者」などといえるものまで現れて、のちのち「病者の身の害」となる。かれらは「厭《いと》はす眼前即功（効）の奇薬を与へ、或は禁穴（鍼灸を慎む経穴）をも構《かま》はすして灸を点」じ、一時の験気（元気）を回復させている。一方、貧者はたくさんの薬を飲むことができず、ゆっくりと保養しているわけにもいかない。将来のことはともかく、今日だけでも心が休まればよいとして、後には毒となるべき薬をも用いている。「当世、山医者、売薬人多く出来（し）て、世を費し、又天命を縮（め）るもの多し」と。[1]

『世事見聞録』が書かれた年に生まれた浜浅葉の仁三郎の生涯は比較的恵まれていたとはいえ、兄や妻が病弱なこともあって医薬から離れられない。家には多くの医者が出入りし、薬屋から生薬《しょうやく》や合《あわせ》薬《ぐすり》（既製薬）を買うことも少なくない。自家製薬と売薬、そして医者が病人を診て処方する薬との間においてそれぞれがいかに使い分けられていたのか、日記の年次にしたがってみていくことにしよう。

まず一八四八（嘉永元）年一一月三日、仁三郎は薬を買うために小田原へ出かけている。その日は大磯宿（中郡大磯町）の大江屋に泊まり、四日は早朝に出立して小田原の外郎《ういろう》屋に行き、著名な透《とん》頂香《ちんこう》ではなく五香湯（生理不順の薬か）を購入。帰路は藤沢宿の蔦屋《つたや》に泊まって五日に帰宅している。泊りがけの買い出しをしていることからも、仁三郎の薬に対する執心のほどが知られる。

一八五〇年三月一日、芦名（横須賀市）の薬屋であるゑびす屋へ奉公人を遣わして薬を購入させ、二八日にも林村（横須賀市）へ薬を買いに行かせている。四月三日、栄林寺隠居の頼みを受けて三ケ浦（三浦郡葉山町堀内）の妻の実家に薬の購入を依頼する（代二朱、およそ五六〇〇〇円）。六月二五日、知人を介して芦名のゑびす屋で薬を購入（代二〇〇文、およそ二三〇〇〇円）。八月二三日には鎌倉の龍峰庵へ薬を買いに出かけている。

一八五一年二月二八日、仁三郎は病のため仕事を休み、夕方になってから芦名へ薬を買いに行かせる（代一一九文）。三月五日にも同薬屋でサフラン六匁五分（およそ二四・四グラム）を購入（代二歩、およそ二万二五〇〇円）。一〇日には八幡内川（横須賀市）の薬屋村田文右衛門へ「風之薬」を買いに行かせ（代六四文）、翌日にも八幡で薬を買わせている。だが、売薬では治りが悪かったものとみえ、一三日になって「小根岸の医者」中原永斎のもとへ薬を取り行かせている。往診を受けたのちのことであろう。薬屋の売薬は手軽に利用できる便利さがあったが、仁三郎は医者の処方薬ほどには効かないと考えていたようである。八月四日、仁三郎の妻ちせに腫物ができたため、下宮田（三浦市）の薬屋まで奉公人を遣わし洗薬と膏薬を買わせている（代二〇〇文）。

一八五四（安政元）年閏七月一九日、江戸へ

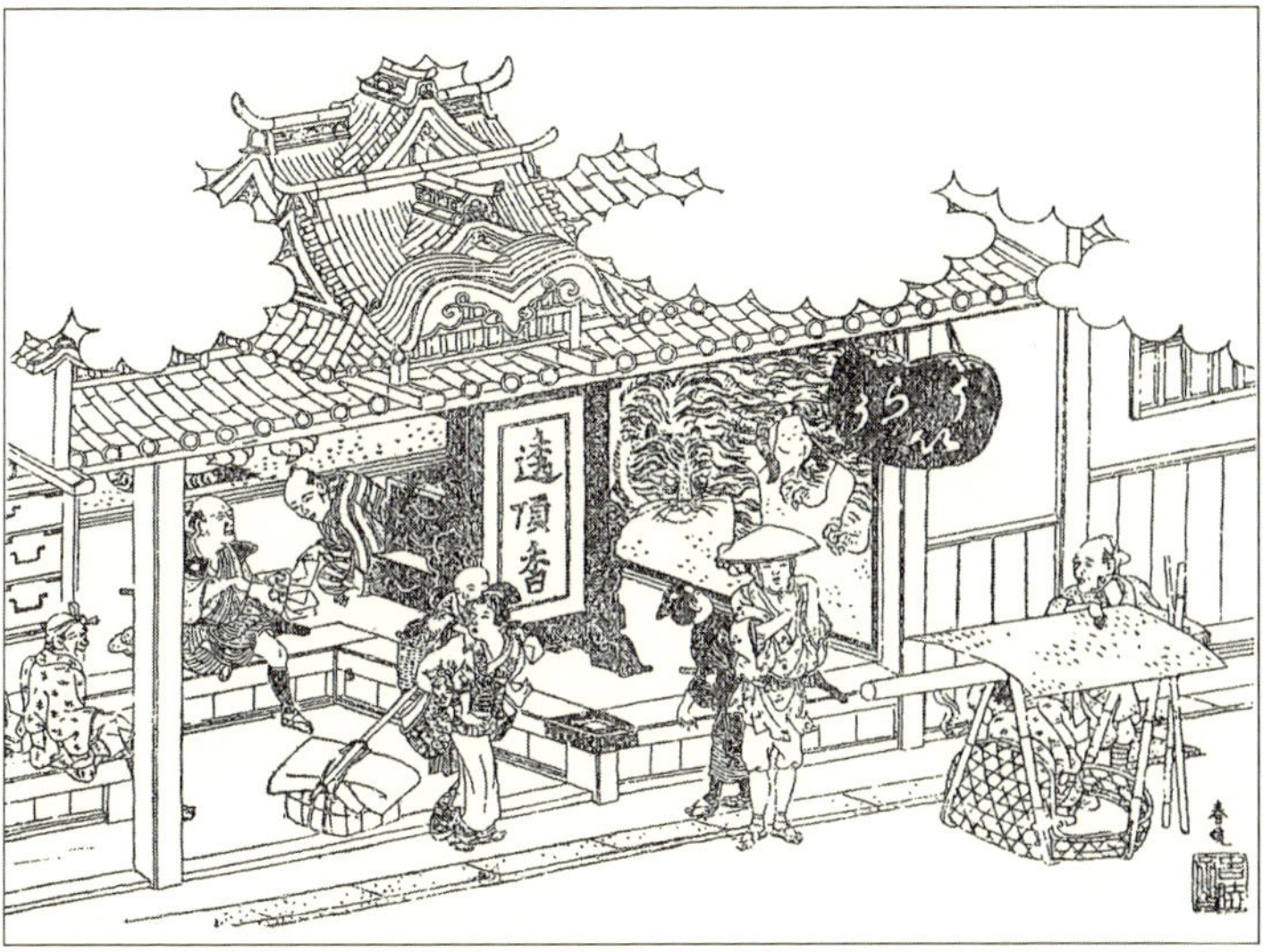
小田原，外郎本舗（『東海道名所図会』）

出かける新家の九兵衛に「王光散と申（す）薬」の購入を依頼し金一朱を渡す。薬は八月六日に到来。九月一一日の「支出の覚」には薬代五六文と記帳されている。一五日、芦名のゑびす屋へサフラン代一朱、一七日にもゑびす屋へサフラン代二朱を支払う。通経作用をもつサフランの購入が多い。二四日と二六日の「支出の覚」に実母《じつぼ》散（産前産後・生理不順の薬）代一一六文、同薬五六文と記帳。一二月一〇日、芦名のゑびす屋で売薬を購入（代八〇文）。二〇日の「支出の覚」に実母散五六文と記帳。

一八五五年五月一七日、村内の本住寺（日蓮宗）の小僧が芍薬《しゃくやく》（整腸作用）二品と千日草・川骨《せんこつ》（利尿・鎮静・発汗作用）を持参したので、返礼に半紙三帖を遣わす。二八日、本家に売薬の購入を依頼していたのであろうか、養気円の代二朱（およそ五六〇〇円）を本家に届けている。八月二七日、芦名のゑびす屋へ金二朱と五八文（およそ六三〇〇円）を支払う。翌日、妻の実家への見舞品として食品と粉薬を贈る。九月二二日、芦名のゑびす屋で薬種を購入。内訳は釣藤鉤《ちょうとうこう》（鎮痙作用）五匁（代一分八厘）、茯苓《ぶくりょう》（利尿作用）五匁（代六厘）、唐白木五匁（代六分五厘）、柴胡《さいこ》（解熱・鎮痛・消炎作用）五匁（代一分）、赤芍薬五匁（代一分二厘）、当帰《とうき》（鎮痛・鎮静・強壮作用）四匁（代一分二厘）、川芎《せんきゅう》（補血・鎮痛作用）三匁（代八厘）、羚羊角《れいようかく》（鎮静・解熱・抗炎症作用）三匁（代銀四匁、およそ三〇〇〇円）、唐甘草《からかんぞう》（鎮痛・鎮痙作用）二匁五分（代六分）、〆て五匁九分一厘の支払いとある。一二月一二日、仁三郎は風邪のため奉公人を芦名へ行かせ薬を買わせている（代二六二文）。医者に診てもらうほどではないと思ったのであろう。

一八五六年二月一五日、実母散代二二四文を庄兵衛へ支払う。一六日には「通り風」の薬代一二四文を支払い、芦名のゑびす屋にはサフラン代二朱を支払っている。八月二四日、浦賀で買物。当時の東浦賀や西浦賀は廻船問屋が四二軒も立ち並ぶ繁華街であったが、(2)そこにおいて羊羹《ようかん》（代二〇〇文）、梨（二〇〇文）、蓮根（一〇〇文）、味醂《みりん》一升（二八〇文）、豆腐（五七文）、酢（一二文）などのほか、薬三品（七二文）を購入している。二八日「米値段高値（に）成（り）候よし、買人多く参り候」とある。一一月一七日、鎌倉の日野屋平兵衛が来たので「古血の薬」を依頼し前金二朱を預ける。二八日、同薬を三ヶ浦の者が持参。その日に一〇両（およそ四五万円）を渡す。大量に購入したのか、それとも貴薬なのかわからない。

曲直瀬道三《まなせどうさん》の『切紙《きりがみ》』のひとつ「（医則）五十七ヶ条」では「庸医悉く貴薬を重んじ、賤味を軽んず。当流は然らず。病に中《あた》るを以て之を貴しとし、病に中らざるを以て之を賤《いや》しむ」といい、(3)医者の斎藤親《ちか》盛《もり》は仮名草子『可笑記』（一六三六年）において「直（値）のたかき薬をばよき薬とおもひ、下直なる薬をばわるき薬と心得申され候。夫《それ》薬と云（う）物は、ねの高下によらず、病に用て其病を治する所をよき薬とす。異国の名医みなこの心得なり」と述べ(4)（巻四）、さらに医者の片倉鶴陵《かくりょう》も『青嚢瑣探《せいのうさたん》』上巻「人参生姜《しょうが》」にて同趣旨のことを論じていたが、(5)近世の薬種市場には人参も含めて、高値の薬を良薬と考える思い込みがみられる。

一八五六年一二月二七日、公郷《くごう》村（横須賀市）の田戸《たど》平作屋で買物し、薬代二五一文を受領とある。翌年一月一八日、芦名のゑびす屋

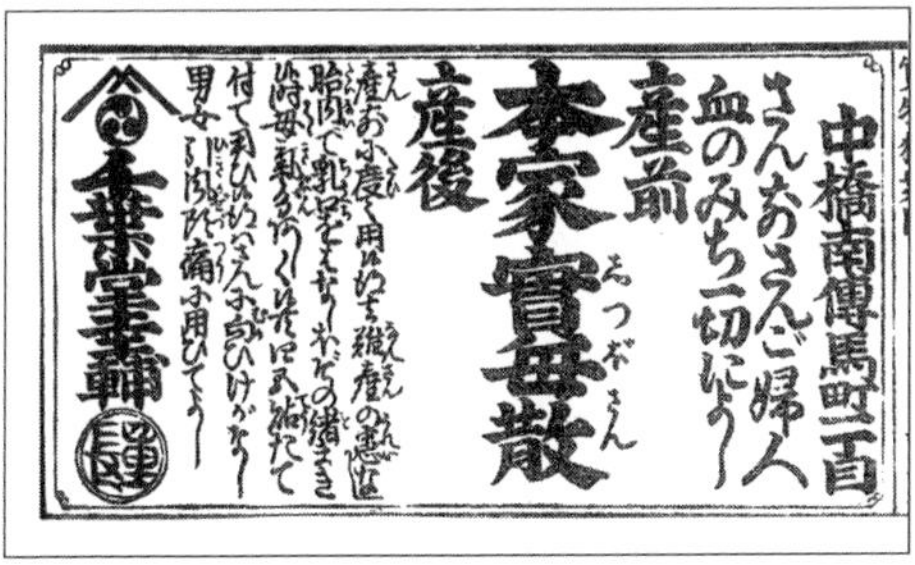

売薬の広告（『江戸買物独案内』）

で犀角《さいかく》（解熱・鎮痛・解毒・止血作用）一本二匁四分（およそ九グラム、代三一匁五分）、沈香《じんこう》（鎮静・解毒・健胃作用）一一匁（代一六匁二分五厘）、紫金錠《しこんじょう》三五ヶ（代二〇〇文）を購入している。五月二二日、江戸へ向かう扇子山の念仏行者に買物代金を預ける。そのなかには薬代二朱と一二四文が含まれていた。一一月二八、二九日、仁三郎は耳痛により仕事を休む。三〇日、八幡の薬屋へ「風払の薬」を買いに行かせる（代一〇〇文）。一二月二日「薬草売」が来たので購入（代六〇〇文）とある。近在に薬草を栽培あるいは山野で採薬して薬種屋へ売却している農間稼ぎの村人がいたのであろう。仁三郎自身も薬草（薬種として通用する真和芍薬）の栽培に手を染めている。

一八五八年一月二一日、仁三郎は病のため仕事を休み、芦名のゑびす屋へ薬種を買いに行かせている。購入したのは葛根《かっこん》（発汗・解熱作用）六匁（およそ二二・五グラム、代八厘）、唐麻黄《からまおう》（発汗作用）四匁五分（代二匁一分）、東南桂枝《けいし》（解熱作用）四匁五分（代七分）、大棗《たいそう》（利尿・強壮・緩和作用）四匁五分（代一分）、唐大黄（緩下作用）二匁（代三匁八分）、芎窮《きゅうきゅう》（鎮痛・強壮・補血作用）一匁二分（代五厘）、〆て金一朱と三四三文（およそ六七〇〇円）であった。風邪薬を自分で調剤したのであろう。四月一八日、本家に「居合《いあい》之先生製薬」に参り、二一日にはその先生が仁三郎の家に「ホクマンチンツフエキ」一瓶《びん》（目方五匁くらい）を置いていったとある。ホフマンの鎮痛鎮静液のことか。蘭方に通じた浪（牢）人であったと思われる。近世中期以降、農村を渡り歩く浪（牢）人医者、家伝薬販売の浪人の存在が知られている。[6] 同年六月、長崎に発生し三都で猛威をふるったコレラの流行は、大田和村にまでは及ばなかったようである。

一八六〇（万延元）年二月一七日、定海和尚が芦名へ行くというので大柴胡湯の購入を依頼し一〇

○銅（文）を預ける。三月一五日、奉公人を芦名へ行かせ薬種を買わせる。内訳は楊梅皮《ようばいひ》（殺菌・止血・解毒作用）二匁（代五厘）、唐烏薬《からう》（止瀉・解熱・鎮咳・去痰作用）（代五分）、古叔《こしょう》（胡椒　健胃作用）二分（代二厘）、唐大黄二匁（代一匁）、川芎三匁二分（代五厘）、〆て一匁六分二厘。閏三月二九日の「支出の覚」に実母散（代五六文）と記帳。五月一二日「当正月出帆アメリカ行の船カルホニヤと申（す）所より帰帆に相成（り）候。色々積（み）参（り）候よし。西瓜《すいか》積（み）参り、味よろしくと申（す）事に候。外に種々積（み）参り、浦賀にて売払（い）に相成（り）候品も有之候よし。六畳敷と八畳敷のアンヘラ有之候よし。一昨九日江戸へ出帆に相成（り）候」とある。日米修好通商条約の批准書を交換するため一月に派遣された使節団の咸臨丸が、五月浦賀に帰港。その際、サンフランシスコで積み込んだ荷を売り払ったというのである。六月一二日、芦名へ大黄二匁、芎窮六分を買いに行かせる（代一二八文）。七月二四日、芦名への支払い二〇〇文。二九日も芦名へ薬代一四五文を支払う。一〇月三〇日、浦賀に行く者に薬代一歩を預けて買物を依頼。また一一月二八日にも浦賀に行く扇子山の念仏行者に薬代二朱と一三三文を預け、練薬の購入を依頼する。年末、田戸の平作屋で買物をする。内訳は椎茸一升（代二匁二分五厘、およそ一七〇〇円）、上晒《さらし》一反（代一一匁五分）、前掛紐《ひも》二本（代二二四文）、ちり紙一〆（代九匁五分）、寒天二本（代五二文）、半紙一〆（代二五匁五分）、草《ぞう》履《り》一足（代一八〇文）、煙草二玉（代一七二文）、そのほか細々としたものをたくさん購入している。

一八六二（文久二）年九月二五日、芦名に薬代一朱と三一二文を支払う。一〇月六日には江州（滋賀県）より太郎兵衛という熊胆《ゆうたん》屋が来ている。熊胆五分（代二一匁、およそ二グラムで一万六〇〇〇円）、人参一二匁（代九匁、およそ四五グラムで六八〇〇〇円）、〆て金二歩（銀三〇匁）を支払ったとある。熊胆を専門に取り扱う薬種商が江州の日野あたりにいたのであろう（『柴田収蔵日記』一八四三年七月八日には会津の熊胆売りの喜兵衛が来たとあり、熊胆のみを扱う商人がいたとみえる）。日野では近世前期に薬屋が増え、一七四三（寛保三）年には合薬仲間が一〇九軒あったという。(7) 薬種としての熊胆はたいへん貴重なもので、偽物も多く出回っていた。

医者の橘南谿《なんけい》は「価貴き薬種は、贋作《がんさく》偽造の物多し。手近くは人参、熊胆……贋物ならざるは稀《まれ》なり」といい(8)（『北窓瑣談』巻四）、また肥後国球磨《くま》の地では猟師が捕獲した熊を役人が見分し、取り出した熊胆に猟師の名を書かせ、その後に献納させる偽物防止の仕組みがあったという(9)（『西遊記』続編巻二「熊胆」）。薬種商で随筆家の山崎美成《よししげ》(10)（『世事百談』巻三）や武田信英(11)（『草廬《そうろ》漫筆』第五）によれば、「（熊胆は）妊婦のみならず、小児ある家には急症を救ふ必用の薬品」となっているが、倭漢のいずれにおいても偽物が多く、「苦味の草根木皮をせんじ練りつめ偽造」している場合もあるといい、真偽の見分け方について詳述している。

一八六三年二月一九日、購入先不明であるが薬代四五六文を支払っている。三月一五日、江戸において購入した薬入鍋（薬煎鍋）が届く。六月二六日、本家から五苓散《ごれいさん》をもらう。一〇月一一日、信州の薬屋太兵衛が来たので、本家の兄のために熊胆を立替て購入する（代三両二歩）。六四（元治元）年一〇月九日「支出の覚」に薬代三〇〇文と記帳。一一月九日「米高直（値）に相成（り）候よし」とあり、米の相場は一両につき「かすさ（上総）新米」三斗五、六升、「小豆」が三斗五升、「大豆」が三斗八升くらいとなっているとある。日米修好通商条約の発効により輸出に回された商品の価格が急騰。さらに良質な金貨・銀貨が海外に流出したため、幕府は改鋳（改悪）を断行。それによりインフレが促進。六一年と六三年、幕府は難儀の者を救済するとして、諸問屋に「諸色直段引下ヶ方」を命じている。(12)六三年一二月二四日、仁三郎は田戸の平作屋で買物。その一覧には蚕紙《さんし》一〆(代一五匁)、半紙一〆(代一四七匁八分)、茶碗一つ(代三六四文)、大土瓶《どびん》一つ(代三六四文)、小土瓶一つ(代一六〇文)、湯呑み一つ(代一七二文)、唐傘二本(代一貫八〇文、およそ一万二二〇〇円)などとある。

一八六五(慶応元)年閏五月一一日、本家から薬研を借りて三和散を調剤する。七月六日、芦名で薬種を購入。猪苓《ちょれい》(解熱・止渇・利尿作用)六匁、沢瀉《たくしゃ》(利尿・止渇作用)八匁、茯苓六匁、石膏(鎮静・利尿・止渇作用)二匁、〆て二五〇文。「五苓散調合いたし、沢山こしらへ、家内残らず服し候」とある。翌日も「五苓散沢山煎し、家内中にて服用」する。一二月一八日、本家に葛根湯、サフラン、熊胆をもらいに行く。

一八六六年二月一九日「御種人参箱植に致し候。但、人参種百二十粒箱に植置(き)候」とある。箱植えにした御種人参の種は仁三郎や本家を訪れていた会津の薬屋が持参したのであろう。幕府では栽培に成功した朝鮮人参の御種を諸藩に頒布しているが、栽培に成功した会津藩では御種人参が特産品となっていた。(13)三月二八日、三崎の代二郎が来て泊まる。かれから「人参之種少々貰」い、そのうちの一部を浦賀の医者渋谷にあげたとある。

儒者の雨森芳洲《あめのもりほうしゅう》は『多波礼草《たはれ》』(一七八四年)において、むかしは人参を用いる医者は稀で、もしも人参を用いる医者がいれば下手であるといわれていたが、「李士材《りしざい》(李中梓)、薔万与《しょうまんよ》などいへるものの方書、世に行れ、けふ此頃に至りては、かろき病にも、人参を用ひざるくすしはすくなし。もしも人参を用ひざるくすしあれば、下手なりといへり」といい、温補療法を掲げる後世派の医者たちが元気を養う人参を薦めた結果、人参を多用する独参湯《どくじんとう》などが用いられるようになったと述べている[14]（巻二）。同じく財津種莢《たからつしゅそう》も『むかしむかし物語』（一七三二年）にて、「（むかしは）小身は大病にても人参呑（む）事なく、最早《もはや》差詰りたる病人に、煎薬に一分二分も入る。近年は少しの煩ひにも人参大分用（い）る。下々迄人参入（れ）て呑（む）。五六十年以前には、下々大病にても人参のむ事なし」と、人参の近年における流行について伝えているが[15]、後世派の医者加藤謙斎は『病家示訓』（一七一三年）において、後世派で京に住む医者林市之進が薛己《せっき》（明代の易水学派の医者）の書をみて「人参を多く用る事を仕覚」え、今では「いか様の藪医者」も多く人参を用いるようになっているといい（第一章）、また医者のなかには「上手様に見せんため、あしき人参を多くつかふ仕方」もあるので注意せよと述べている[16]（第五章）。

一八六六年三月二五日、芦名で薬種を購入。板葛根二両（代二分）、桂枝四匁五分（代二分二厘）、大原々四匁五分（代二分）、唐麻黄四匁五分（代四分）、半両一度半（代三分）、極上の正真サフラン一匁六分（代二朱）、〆て金二朱と一五二文（およそ七三〇〇円）を支払う。正真正銘のサフランといっているから輸入品なのであろう。四月一二日、扇子山の舜海に依頼していた買物一覧には薬代四〇〇文、昨年の薬代不足分二一四文と記されている。五月一九日、芦名へ足腫れの治療薬を買いに行かせ、薬屋が「薬五服調合致し持せ遣し候」とある。一〇月四日、芦名で薬を購入し薬代七三文を支払う。一〇日「諸相場品々下直（値）に相成（る）、尤、塩は未た高直（値）に候」。米相場は一両につき一斗二升くらい、もち米は一斗三升くらい、大麦は二斗八升くらい、大豆は二斗四升くらいと記帳している。一二月二九日、芦名で薬を購入。

一八六七年二月四日、芦名で薬種を購入し三三九文を支払う。二九日は四九一文、四月一六日は六五〇文を支払う。六月二九日、芦名で薬種を購入。内訳は唐猪参《からちょさん》六匁（代一匁二分）、茯苓《ぶくりょう》六匁（代一分四厘）、唐蒼朮《からそうじゅつ》（利尿作用）六匁（代九分五厘）、つしや八匁（代五分五厘）、桂枝四匁（代三分二厘）、巴豆《はず》（峻下・吐瀉作用）二匁（代七分五厘）、乾姜《かんきょう》（鎮咳・健胃作用）二匁（代九厘）、楊梅枝八匁（代三分二厘）、当薬《とうやく》（健胃作用）八匁（代六分）、古升四分（代七厘）、〆て四匁九分九厘。八月六日、芦名で薬を購入し四一六文を支払う。一〇月四日、会津の薬屋小松屋小三郎が来たので昼食を出す。かれは六五年一〇月一日にも来ており、そのときは本家に宿泊。今回、仁三郎が購入したのは極上の犀角（目方六分、およそ二・三グラム）と御種人参（同八匁五分、およそ三二グラム）で、〆て金一歩と二〇〇文（およそ一万三五〇〇円）であった。

上田秋成は『くせものがたり』において「（むかしは）くすりあきなふ人の、医者かねたるが、世におほく」いたが、それら売薬人は「傷寒（『傷寒論』）、素難（『素問』『難経』）、千金方のたふときことわり（理）をあき（明）らめ、また医通（清代の張路玉『張氏医通』）、温疫論（明代の呉有性）など、後の世にても、いとかしこき書」に通じていて、「ひとり衆方規矩《しゅうほうきく》、手引草のみ」をみているだけでなく、薬の値については「何十銭何銅（文）」などとはっきりと告げていた。それゆえ世の人は安心して、何かあればまずこの人に診てもらおうと思うほどになったと記しているが[17]、仁三郎にとって小松屋はそんな一人であったのかも知れない。

一八六七年一一月三日、桂枝・茯苓丸（目方一〇匁）を購入（代一一六文）。六八（明治元）年二月五日、芦名へ薬を買いに行かせる。薬代は四六文。翌日、薬のまちがいに気づいて取り替えに行かせる。閏四月四日の「買物の覚」に桂皮五〇〇匁（代一匁五分）、茯苓（代七分五厘）、牡荊《ぼけい》（鎮静・消炎・止痛作用）（代三匁二分五厘）、芍薬（代七分）、桃仁《とうにん》（補血作用）（代二匁）、〆て八匁二分と記帳している。二五日「八文銭高直に相成（り）、銭買人沢山に参り候。文久銭八文通用にて両に（一両が）銭拾貫五百文位に相成（り）候」とある。外国と日本の金銀比価のちがいに乗じて小判を買いあさる者が各地に現れていたが(18)、銅銭の海外流出も多く、銅銭不足から銭相場は上昇がつづいていた(19)。幕府は四二年八月に「天然之相場」を止めて金一両を銭六貫五〇〇文とする公定相場に復し、両替商による「他国より銭相廻」す動きもみられたが(20)、銭不足は解消されなかった。四九年一二月に御定相場が撤廃されたこともあって、利ざやを稼ぐ銭買いつけ人の暗躍をみることになったのである。五月一六日、仁三郎の妻ちせは突き刺さった棘《とげ》のために難渋し、本家へ「しし穴来福寺のとげ（棘）の薬」をもらいに行かせるが、本家になかったものとみえ、一七日、奉公人を来福寺へ遣わして「しし穴来福寺様のとけ之薬」を買わせている。薬代二〇〇文、賽銭《さいせん》一二銅（文）。一〇月五日、芦名へ薬二品、晒《さらし》、膠《にかわ》を買いに行かせる（代二〇〇文）。

一八七〇年二月一一日、芦名へ五七二文を支払う。一二日は同四二四文、一六日は同五八七文を支払う。一一日に購入した蜜五勺（およそ九〇グラム）ほどが使い物にならず返却する（蜜は薬種の粉末を練り合わせるときに用いたのであろう）。五月一六日、本家の時二郎が伊勢の薬屋を連れてきたので、その場で本家の薬代二分と一貫二二四文（およそ一万四〇〇〇円）を立替える。八月二九日、芦名へ金一朱を支払い、釣が二一二文。九月四日、薬屋の泉九へ薬代三九〇文を支払う。七日には芦名へ五〇〇文を支払う。一六日にも芦名へ四一八文を、一〇月二二日には薬八品を購入して二四二文を、閏一〇月二〇日には膠を購入して四〇〇文を、一一月一三日には三六四文を、一二月二六日には薬一〇品を購入して六八四文を、それぞれ芦名へ支払っている。

一八七二年二月二三日には薬三品を購入して芦名へ四八〇文を、四月二日には泉九へ五〇〇文を、一一月七日には芦名へ一貫五〇〇文（およそ一万二〇〇〇円）をそれぞれ支払っている。七三年三月一八日の「支出の覚」にはサフラン金一朱と記帳。二〇日にもサフラン薬代二一七文と記帳。二七日、芦名へ薬代八〇文を支払う。四月七日も同じく四九〇文、五月一三日も四一六文、閏六月一日も八八〇文、九日も九六四文支払っている。一〇月二二日、奉公人を芦名の薬屋へ行かせ、桝麻《けつま》と葛根を各一両目（およそ一五グラム）購入させている。

一八七〇年よりゑびす屋からの購入量が増えているが、日記には薬種名もなく、支払いの総額のみが記されている。日記の書き手が仁三郎から養子の保蔵（分家第二代）に代わったことによるものである。仁三郎は薬屋と薬草売りから生薬を買い、また製薬器具も購入あるいは借用して暑気あたりや胃腸障害の薬を作るなど医薬に関心を持っていたが、保蔵にはそれがなかった。しかし、仁三郎といえども医薬に精通していたわけではない。日記には医薬の専門書も民間に流布していた処方手引書の類も一切みられない。少しさかのぼるが、一八三四（天保五）年二月二日のこと、仁三郎は八幡（横須賀市）に住んでいた伯母の病のことで、城ヶ島の医者加藤のもとへ「薬種たづねに行」ったと記している。この記事から推測すると、かれの医薬知識の多くは「かかりつけ医」や薬屋より聞き覚えた以上のものではなかったと思われる。

仁三郎の薬種購入先のひとつに薬草売りがあったが、明治政府が財政基盤を把握するために実施した物産調査の結果を集計した内務省勧学寮編『明治七年府県物産表』によれば、神奈川県（武蔵国橘樹《たちばな》・久良岐《くらき》・都筑《つづき》・多摩の四郡および相模国三浦・鎌倉・高座の三郡）の物産のうち「薬種並製薬類付生乾」は半夏《はんげ》（生産量三〇貫、生産額六九円）、芍薬（同一五〇貫と七五円）、茯苓（同一三〇貫と六五円）、茅根（同六〇〇貫と二一〇円）、車前子（同三五貫と七〇円）、合わせて四八九円とあり、物産全体に占める薬種の割合は極めて低い[21]。これでは県内の薬屋の需要を満たせない。また一八七五〜八〇年に出版された総合物産目録『日本地誌略物産弁』の相模国の項をみると、薬種の記載はない[22]。

仁三郎が用いていた売薬も処方薬も、そのほとんどは漢方薬であった。天明期（一七八一〜八九）のころから市場に出回るようになったといわれる蘭薬[23]の影は薄い。明治政府は漢方医学を否定し、暫定的に「従来開業医師」「奉職履歴医」「限地開業医師」を設けて漢方医の営業を認めていたが、一八八二（明治一五）年以降、それら医師の新規申請は打ち切られ消滅がはかられている[24]。仮名垣魯文《かながきろぶん》は小説『牛店雑談安愚楽鍋《あぐらなべ》』（一八七一年）のなかで「漢医は古方・後世とも廃止どうぜんの時世（勢）に及んだゆゑ」、漢医が医業で生活をたてていくためには「洋薬の名目も、口元だけはおぼへなければならん」。しかし、愚老の身ではそれもできかねるので、「病家えまねかれて、今日のやうに、西洋家と応接をする一段になつてくると、蛇に会つた蛙どうやうで、すくんでばかりおらにやあならん」と、漢方医に愚痴をこぼさせている[25]。庶民の間では漢方薬と洋薬との同居がしばらくつづいていたが、一八八〇年代後半にもなると、洋方医の増加につれて洋薬の利用も徐々に増えていった[26]。

浜浅葉家ではこれまでみてきたように、薬屋（薬種屋）から生薬や売薬を買っていたが、それらは風邪、生理不順、腫れ物、鎮痛、整腸用の薬であった。それでも効かなければ、医者の診察を受けて処方薬を服用することになる。近世後期の見聞記『浮世の有様』に「貧人の事なれば医に托してこれを療する事もなく、只売薬の膏薬を買（い）求めて」とあるように[27]（巻八第一九）、売薬は貧しくて医者にもかかれない下層階級の薬といった見方もあった。のちにふれるが、村では受診できる階層と、受診できず売薬で済ませるか、受診可能な家を訪れて薬の分与を求める階層とに分かれており、社会経済的な格差が医療格差に直結し、処方薬が一種のステータスシンボルともなっていた。

仁三郎が売薬を購入する際、薬屋と相談している様子はない。仁三郎の指示を受けて奉公人が買いに行くだけであった。取引のあった薬屋は三ヶ浦の紺屋、芦名のゑびす屋（十三郎）、八幡内川の村田文右衛門、林の薬屋、泉九、下宮田の薬屋の六軒である。医者もそれら薬屋を利用していたようで、往診の帰りに薬屋へ立ち寄っていることもあった。葉山町の「伊東家文書」にある「薬種売買届」には、「農間薬種店」を営む水留久左衛門が取り扱っているのは「医師方へ取次売」と「絵之具染筆等」であって、「調合売薬」は一切していないと記載されている。[28]なお、幕末明治期の三崎には『浜浅葉日記』に登場しない大石吉兵衛、久保吉兵衛の両薬店が[29]、また東浦賀には新町与左衛門の薬店があった。[30]また本章第二節において引用した彦根藩の藩医河村純達の「相識人名録」には、上宮田村薬店（浦賀宮内の薬店の別家）宮内亀吉の名が記されている。

仁三郎が薬を購入していたのは前述の薬屋のほか、食品、雑貨、衣類も扱っていた田戸の平作屋、鎌倉の日野屋があり、江戸の薬屋、売薬も扱っていた寺院、遠方の薬種商・売薬行商人（近江、会津、信州、伊勢）、売薬浪人があった。容易に薬を入手できる環境に仁三郎は置かれていたのである。薬屋への支払いは多い年で四両一歩（およそ一九万円）ほど、少ない年で三朱（およそ八五〇〇円）、概算で年間支払い額の平均は一両二歩（およそ六万八〇〇〇円）であった。これに医者への薬礼を加えると、年間の医療費はおよそ五両二歩（およそ二四万八〇〇〇円）となった。

仁三郎のもとには、病人あるいは病家の者が薬をもらいに来ていた。かれの周辺には受診できない小作農が多かったようである。仁三郎が病家を見舞う際、薬を持参することもあった。見舞品の主なものは水飴《あめ》、白砂糖、素麵、餅、桃、梨、現金、白玉団子、隠元豆、菓子、練羊羹、金平糖、葛湯、和三盆、饅頭、新粉、寿司、茶、氷砂糖などで、見舞品のやり取りの状況から地縁・血縁のつながりの深浅を推し測ることができる。仁三郎が病人や病家に与えた薬のなかで薬種名・合薬名が明らかなものは（括弧内は与えた回数）、熊胆（25）、虫下し薬のセメンシーナ・セメン（21）、犀角（7）、古蓮丸（6）、風邪薬の葛根湯（4）、升麻（3）、気付薬（3）、気応丸（2）、けんひえん（1）、ラウタニフ（1）、調痢丸（1）、橙皮油《とうひ》（1）、健胃・興奮作用のある薄荷油《はっか》（1）、補血・健胃作用のある十全大補湯・粉薬（1）、川《せん》芎《きゅう》（1）、五苓散《ごれい》（1）、江戸で流行した黒焼きのひとつ[31]「ほととぎすの黒焼」（1）、五苓散に桂枝を加えた薬（1）、癪《しゃく》の薬（1）、便秘薬の大柴胡湯《だいさいこ》（1）であり、なかには高価な薬種も含まれている。もらった薬がなくなると、再度もらいに来る病家もあった。

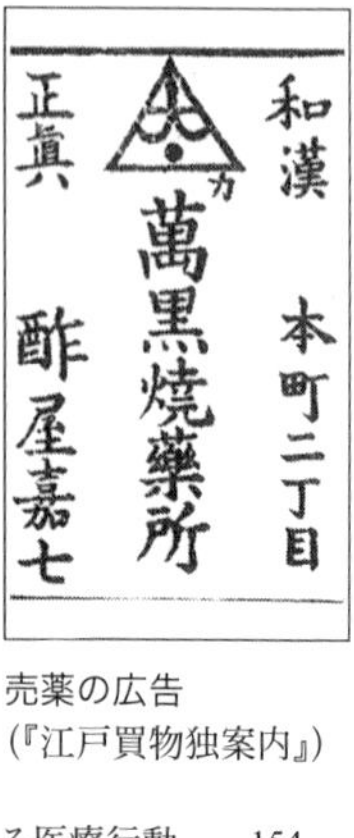

売薬の広告
（『江戸買物独案内』）

仁三郎のもとを訪れる病家に現金を持参する者はなく、魚、赤飯、果実、玉子などが謝礼となっていた。仁三郎のほうでは村人がもらいに来ることを前提に、薬を多めに用意していた向きもある。村役人の家として「施療・施薬的な役割が求められていた」のかもしれない[32]。あるいは「村役人層がその地域内支配を円滑に進めていく目的とも関連して、村民に対して恩恵的な医療をおこなう」と同時に、「一定の経済力を持つ者は、自らの役割として地域社会に向けた文明的医療の普及を担うためであった」[33]という見方もできよう。ただ仁三郎にはそれほど気張った気持ちはなく、日頃のつきあいの延長といった程度のことであった。

相馬藩の家臣紺野嘉左衛門の『天明救荒録』には、凶年時に脾胃を悪くする者が続出する状況をみて、「調胃丸を調合して病人四、五百人え施薬」していた田町半十郎の行為にふれて、「富て能《よく》施し窮を救ひ命を助る事、莫大の善行なり。経書に積善の家には余慶ありと云(う)。縦令《たとえ》名聞利養たりとも、仏語に後生福徳の因縁、況《いわん》や真実の慈悲を以てかかる飢饉を救ふにおゐてをや」と「施薬の功徳」が語られているが[34]、仁三郎の若いころの日記をみると、「孝経拝読」「論語拝読」「阿弥陀経点読(訓読)」していた記事が散見され(一八三四年正月ほか)、また晩年には和合を説いた心学書の手持ちを貸し出してもいる(五七年三月)。若いころに刷り込まれた「積善」「慈悲」の心と互助の精神、それは村の秩序、体制の安定を支える思想でもあったが、それが病家に薬を分け与える行為となって現れたのであろう。徳義の及ぶ範囲の狭い村共同体のなかで行われていた施薬や薬の融通といった行為も、明治に入ると次第に失われていくことになる。それは政府および府県が設けた施療病院・学用患者システムによって代替されていったからであった[35]。

以上、上層農民の暮らしぶりと医療についてみてきた。仁三郎は自家製薬をし売薬の購入も多く、灸や按摩などにもよくなじんでいたが、「かかりつけ医」の処方薬に信を置き、後節でみるように、祈療にのめり込むことはなく、健康管理に努めていたといえるであろう。

(1) 原田伴彦ほか編『日本庶民生活史料集成』第八巻所収、三一書房、一九七三年。
(2) 『新横須賀市史』通史編近世一二五頁、横須賀市、二〇一一年。
(3) 大塚敬節ほか編『近世漢方医学書集成』第四巻所収、名著出版、一九七九年。
(4) 広谷雄太郎編『徳川文芸類聚』第二所収、国書刊行会、一九二五年。
(5) 注3同書第八一巻所収、一九八二年。
(6) 塚本学『地方文人』七七―七八頁、教育社、一九七七年。川鍋定男「江戸時代、甲州における医者と医療意識」『山梨県史研究』七、一九九九年。青木歳幸『江戸時代の医学』二〇―二一頁、吉川弘文館、二〇一二年。
(7) 『近江日野町志』中巻七〇三―七一八頁、日野町教育委員会、一九三〇年。
(8) 『日本随筆大成』第二期第一五巻所収、吉川弘文館、一九九四年。
(9) 竹内利美ほか編『日本庶民生活史料集成』第二〇巻所収、一九七二年。
(10) 『日本随筆大成』第一期第一八巻所収、一九七四年。
(11) 『日本随筆大成』第二期第一巻所収、一九九四年。
(12) 『東京市史稿』救済篇第四、五七八―六〇四頁、東京市役所、一九二一年。
(13) 川島祐次『朝鮮人参秘史』九六―一〇八頁、八坂書房、一九九三年。
(14) 『日本随筆大成』第二期第一三巻所収、一九七四年。
(15) 『続日本随筆大成』別巻一所収、一九八一年。
(16) 早稲田大学中央図書館蔵。
(17) 『日本随筆大成』第三期第五巻所収、一九七七年。
(18) 佐藤誠朗『幕末維新の民衆世界』三一―三二頁、岩波書店、一九九四年。
(19) 吉原健一郎『江戸の情報屋』九〇―九六、一五八―一六一、一七八頁、日本放送出版協会、一九七八年。
(20) 注12同書救済篇第三、四二三頁。同救済篇第四、二一―二二頁。

(21) 藤原正人編『明治前期産業発達史資料』第一集七五―七六頁、明治文献資料刊行会、一九五九年。
(22) 床井弘・斎藤時泰編纂『日本産物誌』四〇―四二頁、八坂書房、一九七七年。
(23) 池田嘯風『日本薬業史』一四七頁、薬業事論社、一九二九年。
(24) 新村拓『在宅死の時代』三三―三五頁、法政大学出版局、二〇〇一年。
(25) 『日本近代文学大系』第一巻九九頁、角川書店、一九七〇年。
(26) 『田辺製薬三百五年史』三六頁、田辺製薬株式会社、一九八三年。注24同書五五―五九頁。
(27) 注1同書第一一巻所収、一九七〇年。
(28) 『葉山町史料』一一〇一頁、葉山町、一九五八年。
(29) 内海延吉『三崎町史』上巻四五―四六頁、三崎町史編集委員会、一九五七年。
(30) 青山孝慈・青山京子編『相模国村明細帳集成』第一巻所収、岩田書院、二〇〇一年。
(31) 鈴木昶『日本の伝承薬』二〇三―二〇八頁、薬事日報社、二〇〇五年。
(32) 中部よし子編『大坂と周辺諸都市の研究』第五章「在郷町における医家と医療の展開」(山中浩之)、清文堂、一九九四年。
(33) 海原亮「近世後期在村における病と医療」『史学雑誌』一〇九－七、二〇〇〇年。
(34) 森嘉兵衛ほか編『日本庶民生活史料集成』第七巻所収、一九七〇年。
(35) 新村拓『近代日本の医療と患者』法政大学出版局、二〇一六年。

七　老耄介護と臨終時の医療

『浜浅葉日記』にみられる歳の祝いといえば、七歳の祝い(一八五七年一一月、五八年一二月)と八八歳の祝い（五七年四月）の二つである。それぞれ祝宴がもたれ、親類から祝い金が贈られている。四〇歳の初老の祝いにはじまって一〇年ごとに祝う算賀は古代以来のものだが、中近世には古稀（七〇歳）、喜寿（七七歳）、傘寿（八〇歳）、米寿（八八歳）、卒寿（九〇歳）、白寿（九九歳）という区切りの祝いももたれている。(1)

老いは敬い祝うもの、老人、親類、親方を上座に据えるならば「自分我儘《わがまま》ならず」、末々までも首尾よく過ごせるようになる。「老人を敬ふは古例の先例を聞」くためであるといわれてきたが(2)（財津種莢《しゅそう》『むかしむかし物語』）、近世も半ばを過ぎるころからは「老人は近事を記せず、遠事を記す。近きを視ることあたわず、よく遠きを視る。哭《こく》するも涙なく、笑うに涙あり。夜は睡《ねむ》らず、日裡（日のあるうち）睡る。座わるを肯《がえん》ぜずして、只行くを好む。軟かきを食らうを肯せずして、硬きを食するを要《もと》む。子を惜（愛惜）せずして、孫子を惜す。大事を管せずして、砕事（細かいこと）をよく問う。飲酒少なくして、飲茶多し。暖かきに出ずして、寒きに即ち出づ」と、老化にともなう悪い性癖を数えあげるような風潮がみられるようになる。そして、人はこれを「老人病に中《あた》る」とか(3)（中根香亭《こうてい》『零砕雑筆』巻三）、「老ては愚にかへる」と呼び、老耄《ろうもう》を嫌悪するようになり(4)（加藤玄悦『我衣』一八二四年正月元日）、老いは手放しで祝うべきものではなくなっている。(5) そのためであろうか、大部な『浜浅葉日記』にあっても、老いを祝う記事はわずかに一例しかみいだせない。

子どもは成長の過程で常識や規律、清潔観念といったものをしつけられて大人になっていくが、老耄はそれらしつけやしつけられたことの記憶を忘れ去らせる過程といえるかもしれない。「老てはふたたび稚児《ちご》となる」と中世の俚謡《りよう》でうたわれた老人の子ども返りとは、本能的な感覚に近づくことでもあった。福山藩の儒医であった江木鰐水《えぎがくすい》（一八一〇～八一）が一八五七（安政四）年二月、広島の宗家に帰った折、近くの堀内家を訪ねたところ「老母老耄、足亦《また》立つことあたはず。二便（大小便）皆傍らより斟酌《しんしゃく》、甥《おい》仙五郎二十三、昼夜此労に任じて倦《う》まず、感ずべき也。家道裕《ゆたか》ならず、其母亦病を責む。仙五郎無妻、一身此労に任じ、少年篤実感ずべき也」と、老耄の母を一生懸命に介護し無妻のままでいる甥の姿をみて、鰐水は感じ入っている(6)（『江木鰐水日記』）。老耄介護を蔑《ないがし》ろにする風潮が頭にあったから一層、甥の行為が際立ってみえたのであろう。

近世中期、老耄による徘徊《はいかい》が大きな問題となっていた。一七七一（明和八）年三月の京の町触には、烏《からす》丸《ま》仏光寺下町の堺屋勘兵衛の借家に住む堺屋市兵衛が、当月二〇日昼七つ時（午後四時前後）過ぎより「健忘症」によって行方不明になったとして、当時着用していた服装を詳細に記し、「右体《てい》之ものうろたへ居（り）候はば」、西御役所へ召し連れ訴え出るようにと命じており(7)、八四（天明四）年七月の町触では知恩院古門前町に住む丸屋伊助の父伊兵衛が「老耄」のため、先月二四日昼方七つ時分より行方知れずとなっているとして老人の服装を詳細に記し、徘徊しているところを見つけ次第、東御役所へ届出よと命じている(8)。

徘徊だけでなく寝たきりの世話もたいへんである。浜浅葉家に近い秋谷村（横須賀市）の源次郎の後家いちは夫の死後、「極老の姑」の世話と幼児五人の養育を一人の稼ぎで行っていたことにより褒《ほう》賞《しょう》（金五〇〇疋）を受けているが、その「褒美状」（年未詳）によれば、姑は中症（中風・脳卒中）を煩い、自身では起臥もならず、二便までも人の助けを必要とする身であった。そのうえ江戸の酒が好きであったので、いちは江戸表へ向かう者があると聞けば、頼み込んで酒を手に入れるなど、困窮のなかにあっても姑の世話を怠りなく務めていたとある(9)。軽老化、介護放棄の風潮が強まるほど孝行が強調され、褒賞事業に力が入れられることになる。

いつ果てるともわからない老耄や寝たきりの介護にも、やがて終わりのときが訪れる。筑前国福岡城下の湊《みなと》町で酒造業・質屋・隠岐国問屋を営んでいた加瀬屋の『加瀬家記録』一八四三（天保一四）年によれば、「近年御放心にて小児之様」となっていた第七代の嘉兵衛元将の祖母が、六月上旬ころより食事も進まず眠りがちとなっていたため、皆は「極老之御身分」であるからと心配し、はじめは渥美医者の「老之御薬」を、のちには澄川と二宮両医者の家に伝わる「合之御薬」を投薬。白木鍼医による療治もつづけられていたが、同月二六日になって容態が急変し、親族が駆けつけている。「御老病」のことゆえ容態は悪化とある。翌朝七つ時、御養生叶わず御卒去。八六歳の長寿であったとあり、老耄であっても延命に手を尽くしていた様子が知られる(10)（第一二）。

同じく下総古河《こが》藩（茨城県古河市）の家老鷹見泉石《たかみせんせき》（一七八五～一八五八）の日記においても、病父忠徳に対する延命医療がみられる(11)。一八〇六（文化三）年、医者山崎養庵によれば、病人は老病ではなく腰痛、風邪、さらに邪気を受けて元気が減退しているとして、広東人参を加味した薬を服用させている。しかし、回復の兆しがなかったところから医者加藤宗玄および倅《せがれ》玄寧に「転薬」しているが、痰に混じって黒い物を嘔吐したため、医者芹沢玄長に「転薬」させている。その後、病人の手足が不自由になったとして医者河野章達に「転薬」。章達は薬から人参を除去して服用させてみるが、容態は悪化の一途をたどる。玄長、章達、養庵、河野清安、神谷元隆らが呼ばれ、いろいろと薬を試してみるが、病人は重湯《おもゆ》とともにすべてを吐き出してしまう。章達が「外へ見させ、転薬致し呉《くれ》候様」と診療を辞退したところで、看病の記録は終わっている。忠徳五三歳の最期は正に「転薬」と薬づけの日々となっていた。

また尾張藩士朝日重章の日記『鸚《おう》鵡《む》籠《ろう》中《ちゅう》記《き》』一六九四（元禄七）年九月三日には、松井の内儀が「気色すでに絶えん」としているとき、多くの者たちが「取り囲み、同音に念を唱（える）……午刻早事《こと》切《き》（れ）ぬといへども、今朝、人参の入（る）薬を服したる故、恣《なまじい》に幽息絶えず。時々うなるがごとし」とあって、人参の延命効果が恨めしげに記されている。(12) 一方、一七一五（正徳五）年六月一二日の場面では、母の臨終に立ち会った医者が人参配剤の薬を投与したところ、母は妄語《もうご》していろいろと語りはじめたが、医者は心熱と服薬のせいで恍惚《こうこつ》となったのであろうと診断している。母はふだんから「御病中度々死ぬることは定（ま）り也。只々苦しみなしに死にたい」と話しており、「果して少（し）も御苦（しみ）の体なし。時々水々との玉ひ、且あつしとの玉ふ。御脈絶（え）、御片息ばかり」となったとある。ここでは人参のおかげで安らかな死を得たと思われている。(13) 前者は人参の効能により延命して恨まれ、後者は安らかな死を得たとして讃えられている。人参に寄せる特別な思いというものがあったようである。

臨終時の医療のあり方について貝原益軒は、「病おもくして、薬にて救ひがたしといへども、病家より薬を求むる事切《せつ》ならば、多く薬をあたへて、其心をなぐさ」めるのはよいことである。自分がよく病を見つけて「生死をしる名（死期をいい当てることのできる名医）」の評判を得ようとして、「病人に薬をあたへずして、すてころすは情」のないことである。末期に薬を与えなかったならば、病人はいよいよ力を落とすことになるから、求められれば薬を与えよと教えていた（『養生訓』巻六）。

(1) 新村拓『老いと看取りの社会史』八―九、七一―七二頁、法政大学出版局、一九九一年。
(2)『続日本随筆大成』別巻一所収、吉川弘文館、一九八一年。
(3)『続日本随筆大成』第四巻所収、一九七九年。
(4) 原田伴彦ほか編『日本庶民生活史料集成』第一五巻所収、三一書房、一九七三年。
(5) 新村拓『痴呆老人の歴史』五七―七四頁、法政大学出版局、二〇〇二年。
(6)『大日本古記録』、岩波書店、一九五六年。
(7) 京都町触研究会編『京都町触集成』第五巻、岩波書店、一九八三年。
(8) 右同書第六巻。
(9)『新横須賀市史』資料編近世Ⅰ一九〇―一九一頁、横須賀市、二〇〇七年。
(10) 原田伴彦ほか編『日本都市生活史料集成』第三巻所収、学習研究社、一九七六年。
(11) 古河歴史博物館編『鷹見泉石日記』一八〇六年一二月～〇七年二月、吉川弘文館、二〇〇一～二〇〇四年。
(12)『名古屋叢書続編』第九巻所収、名古屋市教育委員会、一九六五年。
(13) 右同書第一二巻所収、一九六九年。

第二章　治病・防疫を祈願する人びと

一　「疱瘡湯掛」から植疱瘡（種痘）の時代へ

昌平坂学問所の儒者古賀侗庵《どうあん》の弟子で福山藩の儒医となっていた江木鰐水《がくすい》は一八四五（弘化二）年八月、脚気を煩っていた妻方の医師五十川《いそかわ》修敬が死去し後事を託されることになった。親族の間で継嗣《けいし》の件について話し合いがもたれたが、遺児はまだ二歳、修敬の弟は一一歳、養母は寡居《かきょ》の身であった。話し合いの末、遺児はいまだ「疱瘡之厄」を免れていないので、万一のことがあれば五十川氏は滅し、家祀が絶えることになる。それを避けるには修敬の弟を養子に迎えて跡を継がせ、遺児の成長を待って引き継がせることに決したとある(1)（『江木鰐水日記』）。疱瘡（痘瘡・天然痘）に対する恐れが家の継承にまで影を落としていたのである。

人びとに強い恐れの念を抱かせた疱瘡であったが、横須賀における流行は『浜浅葉日記』によれば、一八五一（嘉永四）年、五七（安政四）〜五八年、六二（文久二）年、六五（元治二）〜六七（慶応三）年、七〇（明治三）年の五回である。六一年七月一日には「上方は今春より疱瘡のよし」との情報も入っている。村で疱瘡に罹患した家が出ると、人びとは「疱瘡見舞」を送り、病家では「疱瘡神」を祀ることになる。病児の頭に乗せた「桟俵《さんだわら》」に湯をかけて解熱を祈願する「疱瘡湯掛《ゆかけ》」をし、見舞いの返礼として赤飯や小鯛を各家に届けている（五八年四月一〇日ほか）。六五年二月一四、二八日には本家の伊太郎と太市郎が罹患したことにより、疱瘡神を祀る神棚が用意されるも、三月三日には太市郎は重篤に陥る。本家では屋敷内の稲荷宮に御百度参りをしているが、翌日に死去（二歳）、五日が弔いとなる。六二年の大流行のあとも大田和村では散発的な流行をみており、子どもらの命が奪われている（六六年二月三日ほか）。長井村の長徳寺（浄土真宗）の過去帳を調べた辻井善彌によれば、四八年春の疱瘡で檀家の幼児（二～六歳）一八人が死亡していたという。(2)

疱瘡について甲斐国八代郡（山梨県西八代郡）市川の医者であった橋本伯寿は『国字断毒論』（一八一〇年）の凡例において、(3)「此書に説（く）ところは古今医書並に世人のこころえと大（い）に異なり、第一に痘瘡、麻疹の伝染病なる証拠を引（き）て、古来、天行、時疫にて胎毒を発すといふ医書の偽説を破る」こと、第二に「人身、天稟《てんぴん》の毒気、万種なるに因《よ》（つ）て万病を患る源を明（か）す」こと、第三に「正気と毒気の和不和を説（い）て、万病一生一度の理を論《さと》」すことにあるとし、本論ではその第一に関して、痘瘡に罹患した病人を隔離することによって防遏《ぼうあつ》できている事例（木曽の御岳、信濃の秋山郷、飛騨の高山、美濃の岩村領、伊豆の八丈島、肥前の大村ほか）があることから、痘瘡が日本の地の気によって生ずるものではなく、人が有する毒気（病原）により「人より人に伝染する病」であると述べる。第二に関しては「一派の医流みだりに万病一毒の説をなし」、多くの人を迷わせているが、万病の持つ毒気はそれぞれみな異なるものであるといい、第三に関しては、万病が癒えるか癒えないかは人それぞれが有する「正気と毒気の勝敗」にあり、同じ病に幾度も罹《かか》るのは、毒気と正気の力が拮抗《きっこう》しているためである。「二度其病をやまざるは天稟毒気の発し竭《つき》るためであるといい、治癒するか否かは毒気（病原）と正気（抗体）との間における戦いの結果次第であると説く。そして正気が毒気を打ち破るたとえとして、「天稟に其毒気なきものは、漆葉を食しても香触《かぶれ》」ないが、毒気の薄い者は、漆に一度二度三度かぶれているうちに「次第にかぶれやうすくなりて、後にはかぶれざるなり。是は天稟の毒、漸々に脱する」からであると論じていた。(4)

『国字断毒論』の刊行からおよそ四〇年後、わが国においても疱瘡神に対抗できる強力な武器を手に入れることになる。一八四九（嘉永二）年六月、オランダ商館医を介して長崎にもたらされた牛痘苗（ワクチン）が広く分苗され、翌年には信州松本地方でも種痘が実施されている。(5) 五八（安政五）年江戸の神田に種痘所が創設され、七〇年には大学東校に種痘館（局）の設置をみている。同年四月、政府は各府藩県に布達して種痘接種を促し、種痘は種痘医という特別な免許資格者に行わせるとしている。『浜浅葉日記』には七〇年四月三日「本家より保二郎・友二郎（第一四代仁右衛門の次男）連（れだち）、葉山医者へ植疱瘡に行（く）」とある。日記における植疱瘡（種痘）の初出であるが、事実のみを記している簡略な書き方からすれば、村で最初の植疱瘡というわけではなかったようである。

藤沢宿では「当節御陣屋元におゐて引痘之儀医師元へ仰せ付けられ、追々頼（み）来（り）候ものも少なからざる趣（に）候間……医師中村貫二其外へも其沙汰仰せ付けられ」たとの廻状があり、「牛痘引種」が一八五五（安政二）年にはじまっていた。(6)「牛痘引種」の御触は津久井村（横須賀市）から弥勒寺《みろくじ》村（藤沢市）まで〆て二九ヶ村の名主・年寄宛に出されており、四、五月とも四日間の日限をもって接種するとある。なお、この廻状は扇ケ谷《おうぎがやつ》（鎌倉市）にも順達させることになっていたが、上宮田村（三浦市）の名主によれば、小前の者たちが「兎角《とかく》善悪其他之風聞に相泥《なず》」み、「脇々之旅医者」が「植疱仕損《しそん》し候姿」をみて、「一様に風聞致（し）候者」がいたのであろうか、「銘々疑ひをなし」、接種に迷いを生じさせている。これは「以之外《もってのほか》之事に候間、能々《よくよく》愚昧《ぐまい》之もの迄行渡り候様」、よく説諭せよとある。[7]

一方、駿河国駿東《すんとう》郡小田原藩領の山之尻村（静岡県御殿場市）名主滝口家の『名主日記』一八五〇年六月四日をみると、「此度植疱瘡初（ま）り申（し）候。当村にても良蔵殿女子へ御殿場上町老才師に植させ致（し）候。是は十一所植（え）……此度植疱瘡之義は、豆州韮山江川太郎左衛門様より初め成され候様承り申（し）候……韮山様より御領分へ御触成され、植えさせ候様承り申（し）候。大きに手がる之様子に承り申（し）候」とある。[8] 韮山《にらやま》（静岡県伊豆の国市）の代官江川太郎左衛門（坦庵）の指示によって行われることになった植疱瘡は、たいへん

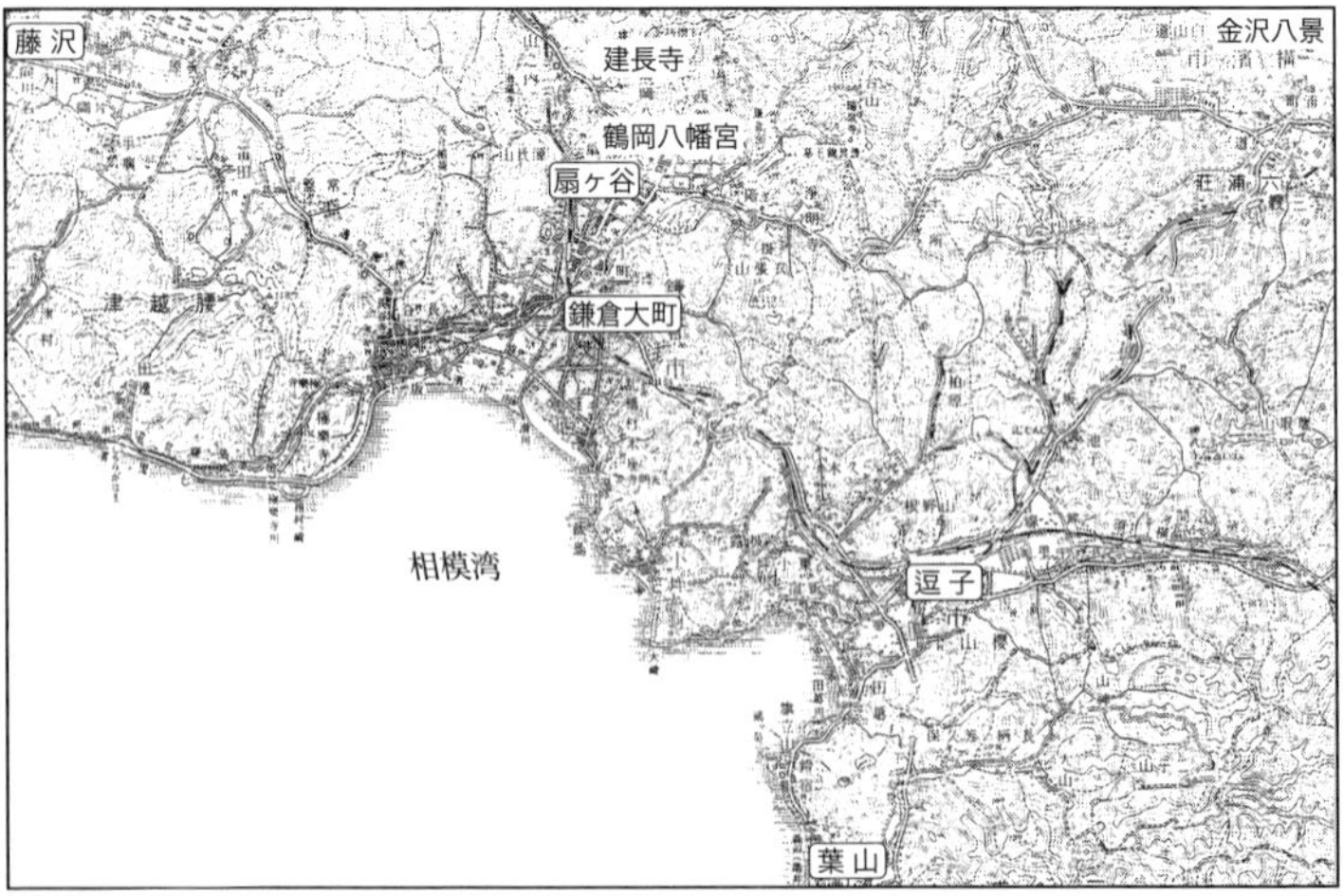

鎌倉周辺地域

手軽な手法であると評価している。

江川太郎左衛門は一八五〇年、西洋種痘法の告諭を知行下の村々に触れて有志の者に種痘を受けさせるなど、蘭方医学に関心を寄せる領主であった(9)。仁三郎の住む大田和村をはじめ三浦・横須賀一帯の村々は佐倉・松本両藩の「相州警備御免」によって、六七年三月より江川太郎左衛門の支配に入っており、植疱瘡が励行されたものと思われる。植疱瘡は小児の生存を保障し、村の存続と将来に展望を開かせるものとなっている。

山之尻村は時疫に繰り返し襲われていたが、防疫策といえば、植疱瘡の導入以前は祈療が頼りであった。『名主日記』には時疫の罹患者および死亡者に関する書き上げがみられる。たとえば、一七七六(安永五)年五月〜翌年正月における麻疹罹患者は一五八人、死亡者は九人。七九年七月〜一二月における疱瘡罹患者は三〇余人、死亡者は三人。九六(寛政八)年一一月の疱瘡罹患者は二二人、死亡者は四人。九七年正月〜四月における疱瘡罹患者は二五人、死亡者は三人と記されている。家人一同が煩って看病もままならない家には、大勢の村人が集まって田植えを肩代わりしたともある(八七年四月、一八三一年四月)。時疫の流行時には疫神をなだめて村から送り出す「神立」を村人が企画し、酒、半紙、色紙、ろうそく、御札、米などを用意して寺僧を招き、その経費は七五軒の拠

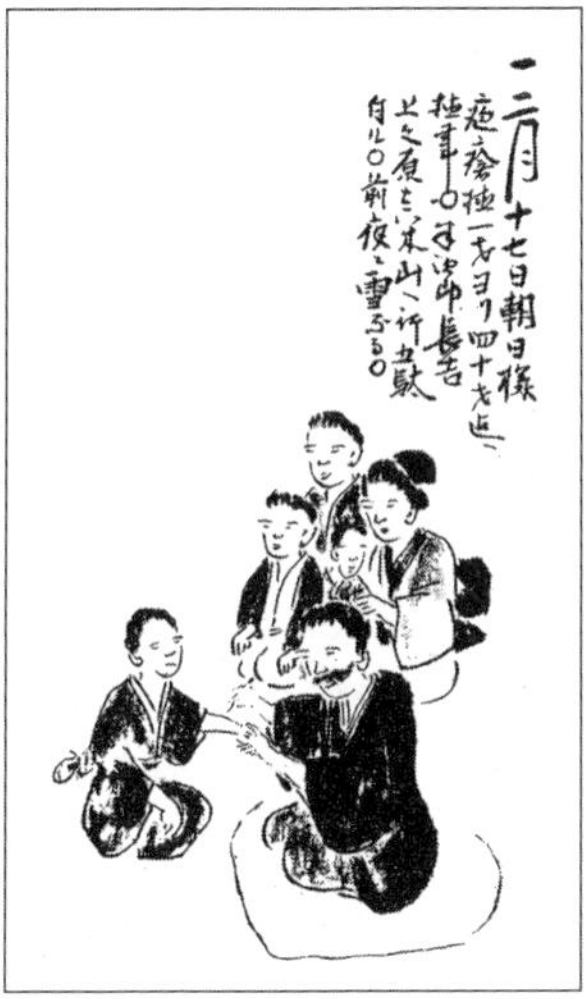

疱瘡植(『勝又半次郎絵日記』より)

出金（一軒につき二三文宛）でまかなったとある（一七九七年閏七月一九日ほか）。そのほか「疫神之神様」を祀る社を寺の境内に建立し（一八二〇年八月、三二年二月）、「さんだわら送り」（疱瘡のかさぶたから膿汁が漏れ出ないようにする呪《まじない》）、「こし送り」を執行し（四七年六月二〇日、五〇年六月二八日ほか）、あるいは「村方一同に病気御座候に付、庭々にて信心仕（り）候」（四七年七月四日ほか）、「村方病気御座候に付、病内一同に廻り題目を唱（え）申（し）候」（五〇年六月一三日ほか）ことなど、村人一同が題目を唱え、水垢離《みずごり》をとっている[10]。これら伝統的な医習慣・民俗も、植疱瘡が定着していくにともない、次第に行われなくなっていく。

近世中期、世上には疱瘡に効くとされる「陰陽二血丸[11]」、「疱瘡前之小児薬万金丸[12]」、「高橋伯玄家伝の疱瘡除之薬[13]」、「嘯華軒《しょうかけん》の疱瘡除之薬湯[14]」、「妙法院の疱瘡之薬[15]」、「長崎伝来の疱瘡免《のが》れ薬[16]」などさまざまな疱瘡除けの薬が売られ、「はやて（疫痢）除」の施薬[17]、「疫病除施薬[18]」といったことも行われていたが、山之尻村にはそれら売薬も施薬も及ばなかった。辺境の地にあり、悪年（飢饉）ともなれば「池沢へ出、あざみをとり、又はうど（独活）をほり、其外種々山物をほり取」り（一八二五年）、「ところ（野老）をほり、又はかろしにん之根ほり、又は山のいもほり、色々山物之ねを取（り）申（し）候。色々と致し命をつなぎ置（き）申（し）候。又は村々にてわらを切（り）、こなに致し、ろ命（露命）をつなぎ申（し）候」（一

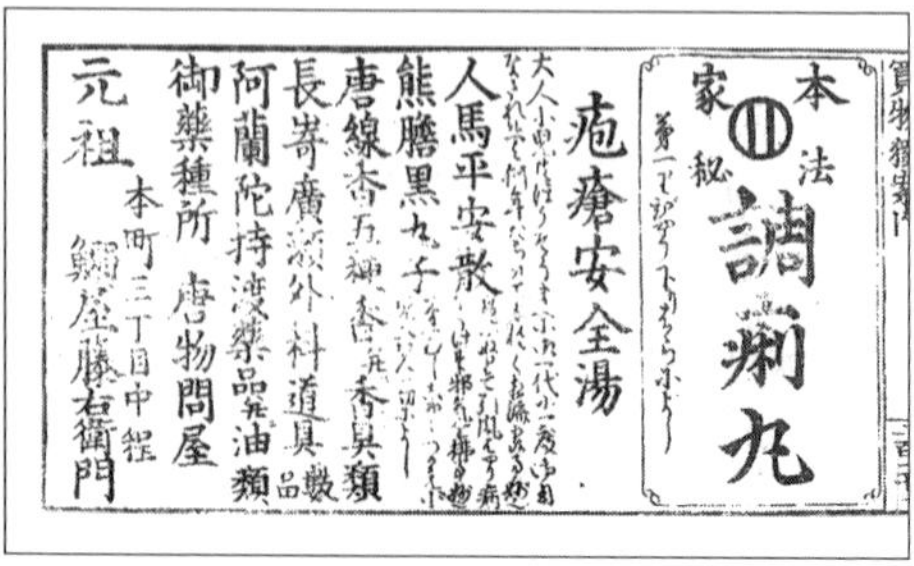

売薬の広告（『江戸買物独案内』）

七八七年一一月）とあるように、何でも口に入れる悪食によって胃腸を壊す者も現れ、それが時疫に対する抵抗力を弱めることにもなった。

一方、同時代の下総古河《こが》藩では、一七九五（寛政七）年の疱瘡流行時において出された触（廻状）をみると、「（村では）たまたま薬用等致させ候者も、先《ま》つ祈祷・立願・まじなひ等之儀を第一に致（し）、容体差重り候節、医師へ見せ候故、療治後れに相成（り）、薬之力も届き難」き状態となっている。祈療第一とする態度を改め、「煩付候砌《みぎり》より医師へ懸（け）、薬相用（い）養生行き届き候様致すべく候」ことと、病みはじめより医者に診せ、薬を用いて養生せよという指示が出されていた。[19]

（1）『大日本古記録』岩波書店、一九五六年。
（2）辻井善彌『幕末のスローライフ』一一四頁、夢工房、二〇〇六年。
（3）森嘉兵衛ほか編『日本庶民生活史料集成』第七巻第一所収、三一書房、一九七〇年。
（4）立川昭二『近世病草紙』一三八―一四一頁、平凡社、一九七九年。小森陽一ほか編『近代日本の文化史』第四巻五二一―五四頁、岩波書店、二〇〇二年参照。
（5）田中薫「江戸時代の村や町の医療事情」『松本市史研究』二〇、二〇一〇年。
（6）『藤沢市史』第三巻資料編、藤沢市役所、一九七三年。
（7）『逗子市史』資料編Ⅱ五五〇―五五一頁、逗子市、一九八八年。
（8）『御殿場市市史史料叢書』二『山の尻村の「名主日記」』、御殿場市、一九七七年。
（9）仲田正之『江川坦庵』五〇―五一頁、吉川弘文館、一九八五年。
（10）大藤修『近世の村と生活文化』三八五―三九〇頁、吉川弘文館、二〇〇一年参照。
（11）『内閣文庫所蔵史籍叢刊』『御徒方万年記』第三冊巻三六、一一九―一二〇頁、汲古書院、一九八七年。

(12) 京都町触研究会編『京都町触集成』第二巻、一七三六年五月町触。岩波書店、一九八三年。
(13) 右同書第四巻、六一年八月町触。
(14) 右同書第四巻、六三年一二月町触。
(15) 右同書第五巻、六九年二月町触。
(16) 右同書第五巻、七八年三月、七月町触。
(17) 原田伴彦ほか編『日本都市生活史料集成』第四巻所収、高力種信『猿猴庵日記』一八一九年四月、五月、学習研究社、一九七六年。
(18) 浅草寺史料編纂所・浅草寺日並記研究会編『浅草寺日記』第五巻、一七八四年四月、金龍山浅草寺・吉川弘文館、一九八〇年。
(19) 『小山市史』通史編Ⅱ六一四―六一五頁、小山市、一九八六年。同書史料編近世Ⅱ六六三頁、一九八三年。

二　疫病流行を稼ぎ時と考える医者と薬屋

尾張藩士朝日重章は日記『鸚鵡籠中記《おうむろうちゅうき》』において、時疫も大流行となれば「親類縁者は申すに及ばず、医者までうつるをいやがり行かぬ位」となり(1)（一七一六年四月二〇日）、木薬《きぐすり》屋が「来たる三、四月比《ころ》迄売るべき薬を拵《こしら》へおき、当時売り切(る)」と叫んでいたと記し(2)（一七〇七年一二月六日）、また桑名松平藩の越後にあった柏崎陣屋に勤めていた渡部勝之助の『柏崎日記』には、「ほうそうの洗薬」に必要な生薬を購入するため薬種屋に出かけたところ、もうすでに売り切れていたといい（一八四二年三月二六、二八日）、「何の因果やら去年十月ほうそう（疱瘡）後より、次々と病人（が出て）、薬礼も盆には一両余も出さねばならず」といった愚痴もみられる(3)(四三年五月二日)。

神田の町名主で著述家の斎藤月岑《げっしん》は『武江年表』のなかで、一八三六(天保七)年夏と秋の麻疹《はしか》流行、それにつづく六二(文久二)年の流行は前にもまして激しく、「烏犀角《うさいかく》は内攻を防ぐの薬なれど、用ふる事、度に過ぐれば逆上して正気を失ふに至るとぞ……医師は巧拙をいはずして東西に奔走し、薬舗は薬種を択《えら》ばずしてあきなふに暇なく、高価を貪《むさぼ》るものも多かるべし……命を失ふ者幾千人なりや量《はか》るべからず」という大流行になったと記しているが(4)、祈療に優る医療の恩恵を身近に知る人びとが増えていくにつれて、時疫の流行は医者や薬屋にとって「福の神」、「稼ぎ時」となっている。

『浜浅葉日記』では一八六二年六月三〇日「源右衛門子供はしかのよしにて、さいかく貰《もら》(い)に参り、遣(わ)し候」とあるのが麻疹流行の初出である。仁三郎のもとに疱瘡や麻疹に効能があるとされる犀角をもらいに来たので遣わしたというのである。七月一日には浦賀で麻疹が流行。「此方より奉公に行(き)候者はしかにて帰り参り候由、近所にて与市倅《せがれ》はしかのよし申(し)候」とか、「長坂・芦名・武(横須賀市)何れもはしかはやり候よし申(し)候」とあり、本家の息子伊太郎も麻疹に罹患している。

七月三日、流行地はさらに拡大し、「浦賀・田戸《たど》・横須賀・三崎・鎌倉諸方ともはしかはやり候よし。村方近所にてもはしかいたし候」とある。一二日に妻ちせが本家へ見舞いに行けば、保蔵とおまきも麻疹に罹患していたとのこと。一五日には雇人のお作が麻疹で休んだので、翌日、お作の罹病を藤沢宿の惣右衛門まで飛脚便をもって知らせている。一七日に医者からもらった処方薬をお作に持たせて惣右衛門の家へ帰し、一九日には藤沢宿からお作の弟が来て泊まっている。お作の代わりを勤めるために来たのであろう。

七月二〇日「麻疹之薬と申（す）法承りに参り。右薬せんじ出来、少々本家より貰（い）、麻疹をかるくするしかたなり」とあって、麻疹を軽くさせるための製法が詳記されている。不分明なところもあるが、利尿・発汗・解熱・鎮痛・去痰・補血などの薬理作用を持つ五種の薬種（細辛《さいしん》、乳香ほか）を細末にして火に熏《くす》べる法、疱瘡や麻疹に著効があるとされる三豆湯を毎日三度ずつ火に熏べる法、色の濃い赤小豆一合、黒豆一合、莢《さや》豆一合、甘草（緩解・鎮痛・鎮咳作用）五分を袋に入れ、水一升五合に浸してそれを一升にまで煎じ、二番煎じは水一升を九合にまで煎じて服用する法などである。

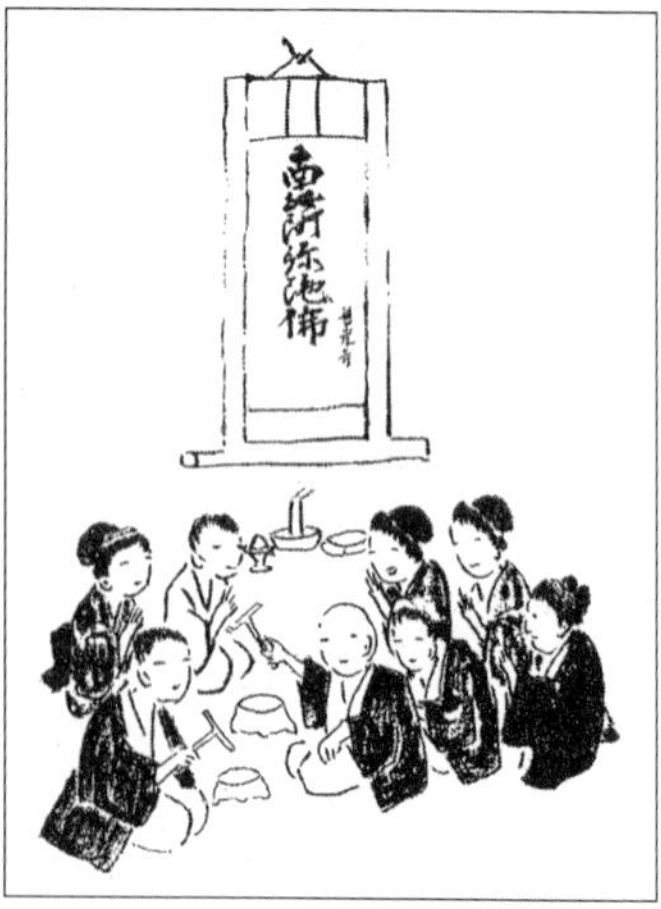
念仏講（『勝又半次郎絵日記』より）

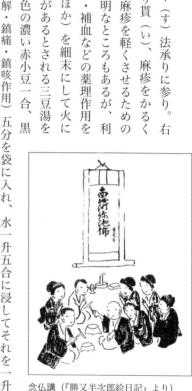

七月二二日、お作は回復して仕事をはじめたが、二六日になると雇人のおわかが麻疹に罹患。八月八日、妻の実家（三ヶ浦）の七左衛門が麻疹（コレラと思われる）にて重篤となり、一三日死去する。三ヶ浦の兄の高次郎、おくにが「ころり（コレラ）」にて死去。一五日、はなの母が麻疹に罹患、奉公人の留吉も麻疹で休む。一九日、りんが麻疹にかかる。二六日、留吉が麻疹から回復して仕事をはじめる。二七日「勘右衛門殿母子供つれ参り。はしかのよしに付き升麻《しょうま》（解熱・解毒・抗炎症作用）・葛根湯二服」を遣わす。閏八月二日、松輪神主が来て「我端居《はしい》　悪気来るな　幾年も神の利益のあらんかきりは」としたためた御札を仁三郎のもとに置いていく。九、一〇日、鹿島徳右衛門の娘六歳

が麻疹にかかったので、升麻、葛根湯二服、熊胆、セメン（セメンシーナ、回虫駆除薬）一匁を遣わす。一八日勘右衛門が赤飯を持参する。子どもが麻疹から回復した祝いとのことであった。二二日、与右衛門の娘の病死をもって麻疹関連の記事は終わっているが、この間、仁三郎は夜ごとに百万遍を称え、念仏踊の講元を務めている。本家および分家の周辺からも題目念仏の声が絶え間なく聞こえていた。

なお、幕府が一七八四（天明四）年五月、疫病流行時に布達した触書には、三二（享保一七）年から翌年にかけての飢饉に際して幕府が板行《はんこう》し、村々へ頒布した薬法書（手当たり次第に物を口に入れて「雑食之毒」にあたって生じた食傷の治方）の一部が再掲されている[5]。薬法書は西丸医師望月三英と小普《こぶ》請《しん》医師丹羽正伯が著し、それを御用書物師出雲寺和泉掾が三三年二月に板行したものであったが[6]、それには煎った大粒の黒大豆一合と甘草一匁を水で煎じて服用する法ほかが記載されていた。その治方と前に仁三郎が写し取った廻状の製法とは異なっているところが多く、廻状は別の薬法書に依拠したもののようである。八四年の触書に再掲された薬法は、さらに天保の大飢饉（一八三三〜三八）により農民一揆・打ちこわしが頻発した一八三七（天保八）年四月に出された触書にも再掲されているが[7]、鳥羽城下の世相を記録した『天保記』には、この再々掲された三七年の薬法にしたがって薬を呑んだ者は全快したと記されている[8]。同薬法が有効であったかどうか、その評価は分かれている[9]。

（1）『名古屋叢書続編』第一二巻、名古屋市教育委員会、一九六九年。
（2）右同書第一一巻。
（3）森銑三編『日本庶民生活史料集成』第一五巻所収、三一書房、一九七一年。
（4）斎藤月岑、金子光晴校訂『武江年表』第二巻（東洋文庫）一八九—一九〇頁、平凡社、一九六八年。

（5）高橋真三・石井良助編『御触書天明集成』所収、岩波書店、一九三六年。
（6）中山学「享保飢饉の疾病対策」『法政史学』六〇、二〇〇三年。
（7）注5同書七〇三―七〇四頁。同『御触書天保集成』下巻八七九―八八〇頁、岩波書店、一九四一年。
（8）原田伴彦ほか編『日本都市生活史料集成』第四巻所収、学習研究社、一九七六年。
（9）立川昭二『近世病草紙』一〇一―一〇四頁、平凡社、一九七九年。福井憲彦編『歴史のメトドロジー』一八二―一八三頁、新評論、一九八四年。菊池勇夫『飢饉の社会史』二四六―二四七頁、校倉書房、一九九四年。同『近世の飢饉』一〇四―一〇六頁、吉川弘文館、一九九七年。

三　コレラにみる呪祭空間と薬療法

『浜浅葉日記』一八五八（安政五）年八月一六日、五人組からの連絡によれば、村内の本住寺において「はやり病流行に付、大しめ（注連）・小しめとも引（き）候」とのことで、仁三郎は「注連《しめ》飾り引（き）用」として二四文（およそ二七〇円）、棕櫚《しゅろ》皮代一〇〇文を出している。同月二〇日、悪病流行により念仏講中の者が夜に集まって念仏。「当節病気流行に付、御役所より薬法御触出し」があり、定使が持って来た廻状によれば、薄荷《はっか》薬（健胃・鎮吐作用）、丁子《ちょうじ》（健胃作用）、桂枝（健胃・発汗・解熱作用）、カミルレ（またはカミツレ、ハーブのカモミールで発汗駆風作用）を等分細末に調合して服用するか、または葛根《かっこん》湯に丁子、カミルレを加えたものを常服、手足の冷えには芥子泥（芥子とうどん粉を熱い酢で硬く煉ったもの）を用いよとある。これは都筑《つづき》郡二俣村（横浜市）に回っていた触書にある酢を多用した薬法とは違っていた。[1] 三浦郡下宮田村若宮社では「流行之変病除之御祈祷」を役所より三日間命じられており、大目付廻状を順達させた上宮田村名主の控には、素人でもできる暴瀉病《ぼうしゃ》（コレラ）療治法が詳しく記されている。(2)

藤沢宿では「悪魔払」のため太神楽師《だいかぐら》に先祖から伝わっている獅子頭《ししがしら》を巡村させ、また村人による「村々氏神之神輿《みこし》巡行、或は法花《ほっけ》題目を唱（え）、又は百万遍念仏等」が行われていた。(3) 藤沢の清浄《しょうじょう》光《こう》寺（遊行《ゆぎょう》寺）の日誌『藤沢山日鑑』一八五八年八月一八日には「此節所々変病にて人数死事数多《あまた》有之間、今日御祈祷有之也」とあり、その翌日には「三浦講中四十人程御十念に上る。各々十二銅（文）つつ上る。此節所々変病流行に付、各々御十念に上る也」とあって、多数の死者を出している変病に対し祈祷や十念が執行されていた。(4) 変病とは大流行をみた「安政五年コロリ」であった。(5)

農民で宮大工でもあった伊予国（愛媛県）の藤井此蔵《このぞう》（一八〇八〜七六）が著した『藤井此蔵一生記』の一八五八年八月をみると、九州よりコロリがはやり「八つ手の葉、杉の葉、とうがらし、しめ（〆）て三品を表につ（吊）る。又薬に苧《からむし》の実（麻の実）・かんてん・さか木（榊）の葉・かんぞう（甘草）・南天の葉・白胡麻・口なし（山梔子）、しめ（〆）て七味せん（煎）し用る也。異人の所為《せい》なりとて説多し」とあり、また「当春より諸国一統はしかはやる。此はしかは、近年異国人渡来

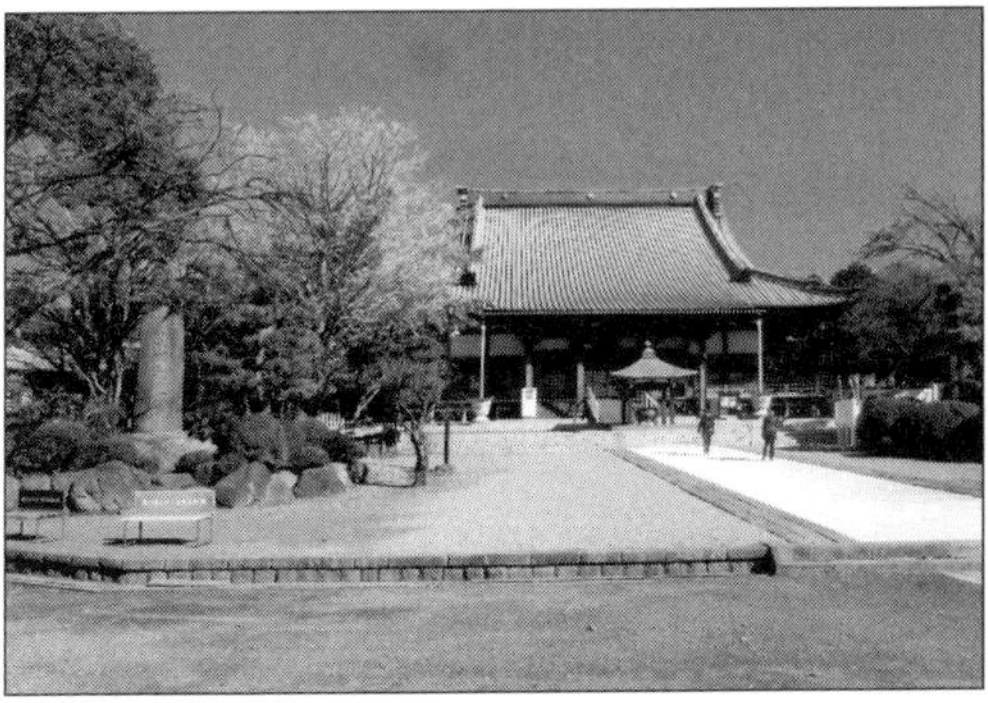

時宗総本山清浄光寺（藤沢市）

候に付、異国のはしかと見へて実（に）悪症也。是迄の医術に叶わず、色々変症して多死す」とあって、「異国のはしか」であるコロリの流行が異国人渡来と結びつけられている。(6) 阿部安成がいうように、コロリは攘夷意識を増幅させることにもなったようである。(7)『藤井此蔵一生記』はさらにつづけて、「日本国中はやりし故、山より薪炭出ざる故、木炭大高直（値）……塩高直、和唐薬種大上り諸色高し。竹は追々下直に相成（り）候」と、病死者が多く出て人手不足になったことから、物価は高騰し薬種も値上がりしたと記している。しかし、『浜浅葉日記』同年八月一七日には米八俵金七両（一俵あたりおよそ三万九四〇〇円）、翌年の正月二一日は米五俵金二両三歩二朱と銭五貫七〇文（同三万七三〇〇円）と記されており、むしろ値下がり気味となっていた。

福山藩の藩校誠之館《せいしかん》教授で医者でもあった江木鰐水《がくすい》は『江木鰐水日記』一八五八年八月一三、一四日においてコレラ流行の惨状を伝えるとともに、コレラは「蘭名コレラアモルテスト」と称するもので嘔吐、瀉下、痙攣《けいれん》などの症状を呈し、未病のときは五茯散を常服すること、発病したならば漢医ではなく蘭医を必ず迎えなければならないこと、医者が来るまでの間にすることとして唐辛子を手足裏と両ふくらはぎに塗ること、そのほか蘭方医学にもとづく諸種の治療法を詳記している。一六日には藩邸の諸士に種々の蘭方予防法および治療法を教え、あわせて「公辺（幕府）より内々仰出」された予防法および治療法に関して説明したとある。(8) なお、このとき出された触書によれば、治療法は種々あるが、ここでは「素人の心得べき法」を示すとし、予防には腹を冷やさないよう木綿を巻くこと。大酒や大食を慎み、消化の悪い物を避けること。罹患したならば早く寝て、飲食を慎み、惣身を暖め、芳香散（桂枝、益智《やくち》、乾姜《かんきょう》の細末を等分にしたもの）一二匁を時々服用すること。(9) 吐瀉が激しくて惣身が冷えるときは焼酎一、二合に竜脳または樟脳《しょうのう》一分を入れて暖め、それを木綿の布に浸して腹や手足に摺《す》り込むこと。または芥子泥を木綿の布に伸ばして下腹や手足に貼ること。または熱い茶に三分の一の量の焼酎を入れ、それに少量の砂糖を加えて用いること。または座敷を閉じ、布木綿に焼酎を付けて惣身をこするか、温鉄または温石《おんじゃく》を布に包んで惣身をこするのがよいとある。(10)

また『江木鰐水日記』一八六二年六月一〇日は福山における麻疹とコレラ流行の惨状を伝えるとともに、閏八月二〇日「江都洋学所鏤《る》行《こう》予防法」について次のように記している。すなわち、コレラは一種の「伝染病」で血中にあって一種の毒を醸《かも》しており、発病すれば助かることはない。予防には居室の空気を流通させること。身体を洗沐し衣服を清潔にすること。食事は少量で栄養のあるものを取り、飲酒を禁ずるとし、さらに流伝の説として、口唇を剃刀《かみそり》で浅く切って血を絞り出す法、水蛭《すいてつ》を胸膈《きょうかく》に付けて取血する法を紹介し、これは血中にあるコレラ毒を放血、あるいは病根である胃部の結滞《けったい》血を放血するものであるという。

この手に負えないコレラに対して人びとは、その元凶である疫神を村や家から送り出す「神輿《みこし》担《かつ》ぎ」や「獅子舞《ししまい》」を催し、八つ手の葉や唐辛子を家の戸口に吊《つ》るし、甲州では疫神に退散を命ずる高《こう》札《さつ》を立て、各家の戸口に退散の「令状（呪符）」を貼り出すといった呪的な行為に走っていた。(11)それは高橋敏がいう「非日常の危機に対する恐怖を歌や踊りの祝祭のエネルギーで発散させよう」とするものであった。(12)それに対し幕府や領主のほうでは薬療法や予防法を触れ回っており、民衆とは対照的な行動となっている。

『浜浅葉日記』に戻るが、大田和村では一八五八年のコレラは回避できたが、六二（文久二）年六月には麻疹とコレラの双方に襲われている。七月二四日、浦賀の医者渋谷宗誓がいうには、小田原および藤沢付近に「ころり」が流行し、浦賀の大津にも「ころり」が及んでいるとのこと。その話を裏づけるように、二九日に三崎の者から来た書簡には「ころりと申（す）病気はやり、三崎にても三、四人あり。うつりやすき病気にて恐（れ）居（り）候よし。鎌くら近所もはやり候よし承り候」とあった。八月七日に藤沢から帰って来た幸三郎（仁三郎の実弟）の話によれば、「藤沢宿坂戸町にて昨五日には、ころりにて六人死（に）候よし。藤沢宿近所・鎌倉近所にても恐（れ）居（り）候よし。長坂（横須賀市）近所・松わ（三浦市南下浦町）・金田（三浦市南下浦町）流行の由」とのことであった。

藤沢宿では「虎狼痢《ころり》悪病消除」につき「鎮守様御仮家御出輿」の件で経費徴収に関する寄合が持たれている。[13] 八月一四日「三ヶ浦七左衛門内にておくに、高次郎、昨日病死のよし。流行のころり、おそろしき事に候」と、仁三郎は妻の実家の人びとがコレラで死亡したことに恐怖を感じている。つづけて二二日朝には三ヶ浦の兄が死去。「ころ病に付、門留置《かどどめ》（き）候に付、前の物置にて支度いたし、夫《それ》より寺へ行（く）。御かか様寺に御出、帰りに内」に立ち寄り、秋谷（横須賀市）まで駕籠《かご》にて帰られたが、秋谷より三ヶ浦までの上下駕籠賃は金二朱と二百文（およそ七九〇〇円）であったとある。「ころ病」により病人（死者）は母屋に門留（隔離）されていたため、来客は母屋の前にある物置で支度してから寺へ向かったという意味であろうか。

八月二三日、仁三郎は「御触書之写」に「虎狼痢八月二三日、大悪日（大凶日）閏八月五日、右両日午之刻（正午前後）より未刻（午後二時前後）迄、湯茶・莨《たばこ》に至る迄慎むべし。右慎まざるに於ては即死す。両日朝五つ時（午前八時前後）前、黒豆八つ・米八勺せんじ、家内一統にて用（う）べし。

阿婆浜《あばはま》阿婆珊底主夜神《さんていしゅやじん》（災厄除けの神）、右之通（り）御預所中御触に候」と記されていたので、「家内中四つ（午前一〇時前後）前に昼飯いたし。尤、早朝に黒豆・米之せんじ汁、家中にて食」し、触書通りの行動を取っている。その後は物置で大豆こきをし、女どもは綿むきをし、夕方には綿取りをするといった普段通りの農作業に従事している。仁三郎の家では畑に干鰯《ほしか》をすき込み、地力のあがった五月に播種、八月に綿を収穫して実綿から種を除去。その後は糸を紡《つむ》ぎ、手織して自家用や贈答用に用い、繰綿《くりわた》の売却もしていた。(14) 田畑には干鰯などの金肥のほか、人糞（長井村へ定期的に糞を取りに行っている）や海藻をすき込んでいた。鯉の養殖も行っていたようである（四八年八、九月）。

コレラは汚染された食物や水、患者の糞便や吐瀉物が感染源となっており、激しい下痢による脱水と低体温で短日のうちに命が奪われてしまう恐ろしい病であった。八月二九日「長坂・林・秋谷ころり流行のよし、恐敷事に候」と記している。閏八月五日にも前回と同じく「御触書之写」の指示にしたがい、「今日は大悪日のよし。四つ前に昼飯を仕舞、夫《それ》より七つ半時（午後五時前後）迄湯・茶・莨《たばこ》迄食せず」と、禁忌事項をしっかりと守っている。禁忌の遵守が防遏《ぼうあつ》能力を高めると信じていたのである。この日は「昼九つ時（正午前後）より百万遍いたし」、また仕立屋が「林（村）にて夜に入（り）神送」があると言《こと》づけている。夜に入ってから「神送り」、疫神を村から追出すための、いわゆるコレラ祭を行うとの知らせであるが、仁三郎が出かけた様子はない。六日には妻の実家である三ケ浦より使いが来て、「ころ病」による死亡から明日で二週間が経つので門を開けるとのことであった。

仁三郎はコレラに恐怖心を抱きながらも、触書が指示する禁忌事項を忠実に守って通常の農作業を淡々とこなしていた。一方、本家の兄の方は屋敷内に祀られていた稲荷宮を心の拠り所としていたようである。同宮が設けられた経緯については一八六四（元治元）年二月一三日の日記に詳しいが、その日、浅葉本家に平三位有文卿と名乗る公家が宿泊。それは昨年一一月に上棟した稲荷宮に神位を授けてもらうためであった。京の神祇伯白川家か吉田家に浅葉本家が願い出ていたのであろう。「八幡宮勅額・勅筆・稲荷宮官位」を持参したとのことで、仁三郎の家にも有文卿が「勅筆弐枚・和宮様御筆壱枚・稲荷様官位」を持参している。二三日には「小（大）田和白鬚《しらひげ》正一位浅葉稲荷大明神」を賜った祝いとして供物と幟旗《のぼりばた》を用意し、村中の稲荷様にも小豆飯と御神酒を供えている。

なお、疫病に関連して相模国の警固を割り当てられた萩藩では一八五三年、警固の現場に「付属之病院」の設置を求める上申書を四人の医者が出していた。それによれば「陣中に疫症必（ず）流行仕（り）候事は、和漢且西洋において論する所に御座候。是を軍疫と申伝（え）候」といい、この疫症は「多人数群居候場処、自然と病毒を相醸《かも》し、遂に諸万人に一統相伝染し、一人として遁《のが》るる者なく、それゆえ「西洋においては、別に活大之病院を設け、医者居之《（ママ）》、病人を引請（け）、其処にて治療介抱仕（り）候」。そうすれば「疫症たとへ流行仕（り）候ても、多人数に伝染仕まつらず、諸人猛毒之虎口を免れ申（し）候」。このたび「相模国御陣場、多人数群居之儀候得」ば、軍疫流行することは必定と考える。それゆえ病院を設けるならば諸万人の助けとなるであろう。二〇年前、江戸大火の折、「御救ひ小屋相立（て）候節、右之疫症大（い）に流行仕（り）、免る者唯百ヶ一に至る事」があったが、これも「軍疫と同様之訳に御座候」と述べていたが[15]、聞き入れられた様子はない。

(1)『神奈川県史』資料編一〇、二七五―二七六頁、神奈川県、一九七八年。

(2)『藤沢市史』第三巻資料編一〇三九―一〇四〇頁、藤沢市役所、一九七三年。
(3) 右同書一〇三九―一〇四一頁。
(4)『藤沢山日鑑』第二五巻、藤沢市文書館、二〇〇七年。
(5) 斎藤月岑、金子光晴校訂『武江年表』第二巻（東洋文庫）一六七―一六八頁、平凡社、一九六八年。
(6) 宮本常一ほか編『日本庶民生活史料集成』第二巻所収、三一書房、一九六九年。
(7) 岩田浩太郎編『新しい近世史』四一四―四一五頁、新人物往来社、一九九六年。
(8)『大日本古記録』岩波書店、一九五四年。
(9) 芳香散の使用は奥医師に任用されたばかりの伊東玄朴、戸塚静海ら蘭方医による起案であったという（宗田一『渡来薬の文化誌』二一九―二二四頁、八坂書房、一九九三年）。
(10)『新訂増補国史大系』『続徳川実記』一八五八年八月二二日条、吉川弘文館、一九八二年。
(11) 大島建彦『疫神とその周辺』三八―五四頁、岩崎美術社、一九八五年。
(12) 高橋敏『幕末狂乱――コレラがやって来た』四四、二二四頁、朝日新聞社、二〇〇五年。
(13) 注2同書一〇四八頁。
(14)『新横須賀市史』通史編近世三二二―三二三頁、横須賀市、二〇一一年。
(15)『逗子市史』資料編Ⅱ五四一―五四二頁、逗子市、一九八八年。

四　大山・三峰山・富士山・善光寺・身延山参詣と御師たち

諸災厄除けを願って諸寺社に向かう人びとの姿を『浜浅葉日記』は記録しているが、そのなかで「大山《おおやま》（石尊）様行」と称された大山参詣が目立っている。武蔵国橘樹《たちばな》郡生麦村（横浜市鶴見区）の歴代当主が書きついだ『関口日記』（一七六二〜一九〇一）にも大山参詣の記事がたくさんみられる。(1) 山岳信仰の大山（神奈川県伊勢原市大山）は阿夫利《あふり》神社（延喜式内社）と不動明王を本尊とする別当寺の大山寺からなっているが、徳川家康によって下山を命じられた修験者たちが麓に宿坊を構え、御師《おし》となって大山講中《こうじゅう》の人びとを迎え入れている姿は今日でもみることができる。(2) 一八四四（天保一五）年七月五日、幸三郎（仁三郎の実弟）、金次郎（本家の兄の長男）、福蔵（本家の兄の次男）の三人が連れ立って大山に向かい、御師吉川領大夫の宿坊に宿泊。翌日、帰途につき藤沢宿に宿泊。七日は妻の実家である三ヶ浦に宿泊し、八日の早朝に帰宅し土産を配っている。

本家の兄は一八五一（嘉永四）年九月、翌年五、七月（馬を使用）、五五（安政二）年九月と出かけており、五七年七月六日には仁三郎と二人で早朝に出立している。九つ時（正午前後）に御師吉川領大夫の宿坊に到着し、参詣をすませたのち直ちに帰路につき、藤沢宿の蔦屋《つたや》又兵衛にて一泊。翌日、藤沢で時宗総本山清浄光寺（遊行寺）の宝物を拝観し帰宅している。

少し戻るが、一八四七（弘化四）年九月、本家の兄の妻すえと仁三郎の妻ちせ（両人は実の姉妹）が同道して大山を参詣したのち、箱根で一ヶ月近い湯治をしている。翌年の九月および六〇（万延元）

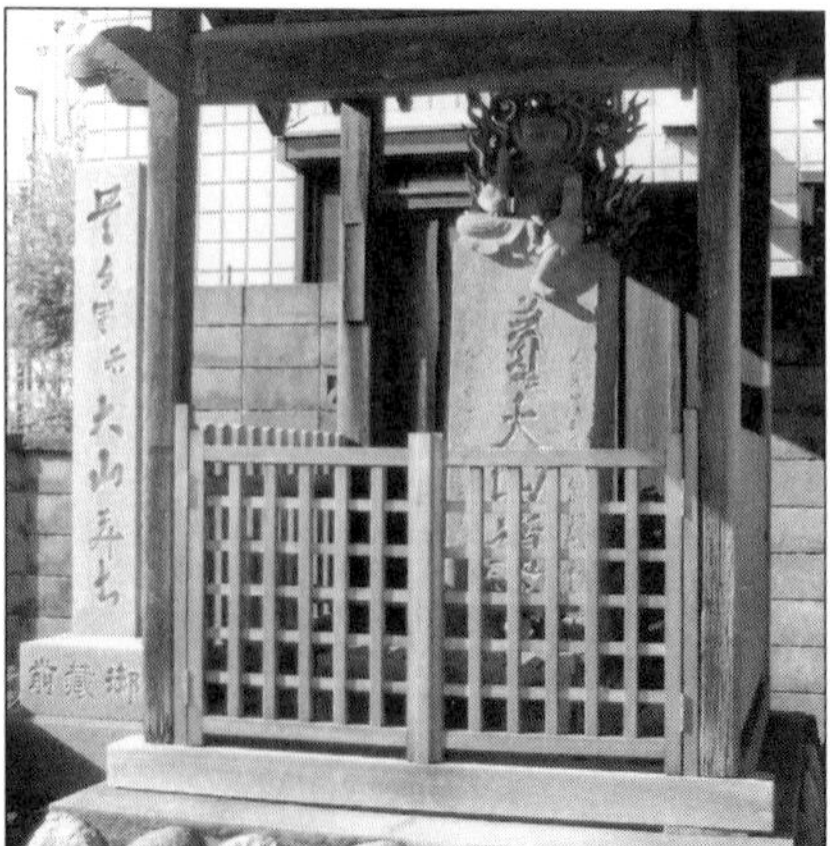

大山道の道標（藤沢市四ツ谷）

年九月には兄の長男嘉十郎（金次郎を改名、のち第一四代仁右衛門）が、また六六（慶応二）年一〇月には本家の兄が大山を参詣し、土産に御札、梨、茶、匙《さじ》、煙草、煎餅などを購入していた。七〇（明治三）年九月二二日には船で第一四代仁右衛門とその長男仙太郎が大山詣でに出立している。

神社の例祭に奉公人を代参させていることもあった。一八五六年七月七日、仁三郎は奉公人に小遣い一〇〇文、菓子代三〇〇文、奉納金一朱（およそ二八〇〇円）、破魔矢《はまや》の代金一朱と一〇〇文（およそ四〇〇〇円）、雑費一貫一〇〇文（およそ一万二四〇〇円）を渡して送り出している。五八年七月一六日には金一歩と銭一貫六〇〇文（およそ二万九三〇〇円）を、六五年七月一五日には餞別《せんべつ》二朱、賽銭二〇〇文、ほかに一両（およそ四万五〇〇〇円）を用心に持たせて出立させている。村人が大山参詣に出かけるときも餞別を渡し、ときには金を貸していることもあった（五九年七月二二日ほか）。七三年閏六月一六日、仁三郎は大山に出かけ、その際の費用として大山旅籠《はたご》代金一分一朱、護摩《ごま》料金一分、御山入用金一朱、茶代金一朱、藤沢旅籠代金一分（およそ四万二二〇〇円）などを用意していた。

一八五八年九月の大山参詣では浅葉本家の手持ちの荷船（海上輸送用に二艘所有）に乗って、三ヶ浦から馬入《ばにゅう》川（相模川）の河口に向かい、平塚の船宿から（平塚の田村の渡しを経て）伊勢原に出て、大山の御師宿吉川領太夫にて一泊している。大山では「護摩修行」（護摩料として金一歩）ののち帰途につき、伊勢原の一之沢、厚木宿を経て藤沢の蔦屋又兵衛に一泊。翌日は清浄光寺を参詣してから鎌倉を回って鶴岡八幡宮を拝している。帰路も船で三ヶ浦に向かったものと思われる。大山参詣の時期は例祭のある七、九月に集中していた。

浅葉本家および浜浅葉家は浄土宗東漸寺の檀家《だんか》であったが、清浄光寺の遊行上人が遊行される際にはお世話係を頼まれている。一八六五年二月一四日から一六日まで、打ち合わせに来た同寺の僧是心が仁三郎の家に宿泊している。三月二八日にも同僧が来て、遊行上人の廻国に要する「藤沢山御先触御宿割」を頼むため本家を訪れている。翌日、同僧は「人足之掛合」のため佐嶋家に向かい、その帰りがけに仁三郎のところに立ち寄って相談している。話によれば、佐嶋家で人足を承知してくれたが、不足の場合は大田和村にて「急度《きっと》御継立《つぎたて》仕るべく候。此段受取印形いたし差出（し）置かれ候」とある。四月二、五、六日、仁三郎は他村の者と「上人様廻国」準備の件で寄合を持っている。七日に上人が到着、送り人五〇人ほどがつき添って来た。大勢の参詣人が上人を出迎え、回向《えこう》と接待（日記に献立を詳述）ののち、上人より御名号《みょうごう》、雷除御名号、御詠草、さらさ風呂敷一つをいただく。その日、上人は本家に宿泊。翌日は御施餓鬼《おせがき》の法会を執り行っている。

一八六六年二月一四日、本家の兄らと仁三郎は鎌倉方面に遊山。一七日は清浄光寺の御施餓鬼に参じている。その折、上人より書院に招かれ「御十念」をいただく。茶菓、酒、料理の接待を受けたのち、二人は上人へ金七百疋、衆領軒へ金百五十疋、番匠軒へ金三朱、弟子方衆中へ金百五十疋、〆て一両三朱ほどを差し出している。

次に三峰山参詣であるが、コレラ騒動のあった一八五八年一一月一四日、修験道本山（聖護院）派の三峰山（埼玉県秩父市）の高雲寺と三峰神社へ保蔵（本家の兄の次男で六九年に仁三郎の養子となる）が参詣するというので、仁三郎は餞別に一朱、買物代二朱を渡している。翌日早朝、植木屋が同道して出立。植木屋には二朱、買物代一貫百文（一一〇〇文）、三峰御初穂（奉納金）百文を遣わす。参詣の旅は八日を要し、帰宅は二三日となった。保蔵は二年後の一一月二五日にも三峰山に出かけているが、その際、仁三郎より渡された初穂料は百文、餞別は二朱であった。帰宅は一二月五日、土産は御札、風呂敷、饅頭などとある。六六年三月二三日、本家の兄が鎌倉の日野屋平兵衛と一緒に出立する。その際、仁三郎は三峰神社の初穂料二百文を兄に渡している。帰宅は四月六日で、一三日間の旅となった。村人らの三峰行きもみられる。講が組織されていたのかもしれない。土産は御札、美濃紙などである（六四年五月三日ほか）。

つづいて富士山参詣であるが、一八六〇年六月二六日寅刻（午前四時前後）仁三郎は奉公人を同道させて出立している。船で坂之下（鎌倉市坂ノ下）まで行き、四ツ谷（藤沢市）の伊勢屋で昼食をとる。田村川（平塚市田村か）まで駕籠に乗り、御師の吉川領大夫の宿に泊まる（代二朱）。二七日、大山石尊への参詣をすませて蓑毛《みのげ》（秦野市）に向かい、まかり松で昼食。関本宿（南足柄市）の酒屋に泊まる。道了山《どうりょう》（曹洞宗の名刹である大雄山最乗寺・道了尊）に参詣。二八日に矢倉沢（東海道の脇往還）関所を通り、竹之下（駿東郡小山町）の竹屋で昼食。矢倉沢から竹屋までは駕籠に乗る（代一朱と二〇〇文）。二九日朝五つ時（午前八時前後）に登りはじめて五合五勺目に泊まる。三〇日早朝に登山。「八ツ時より下り御中道《おちゅうどう》（五、六合目を一周する富士講の参詣道）に廻り、南口より宝永山へ廻り、村山口五合目に泊」まる。七月一日「鬼ヶ沢・桜沢・無命橋・一之瀬・不動岩・だるま岩・里なめ」を経て、小美たけ山で昼食。「不浄流・つばくろ沢」を経て、「五合五勺目土走りに廻」って、夜に御師小野権大夫の宿に泊まる。二日竹之下を経て関本宿の熊沢屋喜兵衛に泊まる。三日梅沢（二宮宿）の蔦屋で昼食。そこから馬に乗って藤沢宿へ行き蔦屋又兵衛に泊まる。四日昼に本家に立ち寄ってから帰宅。土産の御札、手拭、ふくさ、菓子、風呂敷、菓子盆、唐辛子入れ、団扇、盃、前掛けなどを一五人ほどに配っている。出立前夜には五人から計二歩二朱と二〇〇文（およそ三万四〇〇〇円）の餞別をもらっていた。九日間におよぶ旅に要した費用は金三両二歩と三〇〇文（およそ一六万一〇〇〇円）となっている。

　次は善光寺と身延山参詣である。一八七二年二月二八日、仁三郎は妻ちせと本家の母ます、猪太郎（第一三代仁右衛門の末子）、三ヶ浦（妻の実家）の母、坂之下（第一三代仁右衛門の長男嘉十郎の後妻の実家）の母といった年寄主体の六人で信州善光寺に向けて出立している（なお、六

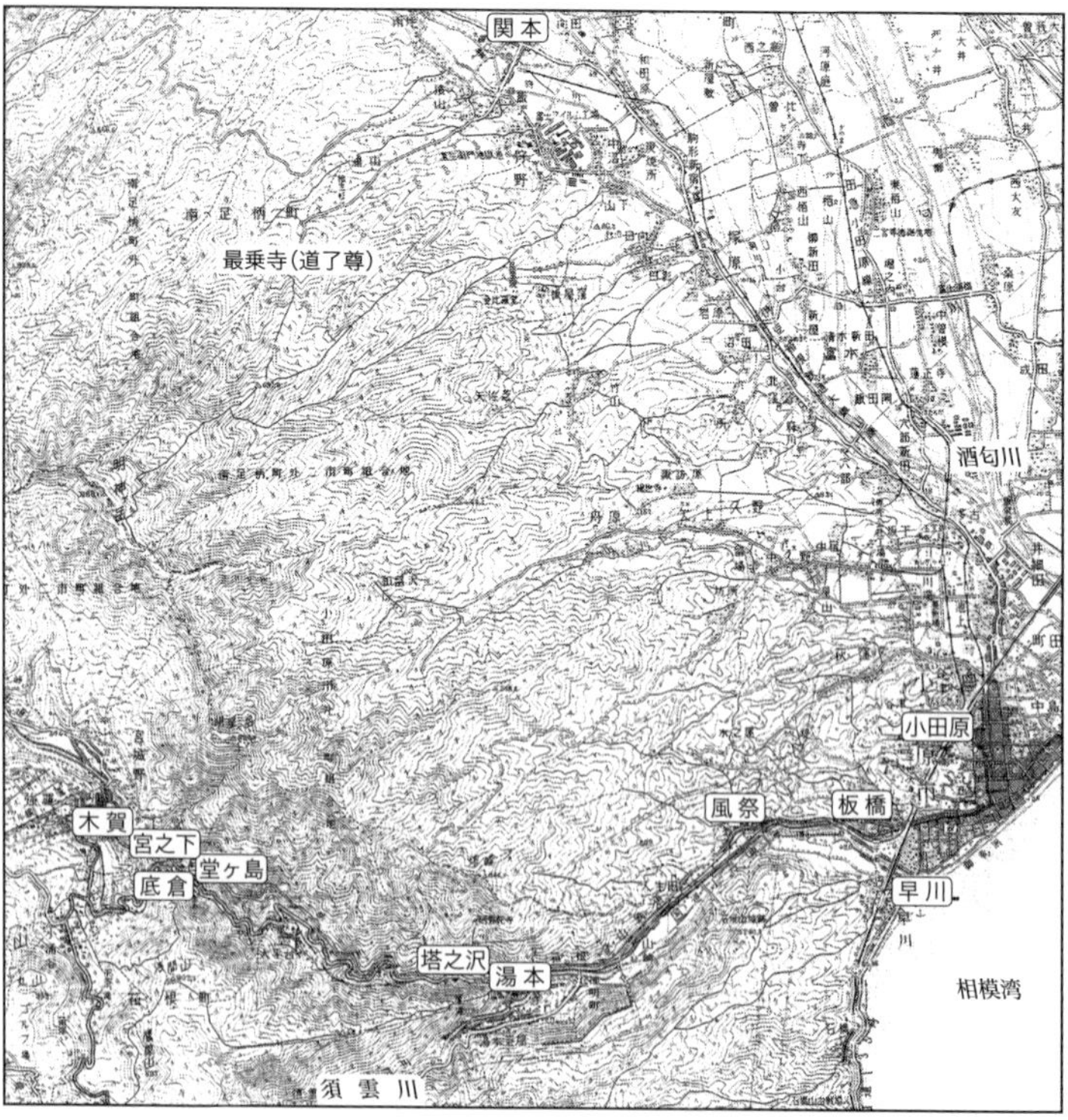

小田原・箱根地域

〇年一一月、善光寺の如来の出開帳が浦賀の東福寺において行われた際、本家の者が出かけて結縁している)。仁三郎の家の者が本家と三ヶ浦に赤飯を贈る。日記は分家の留守を預かる保二郎(保蔵を改名)が記しており、留守見舞に訪れた人たちを茶菓、酒、甘酒、飯などで接待している。留守見舞の品は赤飯、茶、団子、煎餅、タケノコ、魚、そばなどであった。一行の旅は二ヶ月余を要し、五月三日に帰宅。九、一一日の両日は土産の手巾(手ぬぐい)、更紗《さらさ》の風呂敷、櫛、猪口《ちょこ》、煙草入れ、羊羹《ようかん》などを餞別をいただいたと思われる村人縁者一四軒に配っている。それから一ヶ月後の六月六日、仁三郎は妻と身延山(山梨県南巨摩郡)に向けて出立し、二〇日余の参詣の旅を終えている。当時、仁三郎は五七歳、なかなか元気である。村人の身延山参詣は少ない。仁三郎と親しい質屋勘四郎の妻ふみが六三年正月一一日、仁三郎から金一分と白砂糖の餞別をもらって身延山に旅立っているが、ふみの参詣は無届けであったため、二六日に帰村したのち村で問題となっている。

参詣にあたっては「御関所御慈悲を以て相違なく御通」し下さるようお願いしますといった郡奉行所・代官所宛の一札を名主が差し上げ、諸国宿々の御役人宛の往来手形を発行してもらう手続きが必要であったが(3)、それを欠いていたのであろう。当時、参詣道には不逞《ふてい》を働く者がたむろしていた。一八四二年七月、参詣の旅人が利用する馬や駕籠の賃銭引き下げを求める関東御取締御出役(八州廻りといわれる警察機構)よりの申渡しがあった。それを受けて相模国大住郡(伊勢原、平塚、秦野、厚木市周辺)の村々の名主が連名で請書《うけしょ》を出しているが、それによれば、富士山や大山などへ参詣する旅人に対し「村々之内農隙馬・駕籠等持出し相稼(ぎ)候者とも之内、旅人へ無体《むたい》に馬・駕籠(を)相勧め、乗らざる者へ喧嘩・口論等を仕掛(け)、或は多分之駄賃等を申掛(け)受取」り、また「船川渡或は河越等之場所、聊《いささか》之雨天にも、じきに直（値）上け等いたし、多分之賃銭旅人より受取」り、さらに「往来筋道端へ罷出《まかりいで》候番非人之内、所々へ罷出、往来旅人より多分銭差出させ、差出さざる者へは彼是《かれこれ》申（し）威《おど》」していたとある。今後は駄賃を引き下げ、不埒《ふらち》の儀が生じないように申し聞かせるとしている。(4) たび重なる災厄、そして社会の変動に不安を感じていた人びとが参詣によって安心を得ようとしていたのであろうか、往来は多くの旅人で賑《にぎ》わっていた。

（1）鈴木良明「名主家の社寺参詣」、横浜開港資料館・横浜近世史研究会編『日記が語る19世紀の横浜』所収、山川出版社、一九九八年。
（2）西海賢二『富士・大山信仰』二五三―二五六頁、岩田書院、二〇〇八年。
（3）『逗子市史』資料編Ⅱ六六頁、逗子市、一九八八年。
（4）『神奈川県史』資料編七、四八〇―四八二頁、神奈川県、一九七五年。

五　伊勢御師の配札と万金丹

浅葉本家と浜浅葉家、またその親戚縁者の家には年末から年始にかけて伊勢の御師《おんし》（師職）が来訪し、本家を基点にして師檀関係をもつ村人に天照《あまてらす》皇大神宮（内宮）および豊受《とようけ》大神宮（外宮）と刷られた御札を配り初穂料を集めていた。本家は御師宿（伊勢講元）となっていたようである。一八五六年一二月一日、伊勢の東川惣兵衛が浜浅葉家を訪れ接待を受けたのち、仁三郎から初穂料を受納し万金丹一包を差し出している。接待では甘酒、茶、菓子、餅、赤飯、焼酎、羊羹などが出されている。

伊勢土産はきまって万金丹一包か二包であった。同年は例年とちがい閏五月一四日にも東川惣兵衛ほか二人が来訪。「幸田源内大夫様代替りに付、一代かん（勧）化《げ》のよし」とのことであった。伊勢からの至来（到来）品は一万度御祓（大麻）、風呂敷、扇子二本、掛物一幅、万金丹であった。一六日には東川惣兵衛ほか二人が仁三郎を訪れ、伊勢奉納金二歩（およそ二万二五〇〇円）を受納している。

一八六〇年一二月一五日、東川惣兵衛が配札に来る。御初穂二〇〇文、日参料三八四銅（文）、賽銭二〇銅、〆て六〇〇銅（およそ六八〇〇〇円）を受納した東川惣兵衛は、銭一三貫六二四文を金二両に両替している（一両は四〇〇〇文ではなく、六八一七文の計算になる）。六二年一二月三〇日、惣兵衛が配札に来て御初穂五六四文（およそ六三〇〇円）を受納。六七年八月一五日、本家より「明日伊勢様御師（幸田）源内大夫様、本家へ御立よりのよし」とのことで、仁三郎は準備のために呼び出されて本家に宿泊。当日の一行は駕籠に乗った幸田源内大夫、肩衣《かたぎぬ》姿の東川惣兵衛ほか四人、供二人の総勢八人、それに加えて人足一七人、下役五人、ほか二人という多人数であった。御師は御神楽を奉納したのち供応を受けている（日記は当日の献立を詳述）。七つ刻（午後四時前後）に出立。幸田源内大夫へ

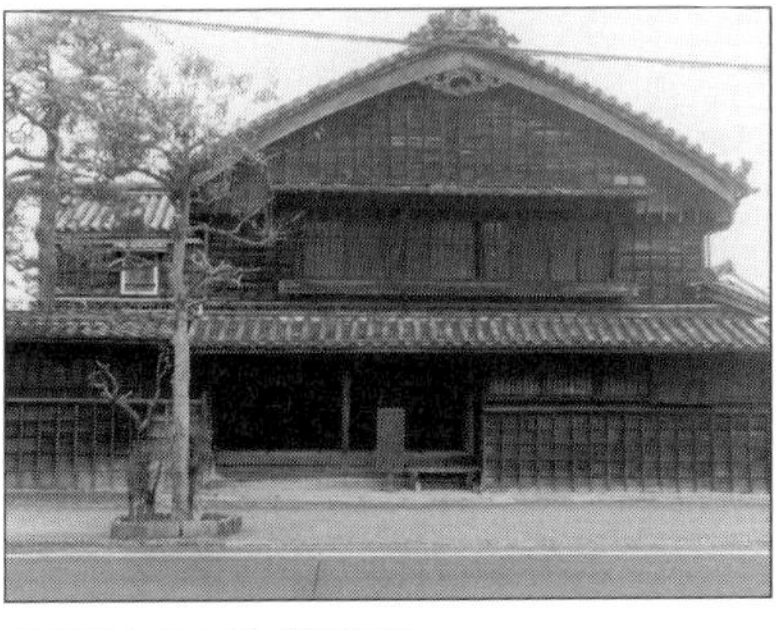

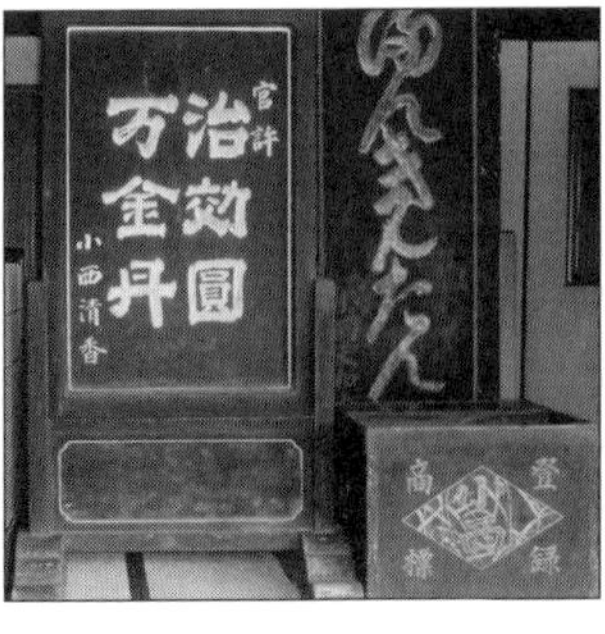

小西万金丹本舗（伊勢市）

の「寄付金」は二両二歩（およそ一一万二五〇〇円）。毎年、配札に檀家を回っていた東川惣兵衛は幸田源内大夫の手代であった。村では「伊勢宮様御神楽」が行われ、仁三郎も見物に出かけている（四八年六月ほか）。

一八六七年一一月七日、全国的な広がりをみた「お蔭《かげ》参り」「ええじゃないか」が当地にも及んでいる。「浦賀こばたや、其外東二軒、大神宮様御はらゐ御下りなされ候様申（し）、酒を出（し）、赤飯出し、餅搗《もちつき》出す。大さわぎのよしに候。尤、上方は先日より大さわぎ、おかけ参りも沢山に参り候よしに候」と、どこからか集めてきた情報を仁三郎が記している。六八年二月二日「伊勢東川惣兵衛様、由太郎殿・由松殿、ほかに人足・子供同道にて御出、御はらゐ様いただき候」。その御初穂料として一朱二〇〇文（およそ五〇〇〇円）を納めている。一行は本家に宿泊し、その後も本家および浜浅葉家の縁者宅を泊まり歩き、一〇日になって「直に帰国に相成り候趣」で万金丹一包を仁三郎のもとへ届けている。

御師一行が帰国を急いだのは、鳥羽伏見の戦いで幕府軍が敗れ、一八六八年二月には東征軍が進発するという世上の混乱と無関係ではなかったようである。日記には御師一行が帰国したことにつづけて、伏見の合戦の様子が詳記されている。仁三郎が集めた情報によれば、京より大坂城に退いていた「上様（慶喜）・御旗本衆」は船にて浦賀にお帰りになり、「御家人・御先手衆」ほか、女や子供まで浦賀・三崎より上陸。相模湾寄りの三崎道・鎌倉道、あるいは江戸湾寄りの浦賀道・金沢道を通って江戸へ向かい、「実に御旗本衆・御家人衆とは申（し）ながら、逃（げ）帰り候様子あわれに候。尤、壱組五十人・百人位之御帰り、日々の通り」とある。そして、浦賀奉行所（西浦賀村）の役人もそれぞれ荷物を山間部の吉井（横須賀市吉井）へ送り出し、「町方にても外々へ荷物頼（み）送り、逃（げ）去（り）候支度致し居り候様子に候」とある。

四月、官軍が江戸入城。五月一五日には上野の彰義隊も鎮圧されることになるが、五月八日の日記には「徳川家御相続田安亀吉（亀之助、のちに徳川慶喜より宗家を継いだ徳川家達《いえさと》）様へ仰付られ、上様義も御帰城仰付られ候趣、去四日城ヶ島（三浦市三崎町）役所・三奉行所より御用状にて申（し）参り候趣に候。何《いず》れにも江戸表外、平和之趣申（し）参り候」と、江戸は落ち着いて平和な様子であると記されている（五月二四日、徳川家達は駿河府中藩主となる）。

一八七〇年二月七日「伊勢幸田源内大夫手代両人」が来て万金丹一包を置いていく。三月八日にも「伊勢幸田源内大夫手代檀家廻」に来て、「万度（御祓大麻）一つ、しやくし（杓子）一本、はし（箸）一袋、見祓一つ、万金丹二包」をいただく。御初穂料は一朱と二〇〇文。一四日には東川惣兵衛ほか二人、供一人が帰りがけに立ち寄り万金丹一包を置いていく。五月二八日にも東川惣兵衛ほか一人が来て団扇《うちわ》一本を、さらに七月二〇日にも東川惣兵衛と供一人が来て手巾一ヶ、はし一袋、万金丹二包をそれぞれ置いていったとある。(1) この時期、全国的に廃仏毀釈《きしゃく》の動きが強まり、七一年に明治政府は御師制度の廃止を打ち出している。

一八七二年一二月二三日から二六日にかけて、村人五人が伊勢参宮のことで仁三郎のもとを次々と訪れている。仁三郎はそれぞれに餞別二朱と胡（古）蓮丸二包を渡し、そのなかの一人、五人組の庄右衛門には餞別のほか「善光寺様蝋燭《ろうそく》代金一分」と「大神宮様賽銭二〇〇文」を渡している。庄右衛門は伊勢参りの復路を東海道ではなく、中山道にして善光寺に参る予定でいたのであろう。伊勢参りの多くは冬の農閑期に行われている。携行に便利な丸薬・膏薬は道中薬、餞別として用いられることが多く、五二年一月六日には六人の伊勢参宮の代参者に餞別二〇〇文から三〇〇文を、また出立金三両と薬二包、講元であったと思われる本家より預かった二〇両を渡し、代参者の家には「参宮留守見舞」が送られていた(2)(五六年一月二八日ほか)。

家に溜まった万金丹の使途であるが、一八五七年二月二二日、仁三郎が万金丹五粒を風邪で休んでいた奉公人の母に渡し、六八年閏四月一七日には馬の病の治療薬として万金丹一三粒と黄連湯(健胃強壮・消炎・解毒作用)二服を飲ませたことが知られる程度である。万金丹は万能薬(主に胃腸・解毒薬)として知られているが、その製薬元は宇治朝熊岳《あさまだけ》の野間(因幡少掾《しょうじょう》)家のほか諸流があり、調剤には輸入薬の阿仙薬のほか、甘草、麝香《じゃこう》、桂枝(皮)などが用いられていたという(3)。なお、日記には伊勢名物の伊勢暦や白粉《おしろい》がみられず、幸田源内大夫や東川惣兵衛らは土産から外していたようである。

(1) 一八七〇年一二月三日、太陽暦に改められて明治六年正月一日となるが、日記は旧暦を使用。
(2) 伊勢参宮に要した費用については金森敦子『伊勢詣と江戸の旅』(文藝春秋、二〇〇四年)が詳しい。
(3) 伊藤長次郎編『三重県薬業史』一二四―一二八頁、ミエ薬業社、一九四〇年。宮下三郎『長崎貿易と大阪』一五八―一六一頁、清文堂出版、一九九七年。

六　山伏・修験者による祈療と医療

一七八五(天明五)~一八〇三(享和三)年のころ肥後熊本の医者が著したと考えられている『仁《に》

助噺《すけばなし》』は貧農の仁助に仮託して、かれと儀助、土平の三人の農民、智伯という医者、道迷坊という真宗僧が対談するという体裁をとって、農村の窮乏の原因がどこにあるのか、村を立て直すにはどうすればよいのか、といったことについて論じた書である[1]。そのなかで智伯がいうには「夏日照の強ければ、たなた衆が物入をして禰宜《ねぎ》・山伏・僧などの族《やから》を頼み、雨乞・雨祈祷といふ様々の事があれども、雨といふ物は、天地の化より出来《しゅったい》(する)事なれば、禰宜・山伏などが自由にふらする事のなる物にはあらず。彼面々の修法《しゅほう》と云(う)は、只米銭を貪《むさ》(ぼる)為に様々の事をいふて諸人を誑《たぶ》らかし、何ぞ用に立(つ)事は少(し)もなし。米銭を出して頼(む)は大(き)な損じや……天気降りて雲と成り、地気登りて雨と成るといへり。地の気は静にして常に打て升《のぼ》るといへ共、天気は動ひて変ぜず。故に日照の続く時もあり、雨の続くもあるなり。是を禰宜・山伏などが何として自由にすべき事か」と、雨乞いのための禰宜・山伏による祈祷を気論をもって批判し、かれらはただ米銭を貪るだけの存在として退けられている。

その山伏について儒医の勝部青魚《かつべせいぎょ》は「修験者、巫祝の類、加持祈祷にて病を療する者多し」といい、かれらは「我加持を成す間は、湯液、鍼灸の療治必(ず)無用と制禁す。愚夫・愚婦皆惑て医を信ぜず、巫を信じ、彼れが言に従ふ。死に至つて悔めどもせん(詮)も無し」と、かれらの祈療行為を批判しているが、他方で「加持の香水を出して、此水にて薬を煎じて服すべしと云(う)も有り。是は医の療治を止めぬゆえ害すくなし」とて、一概に否定しているわけでもなかった[2](『剪燈《せんとう》随筆』巻二)。

山伏・修験者らは祈療を補完するという意味で医薬を利用することもあれば、医薬だけで治病にあたることもあった。日向国佐土原《さどわら》(宮崎県宮崎市)の修験者(当山派の醍醐寺三宝院に帰属)野田泉光院（野田成亮）が、一八一二（文化九）年九月より一八（文政元）年まで托鉢しながら諸国の修験の山々や観音霊場などを回ったときの『日本九峰修行日記』には、祈療と医療の共存している姿がみられる。野田泉光院は病気、旅行安全、業障消滅、船中安全のための加持祈祷、配札（疱瘡札）、切紙授与、配守（疱瘡守・安産守）、仁王《にんのう》経読誦の依頼をこなしながら旅をつづけていたが、剛力《ごうりき》として随行していた平四郎が疝気《せんき》のひどい発作に襲われると、野田は「今日迄は売薬計《ばか》りにて医師に見せず、因《よ》（つ）て日々病気重る様見ゆるに付」、医者令斎の診断を仰ぎ、煎じ薬五貼をもらって飲ませている（一七年七月八日）。売薬だけでは十分でなく、医者に診せたいという思いを野田は抱いていたのである。その後、止宿した泰隆寺において院主の修験が「少々医心」を持っていたことを知ると、早速に薬の調合を依頼している。それとともに「長悦と云ふ盲医を頼み、按摩鍼療」もさせている（同月二一日）。平四郎の疝気は持病であり、発作に襲われて「灸点者」に灸治を頼むこともあった(3)（一八年八月七日）。山伏・修験者が陀羅尼助《だらにすけ》（黄柏、竜胆、青木、当帰などのエキス製剤）や熊胆《ゆうたん》などを持ち歩いていたことはよく知られているが、(4)かれらは祈療だけでなく医療も行なっていたのである。

　病家が祈療に寄せる思いについて、尾張藩士の朝日重章は日記『鸚鵡籠中記《おうむろうちゅうき》』一六九一（元禄四）年一一月二二日において次のように語っている。すなわち、「病人精神脱し、心元拝して薬力及びがたき時、香をたき、心清（く）して過《あやま》ちを謝し天に盟《ちか》ふ。これによりて病人心強く、邪去りて或は本復」することもあるが、「定命は無益か」と記す。祈療は病人を勇気づけ病邪を退散させることもあるが、そこまでの命と定まっているのであれば助からなくても、それは仕方のないことであるというのである。かれがこのように述べていたのは、病人がすでに「絶入」し、呼ばれた医者や鍼師五人が

「術を拱《こまね》きて砌《みぎり》に集」まり、「（病人の）惣体徐々に寒く、また気を絶す。ここにおいて（医者が）楊枝《ようじ》を以て歯を開き、薬を入れ、鍼を立て腹を捫《もん》す（なでる）。ようやくにして気をふき出」した、そのところへ「金三歩にて山伏十人をして俗に云（う）命乞と云」うことが、まさに行われようとしていた場面においてであった。(5)

仁三郎の住む大田和村は山伏・修験者の出入りの多いところで、浅葉本家や浜浅葉家には小田原義翁行者（本山派修験の玉瀧坊か）、長坂村の大行院の修験者、林村の行者、大磯宿の行者が出入りしていた。また修験ではないが、扇子山の念仏行者願海(6)（五八年一〇月寂滅）や舜（春）海、武《たけ》（横須賀市）にある檀家寺の東漸寺（武之寺と呼称）の僧たちも頻繁に出入りしていた。小田原義翁行者は仁三郎の病父（第一二代仁右衛門）のため七日間にわたって祈療し、満了後には叩き鐘一つと鐘木《しゅもく》を（五五年二月一～一五日）、命終（六月二五日）後には仏具を送ってきた。墓参に同行し、翌年の年忌法要にも参列していた。仁三郎から放生会《ほうじょうえ》の魚代として金二朱（およそ五六〇〇円）、また五大尊の掛物への奉納金百疋（およそ一万一三〇〇円）を贈られ（五六年一〇月二九日、五七年五月二三日）、本家や分家に病人が出れば加持した薬を渡し（一一月二六日）、「病気のま

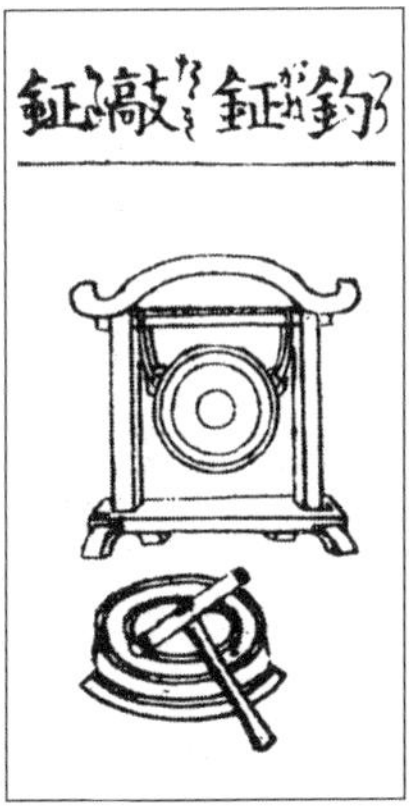
敲鉦（叩き鐘）
（『増補仏像図彙』）

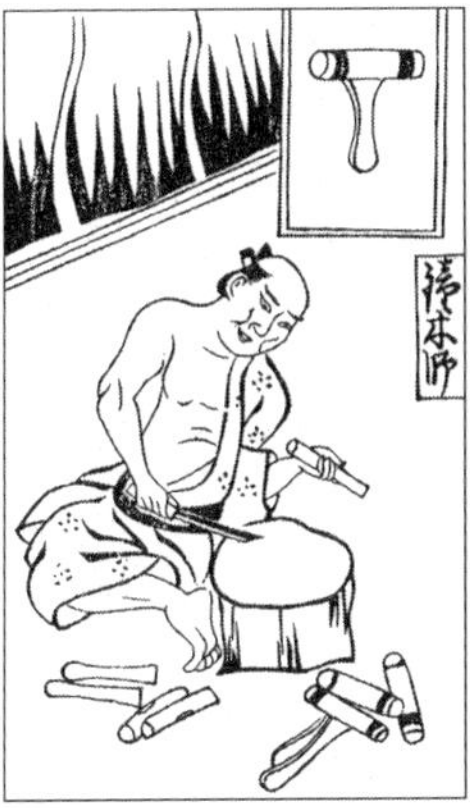
鐘木師
（『人倫訓蒙図彙』）

しない（呪い）」を持参することもあった（六〇年二月二五日）。

修験の長坂大行院には祓いを依頼することが多く、祓い料は二四文から百文（六〇年一二月一日ほか）、配札の御札料は二〇〇文であった（七二年五月二八日ほか）。妻の実家である三ヶ浦のおぬいが罹病した際には法楽も頼まれている（法楽料二〇〇文）。そのとき仁三郎は武山にも護摩を依頼しており（六二年九月二八日）、護摩炊き終了後に（護摩料二朱）、届けられた護摩札を仁三郎が三ヶ浦へ届けている。

亡父の四九日が過ぎた一八五五年八月半ば、仁三郎は妻ちせの病が長引いていたことから林村（横須賀市）の中山行者に六日間の加持祈祷を依頼している。加持料は金三歩（およそ三万四〇〇〇円）であった。妻ちせの「床上げの祝い」には念仏行者の扇子山願海も招かれているから、治病にもかかわっていたのであろう（五五年一二月一六日）。願海の跡を継いだ舜（春）海は五人組の孫右衛門の最期に立ち会って十念を授けている（六四年七月二二、二三日）。また仁三郎の家で「大般若経真読」を行い（一〇月一一日）、仁三郎の両親と三浦・横須賀地区にある観音札所を巡っている（六六年五月一八日）。仁三郎は大磯宿の行者が宿泊すれば餞別に金一歩をあげ（六四年一二月二二日）、大坂の修行者二人が泊まれば餞別に昼飯を持たせるなど（六六年一二月二三日）、修験者や念仏行者と親密に交わっていたが、それだからといって祈療を医療に優先させるようなことはない。祈療はあくまでも二義的なものであった。なお、明治政府は七二年九月、修験宗廃止の太政官布告を発し、修験・山伏に対し真言宗か天台宗のいずれかに帰属するか、あるいは還俗《げんぞく》するように命じていた。

(1)小野武夫編『日本農民史料聚粋』第九巻所収、巌松堂書店、一九四四年。宮本常一ほか編『日本庶民生活史料集成』第一〇巻所収、三一書房、一九七〇年。
(2)『随筆百花苑』第六巻所収、中央公論社、一九八三年。
(3)注1『日本庶民生活史料集成』第二巻所収、一九六九年。
(4)宗田一『日本の名薬』四四―四七頁、八坂書房、一九八一年。根井浄「富山売薬に関する覚書」『地方史研究』二六九、一九九七年。宮本袈裟雄『里修験の研究』岩田書院、二〇一〇年。
(5)『名古屋叢書続編』第九巻『鸚鵡籠中記』名古屋市教育委員会、一九六九年。
(6)辻井善彌『幕末のスローライフ』一九八―二〇三頁、夢工房、二〇〇六年。

七　巡礼者・修行僧・勧化僧たちの来訪

柳田国男は明治・大正期の世相を論じた記事のなかで、「最初村々にたつた一つの異分子は、寺の坊主で……無住の山寺に一夜の宿を借りたのが縁となつて、それから引留められて、長く居ることになつた者は旅僧であつた。多くは無口であつたが、世間の事はよく知つて居た。次に外から入つて来た者は医者であつた。是も代々の名医となる以前に、元祖は多くは遠くからやつて来て、始(め)から村の人であつたのは存外に少ない」といい、「此等の限られた必要ある人びとの外は、異分子は永く止住することを得なかつたのみならず、又頗《すこぶ》る警戒せられて居たのである。普通の職人は年のうちに二度か一度、定まつた時に来るだけで十分であつた。商人も顔馴染《なじみ》の者が得意と称する家々を、買ひさうな頃に廻つて来るだけであつた。御師や大夫や祈祷師の類は、かすみと称して広い区域を縄張りにして居た。それを或季節に慌《あわ》ただしく廻つてあるくだけであつた」と述べている。(1) 坊主も医者も境界外から来た知識人であり、村が必要と認めたから住み着いたのであって、それ以外の職人や御師ら異分子は必要なときに来るだけの存在で、警戒されていたというのである。

仁三郎の浜浅葉家にはさまざまな者たちが訪れており、柳田が指摘しているような状況もみられた。日記には画師、絵師、仏師、種屋、挿花《そうか》師匠、活花《いけばな》家元、茶の湯師匠、古道具屋、馬の鞍《くら》屋、椀《わん》屋、絹屋、金魚屋、瞽女《ごぜ》（門《かど》づけする盲目の芸人）、居合いの先生、万歳楽《まんざいらく》、「会津浪人筆墨売りに参り、飯に甘酒を出し候。出金三分也。筆墨代同人へ払」うと記されている食い詰め浪人（一八七二年一二月二五日）、さらには僧名大津という遍歴の僧医星泰順（五六年正月二二日）、伊勢御師《おんし》、富士御師《おし》の小野権大夫、祐天上人（将軍綱吉と家宣の帰依を受け多くの霊験を現した増上寺法主）の名号売りなどが訪れている。

なかでも多いのが巡礼者・修行僧・勧化《かんげ》（勧進）僧であった。「紀州牟呂《むろ》郡田辺（和歌山県田辺市）宇浦平兵衛と申す修行人」には納経帳一冊をこしらえて遣わし（一八六〇年一月一七日）、旅費を乞う修行僧には金一朱と一〇〇文を与え（六五年一二月一八日）、「理趣分（玄奘訳の理趣分経）誦経」に訪れた旅僧には茶、団子、二〇〇文を差し出している（六七年二月一八日）。京都の妙心寺から来たという禅僧には飯と宿を提供し（六八年閏四月二一日）、「西国・秩父・坂東・神社仏閣武州入間郡下南畑村（埼玉県入間市）同行弐人順（巡）礼幸吉」には赤飯を出し、御妙号五枚、白米二合、おむすび、赤玉薬(2)（彦根鳥居本宿有川家で売られていた万能薬の赤玉神教丸、あるいは多賀大社不動院の坊人が廻国配薬していた神教はら薬のことか。仁三郎は廻国の坊人または旅の土産としてもらった同薬を巡礼者にあげたのであろう）を差し出し（七〇年八月一日）、また奥州の廻国者には飯、二〇〇文、神教丸一包を与え（七二年九月二日）、駿河の廻国者には茶、飯、二〇〇文と宿を提供し（一一月一一日）、「廻国之者四人」には米と薬を出している（一一月二四日）。

郡中の村々ではこれら喜捨を求める怪しげな来訪者を迷惑であるとして、その取締りを領主に求めていた。(3) 一八五二年二月には大田和村を含む近隣の村々に売薬を渡世とする者一七人が現れ、「虎屋薬」と名づけた「小児虫気・大人頭痛薬」を虎の扮装をして押売りしていたことから預所の取締りを受け、一七人が詫《わ》び状を差し出すといった事件も起きていた。(4) 幕府は村々に出入りする者の差し留め統制をはかっていたが、(5) 仁三郎のかれらに対する扱いは丁寧なものであった。諸国の情報を得ようとしていたのかもしれない。

仁三郎が廻国巡礼者に供していたのは薬と食料と金であったが、旅する者にとって薬は必需品であった。松尾芭蕉は一六八七（貞享四）年から翌年にかけ東海道を旅して『笈《おい》の小文《こぶみ》』を著しているが、出発にあたって荷物の多いのは「道のさはり（障り）」になるとしてたくさんの物を捨て、持参したのはわずかに夜具の紙衣《かみこ》と合羽《かっぱ》、それに硯《すずり》、筆、紙、薬であったと記している。近世後期の滑稽本『東海道中膝栗毛』初編には旅の必需品を書き上げ、「なくては叶はぬぜに（銭）と金……田町（江戸柴田町の堺屋）の反魂丹《はんごんたん》」とある。持病の疝気と癪《しゃく》に悩まされていた弥次郎兵衛は（五編下・六編下）、道中にて「田町の反魂丹」と万病薬の錦袋円（江戸池之端の勧学屋）の世話になっていた（三編上）。

同時期、庶民の旅行熱の高まりを受けて出版された八隅蘆庵《やすみろあん》の『旅行用心集』には、道中に所持すべき薬として熊胆・奇応丸・返魂丹（癪、腹痛、食傷、霍乱の薬）、五苓散《ごれいさん》・胡椒《こしょう》（飲水の際に用いる）、延齢丹（気付薬）・蘇香円（気付薬）、三黄湯（便秘薬）、切艾《きりもぐさ》、備急円（食傷で吐瀉しないときに用いる薬）、油薬・白龍膏・梅花香（切り傷、腫物、毒虫に刺された際に用いる薬）をあげているが、他方で「道中にては薬種屋にて調《ととの》ふれば、大概急用はた（足）るべし」とも記している(6)。これは脇街道ではなく、主街道での話ということになろう。

以上、幕末から明治にかけて村々を襲った疱瘡、麻疹、コレラに対する治病・防疫行動についてみてきた。人びとは医療にすがりながらも、状況に応じてさまざまな祈療を使い分け、あるいは重層的に用いていたのに対し、医者のほうは稼ぎ時とばかりに病家の間を走り回り、薬屋は売上げを伸ばそうと強気の姿勢をみせていた。だが、祈療と医療が混在する状況も、やがて医療優位へと向かうことになる。そのきっかけを作ったのが植疱瘡と、

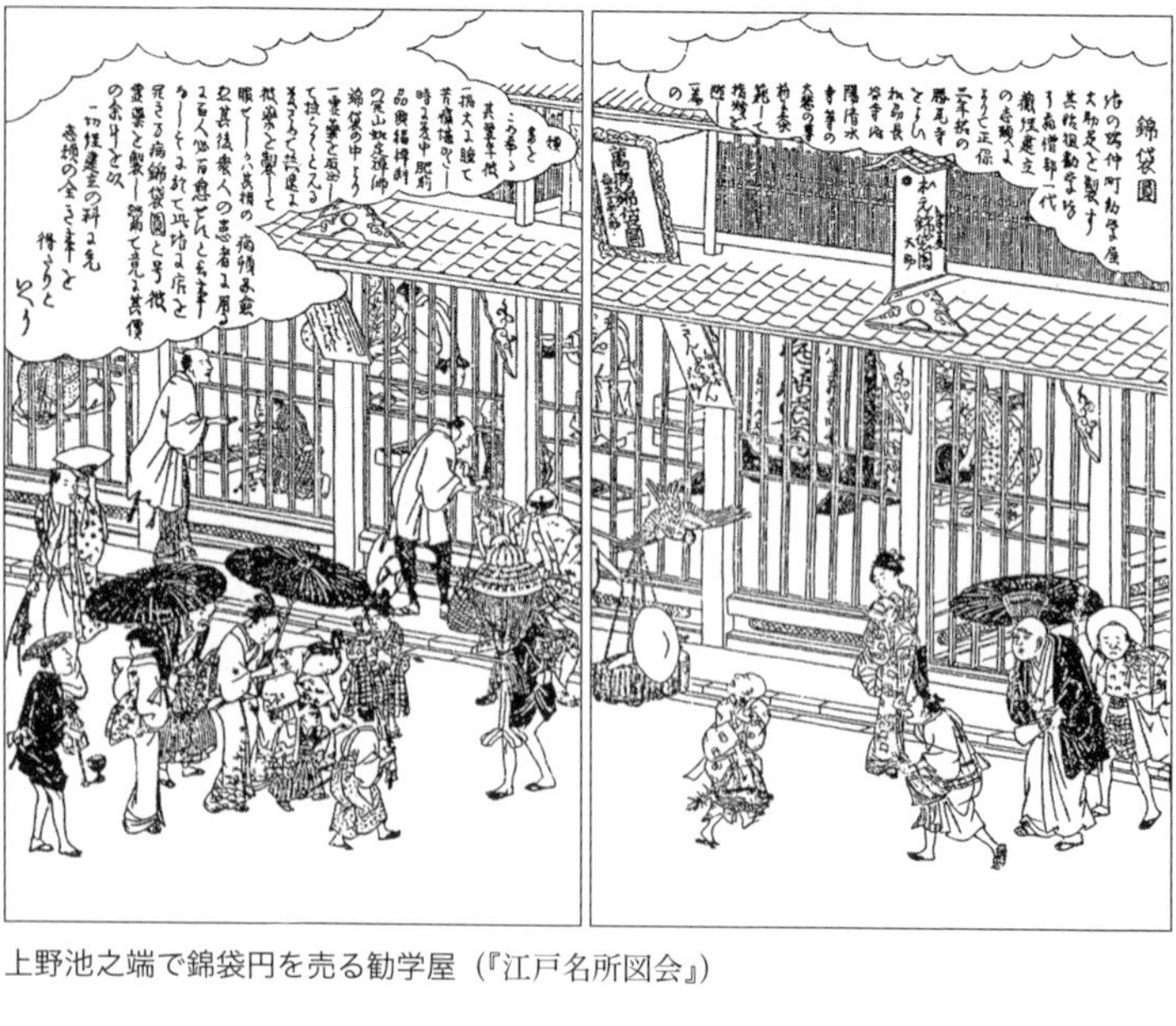

上野池之端で錦袋円を売る勧学屋（『江戸名所図会』）

それを支える合理的科学的精神、医療の一元化に努めた蘭方医たちの活動であった。明治を迎えて政府が実施した御師制度の廃止、修験・山伏の解体、強制種痘は伝統的な医習慣と民俗を衰退させ、後章でみるように、人びとの目を医療機関（施療病院）や免許鑑札制度のもとで新たな出発を遂げた売薬に向けさせることになった。

（1）朝日新聞社編『明治大正史』第四巻『世相篇』一五〇―一五一頁、朝日新聞社、一九三〇年。
（2）杣庄章夫『滋賀の薬業史』三六―四一、五八―五九頁、滋賀県薬業協会、一九七五年。
（3）『新横須賀市史』資料編近世Ⅰ一九一―一九二頁、横須賀市、二〇〇七年。
（4）右同書一六八―一七二頁。
（5）宮地正人『幕末維新期の文化と情報』一六〇―一六二頁、名著刊行会、一九九四年。
（6）『生活の古典双書』第三、六〇―六一頁、八坂書房、一九七二年。

第Ⅲ部

幕末・明治期の日記にみる医療行動

第一章　武蔵国橘樹郡長尾村の『鈴木藤助日記』

一　激動の幕末を伝える情報

武蔵国橘樹《たちばな》郡の幕領長尾村（川崎市多摩区）一二〇戸の村役人で醤油醸造業・質屋・製茶業・穀物取引業などを営んでいた鈴木藤助（一八一一～八八）は、浜浅葉家の仁三郎同様、刻々と変化しつづける幕末の状況に多大な関心を払い情報収集に努めていた。それは突然現れた経済のグローバル化の波に飲み込まれようとしている日本の一商工業者として、その立ち位置を見極めようとする行動であった。『鈴木藤助日記』(1) 一八五三（嘉永六）年六月四日をみると、藤助は前日、浦賀に「唐舟（ペリー艦隊）」が来たことを江戸において聞かされている。そして、八日には江戸から戻った者より「唐舟参り候に付、日々かな川役（神奈川宿役）多く候由、掃部《かもん》様（彦根藩）並薩摩様勢弐百人程浦賀へ御通り之由……昨日御奉行様（江戸詰の浦賀奉行）弓・鉄砲持たせ浦賀へ御出立……毛利様（萩藩）・安芸様（広島藩）にて御殿山（東京都品川区）へ御かため（警固）」に出られたとの報告を受け、続報についても入手している。

九月八日、ペリーが持参したアメリカ大統領フィルモア（M. Fillmore）の書簡（七月一四日久里浜にて浦賀奉行が受け取ったもの）を、藤助は写し取って日記に転記している。一三日、写し取った御触（廻状）には「近来、異国舟度々渡来いたし武備専要之折柄に候処、町人とも貸出し金棄捐《きえん》、又は半高無利息年賦等之義をも危踏《あやぶ》（み）、武家方之用弁必至と差支《さしつか》（え）候由に付、右等之御沙汰は無之事に候間、安心いたし聊《いささ》（かも）融通滞りなく取引致すべき旨、今般仰出され候（下略）」と、武家方へ貸し出した金を棒引き、あるいは「相対済《あいたいすまし》」にさせるような措置を取るつもりはないので、金主（町人）は安心して融通せよとのことであった。一一月七日、村役人らは代官所に呼び出され、異国船渡来にともなう警固費用の上納を命じられる。五四（安政元）年三月一三日、村役人の間での分担割合が決まり、藤助は金一五両となった。

一八五四年二月一日「米相場之義、早春より少々高値に御座候処、正月十四日頃より亜美利加（アメリカ）之舟十船（前年手渡した国書に対する回答を求めて再来したペリー艦隊）参り候に付、米両（一両につき米）五斗八升くらいに仕（り）……然る処、江戸表《おもて》（は）殊之外《ことのほか》さは敷（騒しき）義に付、厳重之御触にて少し下落（す）。此節江戸表米両に六斗四、五升之由に御座候（下略）」と、米相場が異国船の渡来にともなって変動していることを詳記している。二月三日「唐人見物」を控えるようにとの廻状を受け取る（ペリーは横浜に

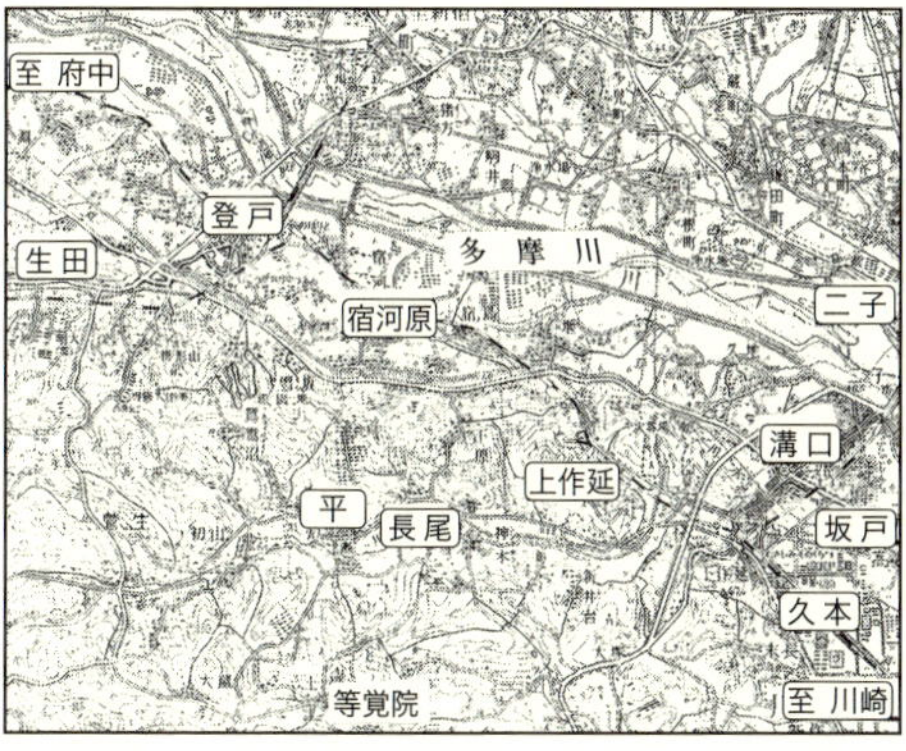

川崎地域

て交渉し、三月末に日米和親条約を締結。その後、下田に移って細部を詰め、六月に離日)。一一月四日には上方筋にて、また近くは伊豆下田にて大地震があったと、二二日の日記に記す。五五年一〇月二日、長尾村が大地震に襲われる。余震は二五日までつづき、村の被害は大きかった。

一八五九(安政六)年一〇月一七日、江戸で火事があり、江戸城本丸が炎上。その件で翌年二月二五日、代官所より村役人一同に呼び出しがあった。「御本丸御焼失に付、上納金致し候様仰出され候。是迄度々《たびたび》御上納之義も有之候へ共、相成丈《なるだ》ヶ出精上納」するようにとの仰せである。その件で村役人らは八月七日に寄合を持つ。三ヶ年賦にて一八〇両上納することに決し、藤助の負担は二〇両となる。

一八六〇(万延元)年三月六日「御節句三日に掃部様御登城之節、桜田におひて浪人者拾人余にて切込(み)候由承り及(び)候。井伊(直弼《なおすけ》)様方即死六人程御座候由、けか人は多く御座候由」と桜田門外の変について記している。八日、江戸より戻った藤助の息子の話では、「掃部様之事色々と風説」があり、「実説」は分かりかねるといいながらも、当時の状況などを詳細に記している。

年末、名主から「世柄《よがら》宜しからず、諸色《しょしき》高値に付、其上当年は役等も多分在るべく候哉《や》に付、せち振舞・年玉等も相成丈ヶ軽く致し申すべく候」と、物価高と諸役負担が増えている時節柄であるから、節振舞《せちぶるまい》やお年玉をなるべく軽くするようにとの指示を受け、一八六一(文久元)年の元日は寂しいものとなった。二月以降、諸物価の高騰が浪人による押込み、強盗となって現れ、それに関する記事がつづく。六四(元治元)年七月二六日、京で起きた蛤《はまぐり》御門《ごもん》の変をうけて「長州浪人江戸表へ参り候趣、殊之外騒々敷《そうぞうしく》御座候。長州様御屋敷へよろひかぶと(鎧兜)にて御かため御座候趣」とある。八月、朝命を受けた幕府が尊攘派の長州征討に動く。六五(慶応元)年四月、長州再征を企図し将軍の進発を布達。五月八日、代官手代より村役人四人が呼び出され上納金を命じられている。

一八六六（慶応二）年六月、長州藩を征討軍が攻撃。五月以降、頻発する打ちこわしに関する情報が藤助のもとに次々と届く。六月二日「品川米値段高値に付、拾七、八軒こわし申（し）候由……殊外世間さわか敷御座候」とあり、一五日には「所沢（埼玉県所沢市）を秩父村々より凡三千人程三手に別れ、おし出し四拾軒程打こわし、夫《それ》より横浜へ押出し候趣（下略）」とある。秩父郡の貧農民が施米や質地、質物の返還を求めて起こした武州の世直し一揆・打ちこわしが横浜に向かうとのことであった。翌日、「所沢辺打こわし申（し）候仁此方（長尾村）へ参り候趣にて村方一同手前へ参り、殊に綱島（横浜市港北区）辺より凡人夫四五百人加勢（下略）」との情報を得て、炊き出しに藤助らがあたっている。一七日には人を周辺地に遣わして情報を集めさせ警戒にあたらせる。「打こわし一条承りに日野（甲州街道の日野宿）迄行（く）。日野川原にて即死之者在之。からめ取（り）候者も御座候て追返し申（し）候由（下略）」とのことであった。二七日、窮民救済について村では寄合を持ち、分担金について決める。村における秩序の安定をはかるためである。七月に入ると鉄砲売りが続々と村を訪れている。

長州再征は長州軍優勢のまま推移し、一八六六年七月、将軍家茂（一八四六～六六）が大坂城にて死去し、九月、幕府は撤兵する。藤助は九月一七日、家茂の葬儀費用を献納。六六年一二月、慶喜が将軍に就く。六七年四月、藤助は窮民へ施米する。藤助は村役人で質屋も営んでいたから、小農民の窮状についてよくわかっていたはずであるが、かれらに同情を寄せる言葉はない。劇的に変化していく時代状況のなかで、生き残りをはかるのに必死であった。一一月一九日、盗賊による被害が頻々と発生していることから、寄合において対策をたてている（一二月、朝廷が王政復古を宣言）。

一八六八年正月四日、京を出発した早飛脚が一八日、横浜小揚屋に到着。藤助はもたらされた変事（正月三日にはじまった鳥羽伏見の戦）に関する詳細な情報を同日中に書き写している。一五日および二月四日、親類の者から江戸表において合戦がはじまれば、当地に逃げて来るつもりでいるので家財を預かってほしいと頼まれ、「此度江戸表さわか敷候に付、田舎へ引込（み）度《たく》候趣」により二〇〇両を預かる。三月一九日、江戸表がますます騒々しくなったため、神奈川あたりの商人たちが残らず店を片づけてしまう。官軍通行にともなう軍役・御用金の負担と鉄砲の差し出しを命じられ、また三月から四月にかけては彰義隊、仁義隊、報恩隊からの軍用金や米の徴発があり、村役人らはいかにしてそれら負担から逃れようかと苦慮している。

藤助あるいは仁三郎にとって情報収集は欠かせず、江戸へ出かけては収集に努めていた。店の者が江戸へ行った折に集めて来ることもあり、江戸や京の知人、商家仲間らが知らせてくることもあった。上納金を命じる代官所での話や触書、達《たつし》、そして風説、落書なども貴重な情報源となっていた。[2] 情報を得ること、それがリスク軽減の道を選択させることにつながった。

（1） 鈴木藤助日記研究会（白石道子・小林博子・神谷由香）編『武州橘樹郡長尾村鈴木藤助日記』私家版、二〇〇一〜一〇年。
（2） 岩田みゆきは下総国結城郡の村落上層民による異国船情報収集網を分析している（『幕末の情報と社会変革』吉川弘文館、二〇〇一年）。

二　長尾村を襲った疫病とその対応

『鈴木藤助日記』には疱瘡《ほうそう》（天然痘）に関する記録がほとんどなく、一八五五（安政二）年九月と六五（慶応元）年二月に藤助と子守りが罹患したと記しているだけである。六二（文久二）年三月二八日、向いの店および近隣の娘たちが藤助のところに立ち寄り、「うへほうそう」の帰りであると話している。「植《うえ》疱瘡」はすでに広く行われていて、「入疱瘡に行く」などと記されている（六五年二月、七〇年四月）。

神奈川県内では一八七〇（明治三）年末より疱瘡が大流行し、無料の種痘が実施されている。翌年二月の禁令によれば、人びとが心得違いを致し「（種痘のため）入費相掛り候」などと唱えている者、「居村近傍の種痘所」に行かず「遠隔の他藩管下の医師より種痘」を受けている者、「種痘術免許受けざる医師共妄《みだ》りに種痘植方致（し）候者」、「仮種痘所並医師」に対し官よりそれぞれ御手当が出ているにもかかわらず、出役の者が引き払ったのち、種痘所宅主（種痘所として提供している家主）や医師のなかに謝儀を受け取っている者がいるとし、それら不《ふ》埒《らち》な行為を禁じていた(1)。

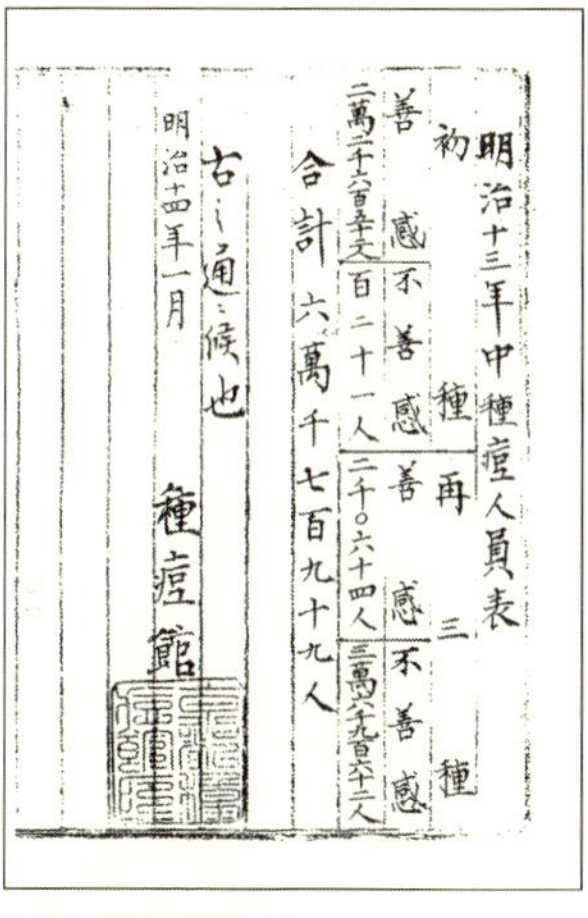
明治十三年中種痘人員表
初種 善感 二萬二千六百五十二人
初種 不善感 百二十一人
再三種 善感 二千〇六十四人
再三種 不善感 三萬六千九百六十二人
合計 六萬千七百九十九人
右之通ニ候也
明治十四年一月　種痘館

種痘記録，1881 年
（京都府立医科大学蔵）

一八八〇（明治一三）年四月二九日、医者の山口幸庵が藤助の孫と近所の子どもらに「入ほうそう」したとある。八五年二月九日、片町の医者太田良海が藤助の古着屋に「うえほうさう」に来て宿泊。二一日、藤助の家の下女や下男らが役場へ「うへほうそう」に出かけている。八六年四月二四日、山口幸庵が藤助の孫に接種。前年より県内では疱瘡が大流行し、両年で死者は五九八人にもおよんでいた[2]。そのため「植疱瘡」に関する記事が多くなっている。八八年四月二八日、藤助の隠居所に住んでいた医者山下三次郎が人力車で種痘に出かけたとある。「大学東校種痘館規則」（七〇年）、「種痘規則」（七四年）が公布されてすでに久しいが、藤助は明治半ばまで種痘ではなく「植疱瘡」の語句を用いている。

　麻疹に関する記事は疱瘡よりも多い。一八六一年六月二〇、二二日、藤助は名主より「はしか致さぬ伝法（屠蘇《とそ》を一人一帖ずつ煎じて用いる）」を伝授されているが、七月五日、息子の喜十郎が罹患。三人の医者岡、竜沢、松月堂が治療にあたり、藤助は治癒祈願のため不動尊に出かけている。日を追うごとに罹患者は増え、村人のなかに死ぬ者も現れている。一八日「村方念仏仕（り）候」とある。二九日、藤助の子どもらが残らず麻疹にかかってしまったため、看病人が足りず、他所から人を頼んでいる。流行は閏八月までに終息する。七三年七月、再び流行があり、藤助の娘けいが罹患し、また一〇月から翌月にかけて長男留五郎の子どもも罹患。東京の医者や地元の医者に診てもらう。八五年、小児麻疹の流行があった。このころになると医療行動にも変化が生じている。祈療の影は薄くなり、医療が前面に押し出ている。

　コレラは一八七七年九月と八六年九、一〇月に流行をみている。前者においては「悪病流行に付、右之事神奈川県より出役御座候に付、寄合」を持ったとある。この年の流行について久良岐《くらき》郡磯子村（横浜市磯子区）で名主・年寄役を代々勤め、明治期には製油や石けん製造業を営んでいた堤家第一〇代磯右衛門の手記『懐中覚』九月五日をみると、「横浜・鹿児島等コレラ病流行せり。是俗に三日ころりと申（し）候。依（つ）て県庁より御手厚く余（予）防法を仰出され、警察所（署）分しよ（署）よりは巡査並（びに）医師同道にて家事（毎）に御見廻り下され候」とある。手記にある県令の「告諭」には、コレラ予防法として石炭酸一匁、硫酸化鉄一〇匁、水一二七匁をもって調合した薬を体、手、足に塗り（あるいは臭気を嗅ぎ）、病人が用いた夜具、布団、衣類に振りかけ、病衣は洗うこと。ラバルチンキ、竜脳チンキ、アヘンチンキ各一〇滴と蕃椒《ばんしょう》チンキ（唐辛子をアルコールで浸出させた製剤）四滴を半オンスの清水に和して下痢止めに用いることなどが教示されている(3)（七七年刊の『虎列《コレ》刺《ラ》病論』はこれ以外にも多くの消毒、清潔法、治方を記載）。

後者の一八八六年流行では、県内の死者が四二〇〇余名にも達する大惨事となっている(4)。九月三日、長尾村では不動尊の神輿《みこし》を担ぎ、念仏を唱えながら各家を廻ったとある。一〇月一五日「当年コレラ病流行故、人寄せ相成らず候に付延引」していた五所権現の祭礼が執行される。神仏の助けを得て、村には感染者が出なかったようである。

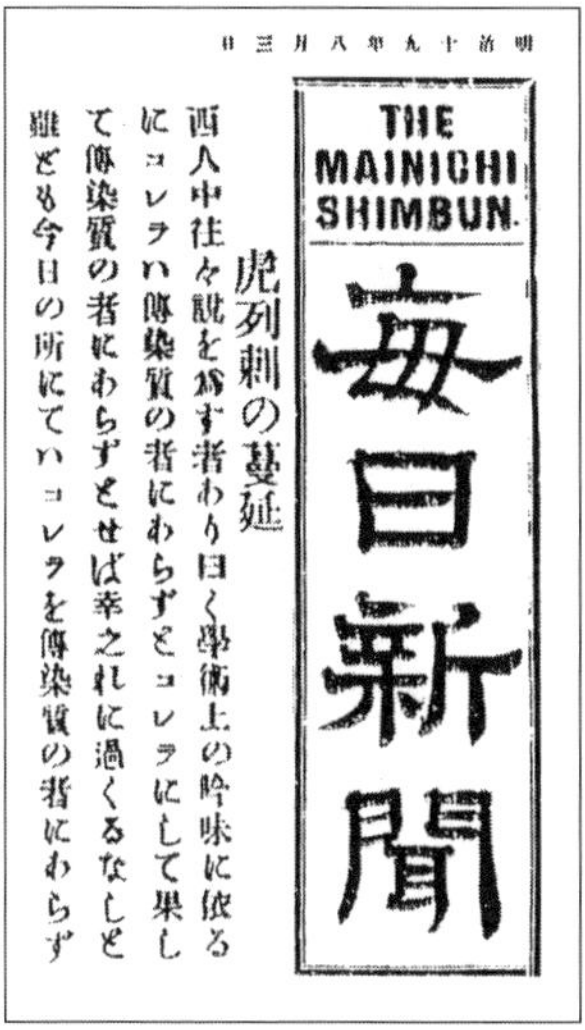
明治十九年八月三日

THE MAINICHI SHIMBUN.

毎日新聞

虎列剌の蔓延

西人中往々説を爲す者あり曰く學術上の吟味に依るにコレラハ傳染質の者にあらずとコレラにして果して傳染質の者にあらずとせば幸之れに過ぐるなしと雖ども今日の所にてハコレラを傳染質の者にあらず

『毎日新聞』のコレラ流行の報道
（1886年8月，東京府・毎日新聞社）

少し話を戻して、その他の流行病についてもふれておくと、一八八〇年九月六日「平村にしやうかん（傷寒）御座候に付、ハマより巡査参り候由に付、差止（め）に行」くとある。傷寒とは岸田吟香の『衛生手《て》函《ばこ》』（一八九〇年）によれば、「昔は冬の寒に傷《あた》りて春になりて此病を発す……今は腸チフスと云ふ」とあり、急な発熱をともなう感染症である。また八二年七月一七日には向かいの豊治郎の祖母が病死、「巡査参り火葬」とある。赤痢であったようである。腸チフスや赤痢については大きな流行をみていない。疱瘡には種痘という強力な防疫手段があったが、麻疹とコレラには有効なものがなく、それゆえ祈療の助けが必要とされていた。

主な伝染病流行年（神奈川県）（注2）

年　次	コレラ	赤　痢	腸チフス	疱　瘡
1882	3,785	22	290	4
1884	39	13	203	494
1885	268	26	450	1,803
1886	5,903	19	499	645
1887	24	17	605	160
1890	2,237	21	808	7
1891	180	30	1,193	515
1892	32	67	1,113	2,711
1895	834	241	867	10
1897	36	6,266	593	932
1898	26	4,351	627	4
1899	31	2,812	619	2
1900	8	3,003	563	2
1907	131	273	686	13
1908	3	292	2,012	676
1910	0	350	1,065	1

（1）『神奈川県史料』第一巻三五三頁、神奈川県立図書館、一九六五年。
（2）『神奈川県史』資料編第二一巻統計六三四頁、神奈川県、一九八二年。
（3）横浜開港資料館編『堤磯右衛門　幕末維新「懐中覚」』横浜開港資料普及協会、一九八八年。佐藤隆一「堤磯右衛門の生涯」、横浜開港資料館・横浜近世史研究会編『日記が語る19世紀の横浜』所収、山川出版社、一九九八年。
（4）注2同。

三　長尾村に多い「立会診」と祈療

長尾村の『鈴木藤助日記』には「立会診」と祈療の多さが目立っている。一八五三（嘉永六）年九月四日、向いの店の平治郎が「狂気之様子」にて駆け出している。普段のかれは陽気と陰気が交互に現れ、陰気のときは臥床していた。治療は久本村（川崎市高津区）の医者岡が投薬し、家人は虫加持を受けさせるため平治郎を外へ連れ出し、「かんひやう（看病）」人もつけていたとある。

一八六三（文久三）年正月二六日、藤助の長男留五郎の妻とよが実家に帰って女児を出産する。しかし、産後の肥立ちが悪かったようで、二月二三日、恩田村（横浜市青葉区）の「血道もみはあさま（婆様）」が呼ばれている。五月に入ると「かかりつけ医」の岡、松月堂、生田村（川崎市多摩区）の医者山口らが往診し「立会診」となる。そのかたわらで坂戸村（川崎市高津区）の「女もみ療治」による治療と祈療が断続的に行われている。六月七日「永く病気候処はかはかと（はかばかしく）直り申さず候」ため、七日間の祈祷および湯祈祷を平村（川崎市宮前区）の出羽行者に依頼する。謝礼は金三〇〇疋（およそ三万四〇〇〇円）と米三升であった。

一八七〇年四月一二日、下河原のおりきが死去する。死因は「狐つき之由」とある。六月二三日には宿河原（川崎市多摩区）に預けていた向いの店の庄三郎の娘おせいに狐が憑《つ》いたとされ、武蔵国御《み》嶽《たけ》山（東京都青梅市）の御師《おし》が呼ばれ祈療が行われている。浜浅葉の仁三郎は狐霊、死霊、生霊などを己が心の妄乱であるとして呪術を否定する心学[1]を学んでいたせいか、祈療よりも医療を優先する行動を取っていたが、藤助にはそれがなく常に医療と祈療を併用させていた。

『東京医事新誌』は「患者の枕頭で医師が徒《いたず》らに議論する立会診察」というものが、「病者の苦悩を増し、傍人をして危疑せしむるに至ら」せているとして、その悪弊を断ずる論説を掲載していたが(2)、明治期の地主の間では「立会診」が当たり前のごとく行われていた。一八六八年一二月、藤助は熊蔵を看取っているが、招かれた医者は坂下幸庵、山口老先生(幸斎)、山口若先生(幸斎の倅)、久本村の岡道栄、野口村(東京都東村山市か)の竜彦らであった。「立会診」に併行して天台宗深大寺末寺の等覚院不動尊(川崎市宮前区)での護摩祈祷も執り行われていた。

一八七〇年九月二七日、末娘なおが病床に臥すと、藤助は「病気平癒之護摩」のため等覚院に娘の衣類を持参している。三〇日には娘なおの姉とよが願掛けと護摩祈願を、さらに妻の実家である大谷村の井田でも護摩祈願とお百度参りを、また大丸村(東京都稲城市)の田中が高尾山薬王院(東京都八王子市)において護摩祈願をそれぞれ行い、「かかりつけ医」の山口幸斎、坂下幸庵による「立会診」もつづけられていた。しかし、それも虚しく一〇月一日、娘なおは死去。葬儀の支度では「講中残らず男女共来(て)働き呉《くれ》候」と記している。

一八七六年六月一四日、藤助の孫娘あいが癇癖《かんぺき》(痙攣性の神経過敏)を発症する。直ちに生田村の

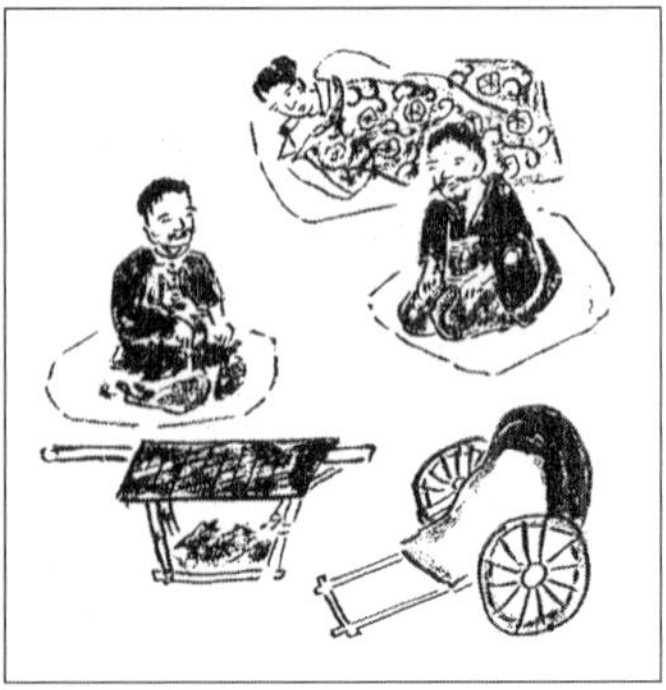

往診の医者
(『勝又半次郎絵日記』より)

医者山口佐仲、久本村の岡道栄、坂下幸庵、野崎村（東京都三鷹市）の医者、東京の小田医者らが呼ばれ「立会診」となっている。家人は等覚院不動尊に護摩祈願および誦経（仁王経）を依頼し、さらに平村の出羽行者および原村（横浜市港北区）の先達にも祈祷を依頼している。等覚院の祈祷料は金三〇〇疋（およそ三万四〇〇〇円）であった。

なお、長尾村では治病に関わる参詣祈願が少なく、大山参詣のほとんどは雨乞いのためであった。「今日雨乞之仕舞千こり（川垢離）御座候。今度之雨乞には降り申さず候。尤、五ヶ村組合大山へ水貰うに参り候由御座候」などとある（一八六一年六月二三日）。山岳信仰の霊場として名高い御嶽神社の御嶽講も、多くは雨乞いおよび火難・盗難除け祈願のためであった。[(3)] 御嶽山の御師は毎年二、三回、夏の六、七月と冬の一二、一月を中心に長尾村を訪れていた。善光寺参詣は治病祈願ではなく遊山の旅であった。一八六四年六月一四日、藤助は「かかりつけ医」の松月堂から「道中入用の薬」をもらい、翌日妻と娘、ほかに三人を連れて出立している。川越宿（埼玉県川越市）、熊ヶ谷宿（同熊谷市）、深谷宿（同深谷市）を経て伊香保温泉（群馬県渋川市）の木暮八左衛門宿に逗留後、善光寺を廻って七月二三日に帰宅という四〇日近い旅をしていた。

（1）　安丸良夫『日本の近代化と民衆思想』三三頁、青木書店、一九七四年。
（2）『東京医事新誌』二四二、一八八二年一一月一八日。
（3）　西海賢二『城下町の民俗的世界』五〇八―五一〇頁、岩田書院、二〇一四年。

四　江戸（東京）の医者と村の医者

『鈴木藤助日記』にみられる病名・症候群は破傷風、暑気、虫気、はやり目、発熱、風邪、傷病、食傷、陽気当たり、めまい、癪《しゃく》、風疾、溜飲《りゅういん》（胃液分泌過多）、瘧《おこり》（マラリヤ）、腫物、眼病、血の道（生理不順・更年期障害など）、中気（中風）、吐瀉、狐憑《つ》き（阪谷素が『明六雑誌』一八七四年の二〇号において「近来西洋の説来りしより、みな一種神経迷乱の疾たること明かになりぬ」と述べているが、多くの者は狐による憑依《ひょうい》と信じていた）、鼻血、霍乱《かくらん》（急性胃腸カタル）、湿の病（リウマチの類）、癇癖《かんぺき》、足痛、傷寒、腰痛、虫歯、動悸、疝気、痔、腹痛、脳痛である。腰痛、足痛、肩こりには按摩が呼ばれ、また揉《も》み療治や鍼治も用いられている。漢方医の山口幸斎は投薬のほか、「かた之血をとる（瀉血）」こと（一八七七年二月二五日ほか）や灸治も手がけていた。江戸日本橋日影町から「灸点おろし」が藤助の家まで出張して療治にあたることもあった（六一年五月一八日）。

眼病では江戸へ出かけて治療を受けることが多く、藤助は牛込（東京都新宿区）の眼医者に一ヶ月ほどかかり（一八六四年九月）、伊助は亀戸（東京都江東区）の眼医者を受診している（七〇年四月七日）。江戸までの駕籠代は金一歩（およそ一万一〇〇〇円）であった（六一年七月二八日）。口中の病も江戸での治療が多い（一八六三年五月二五日）。入歯のために東京へ出かけることもあった（七五年四月一一

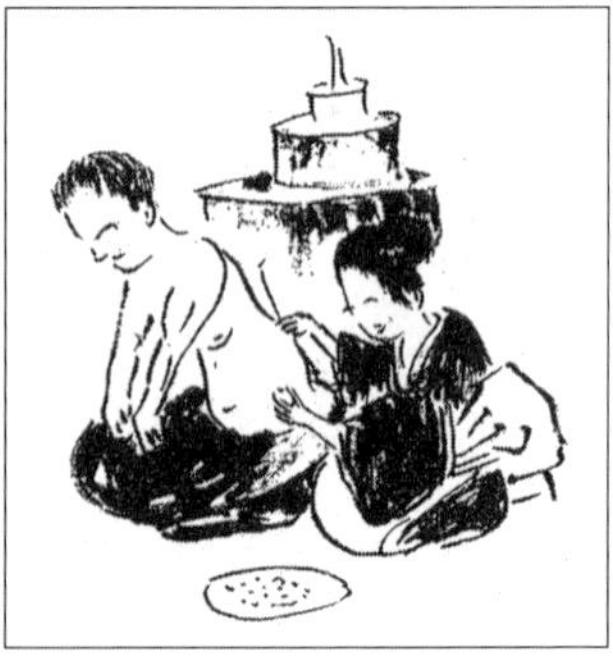

灸を据える
（『勝又半次郎絵日記』より）

日)。一方、鵜《う》の木村(東京都大田区か)および二葉町(横浜市南区か)の入歯師は村に来て治療している(七八年一一月一八日、八〇年五月二〇日、一〇月一一日ほか)。

喧嘩による怪我もある。上作延《かみさくのべ》村(川崎市高津区)の要吉が怪我の治療を受けるために、村役人の藤助と加害者である同村の林蔵の両名が連名で坂下村の医者阿部篤庵に差し出した証文には、次のように記されていた。すなわち、このたび私は争論に及んで相手に疵《きず》を負わせてしまった。治療を先生にお願いするにあたって、「御療治中脇合より故障等申(し)候者歟、又は余病発症等差(し)起り相果(て)候共、貴老(先生)には御苦労相掛ヶ申(す)間敷《まじく》候」とある(一八六八年五月一七日)。医者に対し一切迷惑をかけないとする誓約、あるいは医者が治療に先立って患者に求めた承諾の文言はどこでも同じようなものとなっている(1)。

駿河国駿東《すんとう》郡小田原藩領の山之尻村の『名主日記』からも病名・症候群を拾い出してみると、疱瘡、麻疹、当《あたり》病(暑気あたりか)、流病(流行病か)、熱病、怪我、心中未遂による傷、虫痛、風邪引き、瘡毒、痢病、疝気、目病、痔、虫気、喉痛、狐憑き、「気違」などがあり、農民日記に多くみられる中気や足痛、腰痛がない。「気違」は「狐が入る」「狐役病」とも記されている。その対応は「近所・組寄合、指こ(指籠《さしこ》)拵《こしら》(え)……入(れ)置(き)申(し)候」とか(一七九一年一二月)、「乱気に相成(り)申(し)候処、組・近所立会、月番仕(り)候処、大きあれ(荒

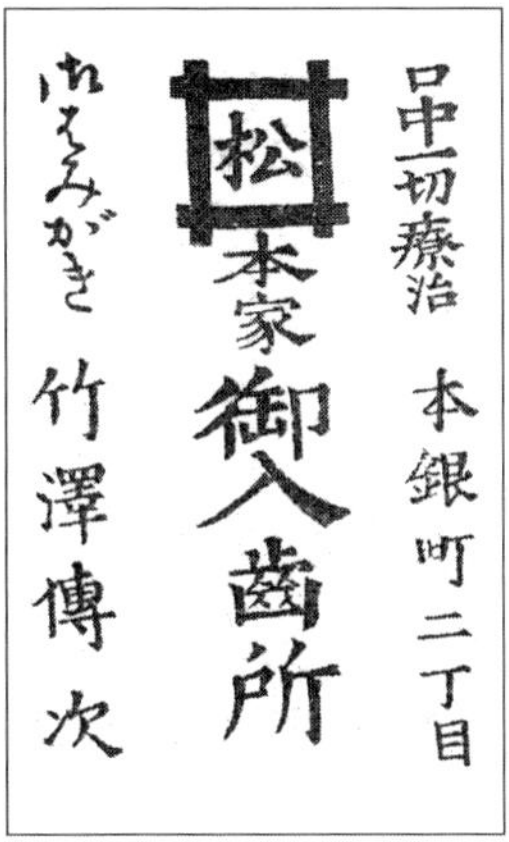

入歯所の広告
(『江戸買物独案内』)

れ）申（し）候に付……一同相談之上さしこ（指籠）を拵（え）置（く）」（一八二七年二月）などとあって、指籠（座敷牢）への閉じ込めとなっていた。一八一九（文政二）年三月「乱気」となった者が家から飛び出し行方知れずとなるということがあった。数日後、みつかったので指籠に入れ見張りをつけて置いたが、病を併発したので寄合と相談のうえ指籠より出し、医者に診せ薬を飲ませて看病していたものの、一ヶ月ほどで死去したとある。山之尻村の医療環境は藤助の長尾村に比べ甚だ貧弱なものであった。旅をしていた藤井此蔵が「極辺鄙《へんぴ》にて、医者は六七里も行かずばなし。売薬を村中買（い）求めるに、漸（く）万金丹弐服」と述べていたと同じような辺鄙な村であった(2)（『藤井此蔵一生記』一八六〇年）。

藤助の家に出入りしていた医者は久本村（川崎市高津区）の岡道栄とその倅、同村の東栄とその弟子、台（大）の竜沢、松月堂（父は一八六六年五月二一日に死去）、山口幸斎と倅《せがれ》の若先生、山口佐仲、坂幸庵、伊沢若先生、酒井、登戸村（川崎市多摩区）の容庵、下作延村片町で漢蘭折衷派として知られた太田良海(3)、同村の角、布田村（東京都調布市）の白鳥、二子村（川崎市高津区）の美濃部章吉、原町田（東京都町田市）の医者、野口村の竜彦、吉田、生田村（川崎市多摩区）の山口、府中村（東京都府中市）の医者、相沢らで、かれらは長尾村の中心から半径およそ二キロメートルの範囲にいる開業医である。江戸（東京）で受診あるいは往診を依頼していた医者は麻布（港区）の渡辺順庵、鳥居坂（港区）の医者、新橋の橋宗舟、小田とその倅、下谷《したや》（台東区）の医者、等々力《とどろき》（世田谷区）の医者、本郷（文京区）の医者、虎ノ門（港区）の中井常次郎であった。奥州から来たという医者にも診てもらっている。藤助は醤油の製造販売と古着の販売をしていた関係で江戸（東京）に出かける機会も多く、それが江戸（東京）の医者を知るきっかけとなっていた。

明治初中期には病弱な孫娘を連れて藤助は東京の開業医や病院をたびたび訪れている。そのころには藤助だけでなく、村人も受診のために東京へ出かけていた。一八七五（明治八）年一一月二八日、伊助は金三両と一貫文を持って東京（府）病院を受診している。同病院は七四年に芝区愛宕《あたご》町に開設された施療病院であったから、(4) 持参した金はおそらく病院近くに宿をとって通院する費用に充てるためのものであろう。七九年四月二二日「天子様本郷之医学校へ御行幸」。その翌日と翌月の四日、藤助は何人かと連れ立って同医学校（東京大学医学部付属第一医院）を「物見」している。藤助の近隣の村々でも第一医院を受診する者がいた。(5) 一〇月五日、長尾村の化育学校教師である杉浦の倅が東京（府）病院で死去している。八〇年四月九日、向いの店の者が東京の病院を受診。八月一五日、藤助の店の者が漢方医の重鎮で、「門前には患者常に市を為《な》」すといわれた浅田宗伯《そうはく》(6)（一八一五〜九四）の診療所へ薬を取りに出かけており、藤助の隠居所に間借りしていた教師の相良らも同診療所を受診している。相良は八二年五月一六日から一八日にかけて東京（府）病院で治療を受けていたが、七月一九日、藤助の隠居所にて死去。

一八八二（明治一五）年九月二四日、藤助は神田起廃病院（千代田区猿楽町）を受診し薬をもらっている。ハンセン病の疑いがあったのであろうか。同病院は仮名垣魯文《かながきろぶん》が『高橋阿伝夜叉《おでんやしゃ》譚』において、「（癩病）治療に手を下すの医家、ひとり支那のみならず、格物究理の欧羅巴（ヨーロッパ）諸国」においても知られた医者であると称賛していた後藤昌文《しょうぶん》(7)（四編上巻第九回）、七五年に創設したハンセン病専門病院であった。

一八八二年九月二日、向いの店の者が東京駿河台の病院を受診する。四日「病院にて見立（て）も加山同様之由」とあり、村医者加山の見立てと同じであったとして帰宅しているが、翌年一二月一一日、再び同病院を受診している。地元の医院で診てもらったのち、見立ての最終確認および治療のために東京の大病院を受診することは、富裕層の間ではしばしばみられることであった[8]。東京に患者が集まるため、医療資源がますます東京に集中することになった。翌年八月一日、藤助の孫娘が「東京駿河台佐々木姓之病院[9]」（八一年開設の佐々木研究所付属杏雲堂病院）を受診しているが、一一月一三日には孫娘の父である留五郎らが同病院へ人力車で向かうとある。娘は長期にわたって入院していたのであろうか。

藤助は薬に関心がなく、日記に薬名を記すことがほとんどない。処方薬として記載されているのは竜沢処方の葛根湯、岡道栄処方の虫薬、原町田の医者某処方の喉気薬くらいなものである。売薬としては八味丸のほか、上作延村の「口中之薬」、溝口村（川崎市高津区）の「風毒の薬」、神地（川崎市中原区）の「指傷の薬」、川辺（横浜市保土ヶ谷区か）の膏薬、布田村の「湿の薬」、相州厚木（神奈川県厚木市）近在の「瘡《かさ》の薬」と「指の薬」、東京の「一角丸・目薬」といったところである。地元の薬屋で購入しているのは風邪薬、駆虫薬、鎮痛湿布薬、外傷治療薬、目薬など、いずれもありふれた傷

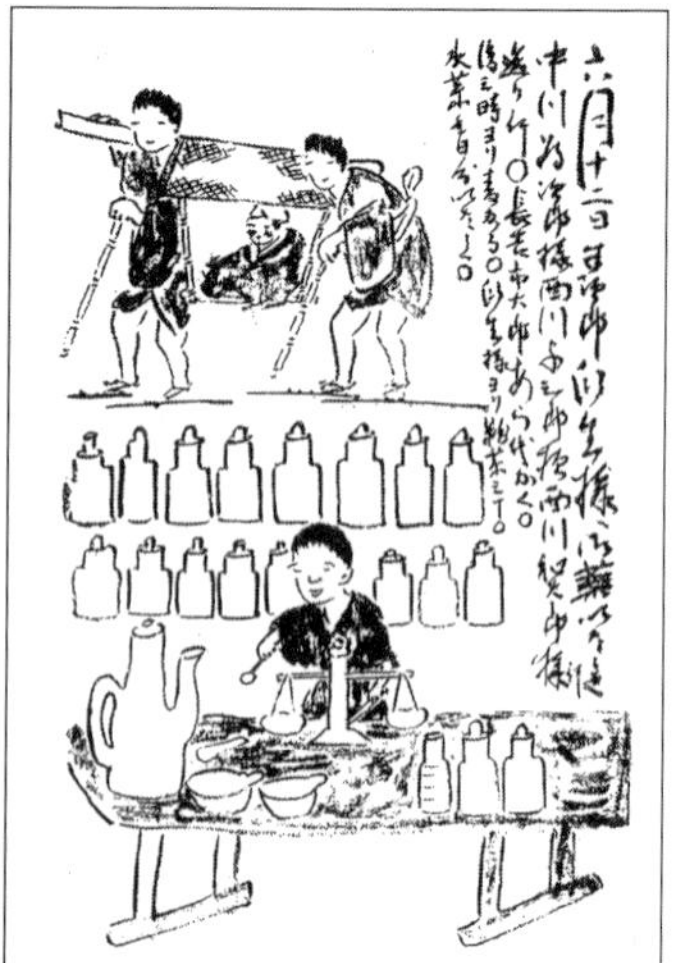
痰咳の薬をもらう
（『勝又半次郎絵日記』より）

病に用いられるもので、薬屋の品揃《しなぞろ》えはかぎられていたようである。

東京近郊という立地から薬屋の軒数は多いほうである。一八八〇年六月二七日「平間村（川崎市幸区）油平倅《せがれ》来る。尤薬代勘定之事也」とあり、七月一日には「利助平間村油平方へ行（く）。則（ち）金拾円薬代持たせ遣（わし）候也」とあるから、藤助は平間村の油平の店を「かかりつけの薬屋」としていたようである。八六年九月二四日、平間村から六円分の薬が来たともある。

仁三郎の浜浅葉家とはちがって、藤助の家に薬をもらいに来る者はほとんどいない。一八七三年七月二〇日、七右衛門の女房が熊胆をもらいに来たのが唯一の例である。向いの店では鈴木保三郎が八六年二月一一、一二日「売薬之事にて願」があって神奈川郡役所（七八年神奈川町に設置された橘樹郡役所のことか）へ出かけ、二年後の一一月一四日「売薬検査員某来る」とあるから、売薬の請売（取次販売）でもはじめたのであろうか。売薬営業には免許鑑札が必要であり（「売薬規則」）、向いの店の者が書類を携えて神奈川郡役所に出かけたものとみられる。福沢諭吉にいわせれば、西洋文明というものも「正に運動の中にありて、日に月に改進するもの」、発展途上のものに過ぎなかったが[10]、藤助は鍼灸や漢方薬を利用しつつ日進月歩の病院医療にもよくなじんでおり、採長補短的な保健医療行動をとっていたことが知られる。

（1）新村拓『近代日本の医療と患者』六八―六九頁、法政大学出版局、二〇一六年。
（2）宮本常一ほか編『日本庶民生活史料集成』第二巻所収、三一書房、一九六九年。
（3）『川崎市史』通史編近世四六二頁、川崎市、一九九四年。
（4）注1同書二四七―二四八頁。

（5）新村拓『在宅死の時代』五八頁、法政大学出版局、二〇〇一年。
（6）『東京医事新誌』二四四、一八八二年一二月二日。
（7）『明治文学全集』第二巻『明治開化期文学集』所収、筑摩書房、一九六七年。
（8）注5同書六八―七四頁。
（9）注1同書八六頁。
（10）福沢諭吉『文明論之概略』「緒言」岩波書店、一九九五年（文庫版）。

五　駿河国駿東郡御宿村の『勝又半次郎絵日記』にみる医療行動

駿河国駿東郡御宿《みしゅく》村（静岡県裾野市）の自小作農で製紙業も営んでいた勝又半次郎（一八三〇～一九一三）は、六〇歳前後の一八九五（明治二八）年から一九〇一（同三四）年まで、日常風景を描いた絵日記を残している。そのうち九七年一月から一二月までと、一九〇〇年一月から七月までの分が『勝又半次郎絵日記』と題して翻刻されている(1)。日清講和条約によって得た賠償金を元に日本が経済的な飛躍をみた時期である。同日記の解説によれば、九五年時における家族構成は半次郎五七歳、妻ぬい五三歳、三女さだ（婿養子は死去）二五歳、さだの子豊作六歳、四女うら一六歳、隠居の母いさ八一歳で、ほかに雇用の下男一人、紙すき職人一人がおり、半次郎は田畑の耕作のほか山仕事や紙の行商を、妻ぬいは耕作と紙すきおよび行商に従事し、村の豪農湯山家の雑事にもあたっていた(2)。

近世の御宿村（一八八九年富岡村、一九五七年裾野町となる）は富士山麓の傾斜地にあって、前にみた山之尻村と同じく小田原藩領であったが、医療環境は山之尻村とは大きく異なっていた。明治期の御宿村周辺をみると、一八六九年に駿河藩によって開設された沼津病院が、七九年に廃されて公立駿東病院（駿東郡沼津城内町）として生まれ変わっている。その第一分院が御殿場村に、第二分院が佐野村（一八八九年小泉村、一九五二年裾野町となる）に置かれ、また八八年には第一分院が私立御厨《みくりや》病院、第二分院が私立蓉麗《ようれい》病院に移行していた(3)。日記に登場するのは深良病院、富岡病院、佐野原病院などである。当時の病院は一〇〜一五病床以上を病院と称していたので(4)、村にあった病院は今日の有床診療所ぐらいとみてよいであろう。

一八九九年七月、村会の決議により相良正保が村医に選出されている。村の告示（村医との契約内容）によれば、村医の手当は一ヶ年一二〇円、同村住民の診察、往診、種痘、診断料はすべて無料とすること、薬価と手術等は本郡医会の定めた範囲を超過して徴収してはならないこと、村長の証明する者にかぎり施薬のこと（一ヶ年一〇名以内、一名につき二週間を超えて施療することは不可）、当村以外の病家へ往診する際はなるべく当村の病家を優先することとあるから(5)、村人の医療は一応、保障されていたといえる。

日記にみられる病名・症候群は少ない。「ろくまく忌病」、赤痢、足病、腰痛、足痛、疝気、風病、頭痛、指腫痛、耳痛といったところである(6)。一八九七年二月一七日、富岡病院の医者朝日が一歳から四〇歳までの者に「疱瘡植」をしているが、疱瘡流行

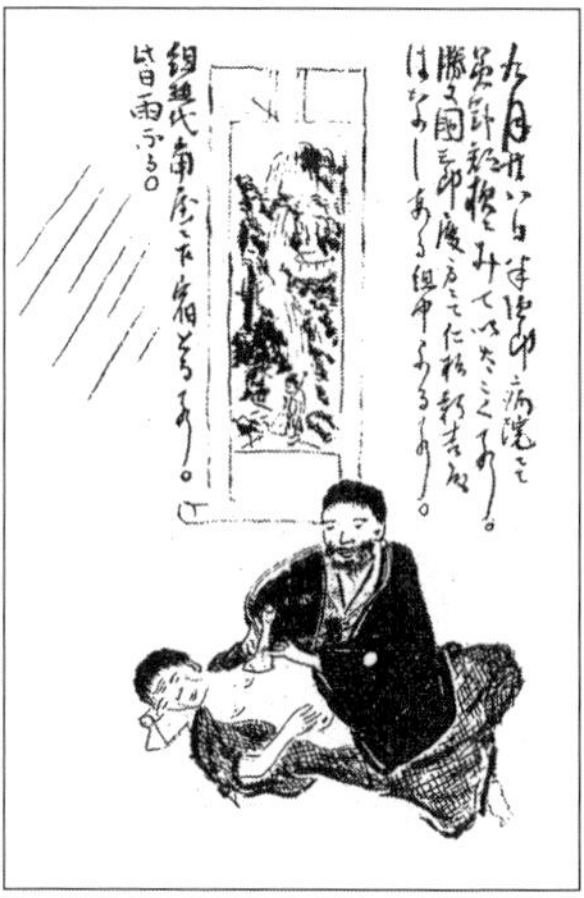

病院で診察を受ける
(『勝又半次郎絵日記』より)

の兆《きざ》しはない。同年五月、赤痢が発生する。流行はなかなか収束せず、九月三日「伝染病予防委員詰所出張の日割表」にしたがって委員が赤痢患者の家を回っている。この日より用水が止められ、その翌日、勝又国三郎の妻が赤痢に罹患。詰所より予防方《かた》が来たとある（石炭酸水・消毒薬撒布）。一三日、勝又万平の母ら三名の家に張られていた「赤痢縄」が外される。コレラでは「病名を大書して患家の門

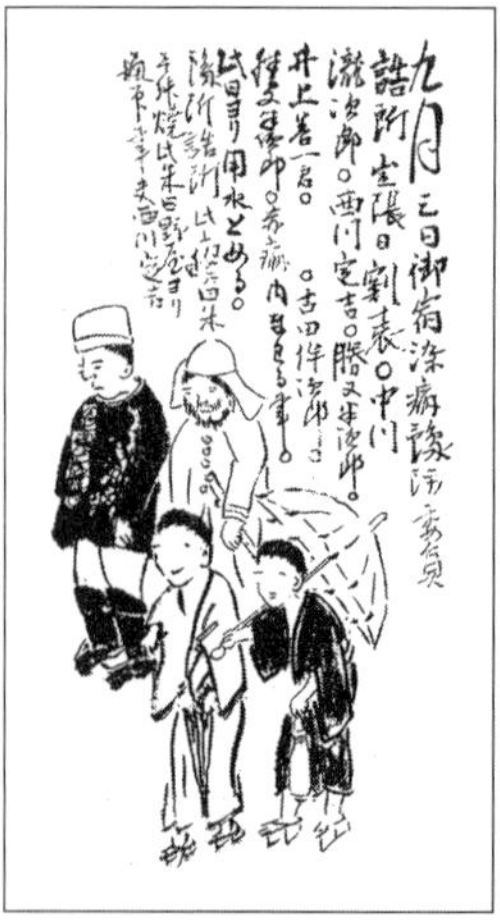

予防委員が患者宅へ行く
（『勝又半次郎絵日記』より）

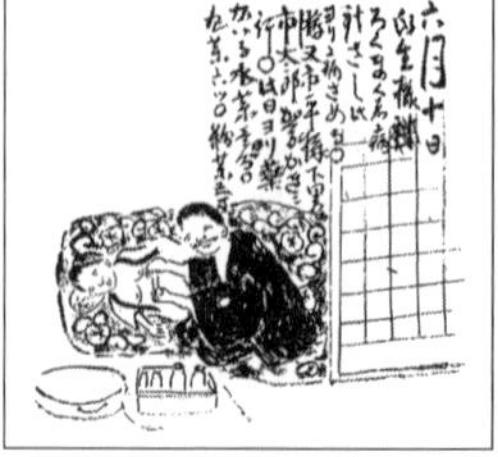

医者が胸に針を刺す（同上）

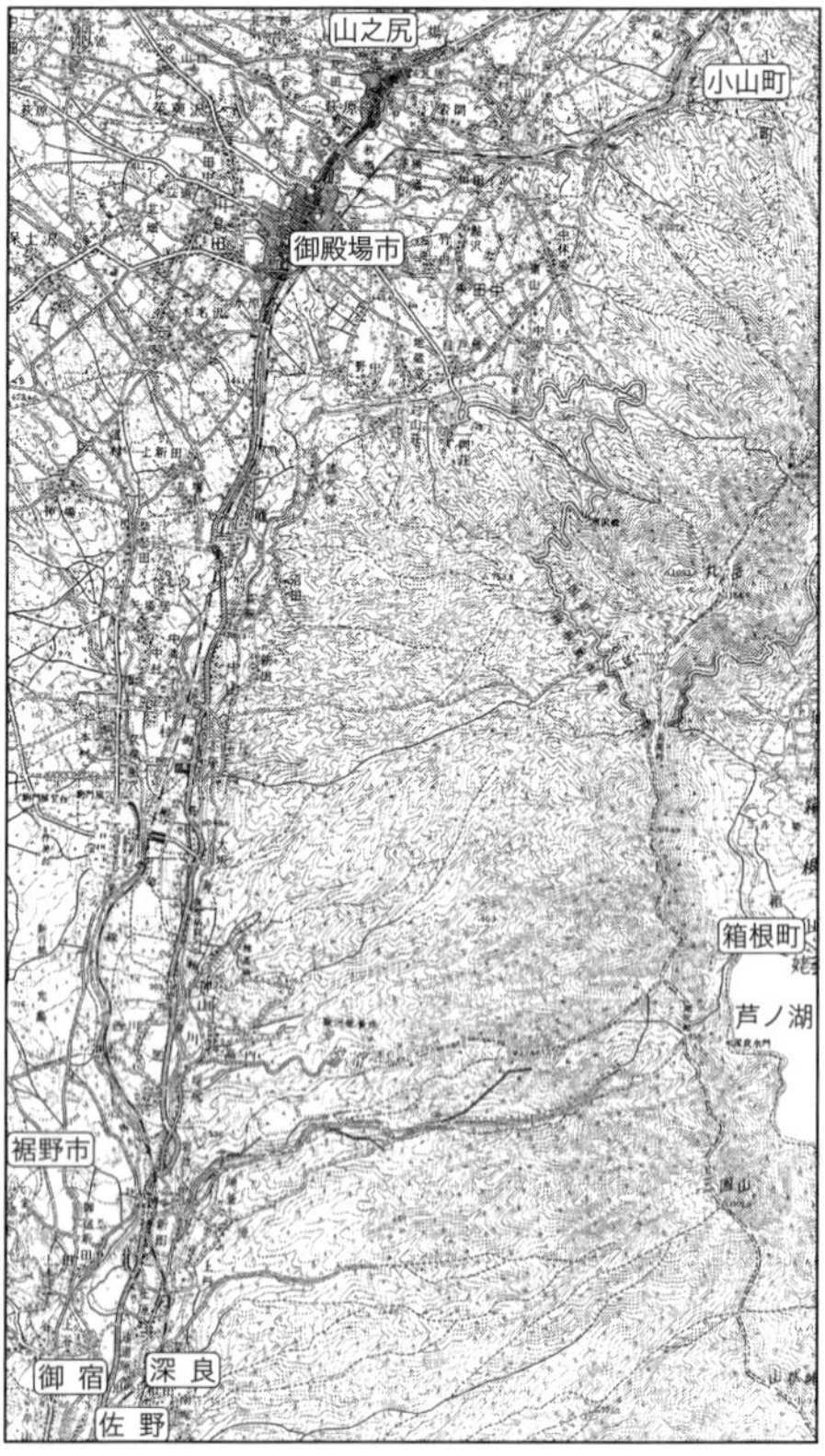

御殿場・裾野地域

戸に貼付」する措置が取られていたが、(7)「赤痢縄」も同じ意味で用いられていたのであろうか。

一八九七年六月、半次郎の家では深良病院へ下男を遣わして粉薬二丁、水薬一日分を持ち帰らせる日々がつづいている。同月六日、佐野上宿の医者岩崎が往診し（車屋賃二〇銭）、粉薬三丁、丸薬六粒、水薬一日分を調合している。石脇の植松彦太郎が来て、大山に参詣し治癒祈願をしてきたという。八日、岩崎と深良病院の医者瓜生による「立会診」があり、三女さだに対し「ろくまく忌病」と診断。午後四時と七時、さだの胸に針を刺し胸水を抜く。これより痛みが去るとある。瓜生から丸薬六粒、粉薬三丁、水薬一日分を渡される。九日、下男が深良病院へ粉薬三丁、水薬一日分をもらいに行き、午前一〇時、役場に病名を届け出ている。半次郎は富士山三宝院（富士宮市村山の修験の坊）に祈願する。一〇日、再び瓜生がさだの胸に針を刺す。これより「病がさめる」とある。粉薬三丁、丸薬六粒、水薬一日分をもらう。一一日、瓜生が駕籠で往診する。役場の者が半次郎の隠居門口に縄を張っている。さだは隠居所に寝かされていたようである。

一二日から一四日まで半次郎が深良病院へ粉薬三丁、水薬一日分をもらいに行く。水薬はその都度、処方されるため病院へ毎日、もらいに行かなければならない。一五日、瓜生が往診する。この日、さだに「湯付めし」を食べさせている。たくさんの見舞客が来る。見舞品のほとんどは砂糖である。さだは結核を疑われていたが、短期に回復しているところをみると誤診だっ

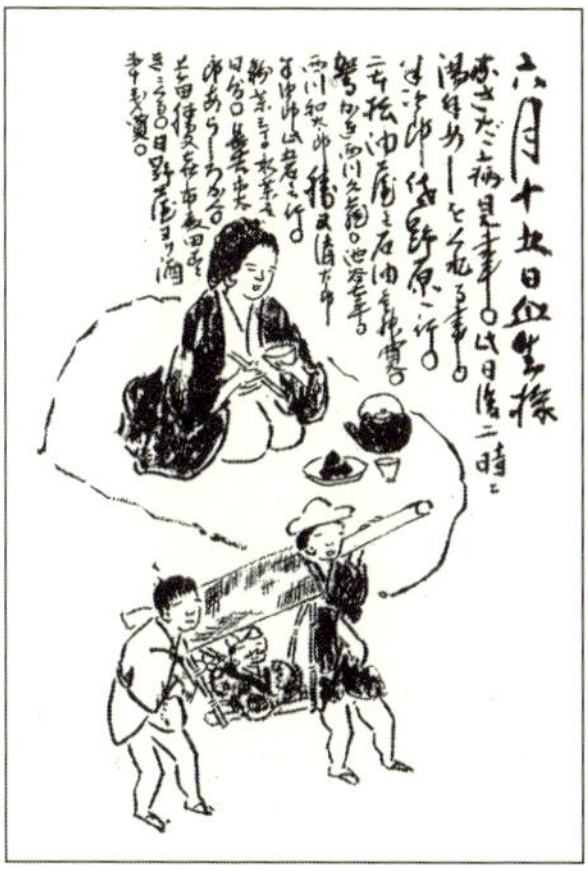

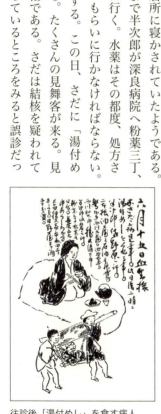

往診後「湯付めし」を食す病人
（同前）

たようである。

妻ぬいと四女うらは比較的健康であったが、半次郎には疝気の持病があった。一八九七年九月二六日、医者美野部が半次郎を往診、水薬二日分を渡している。美野部は漢方医のように思われる。一〇月三日、丸薬二日分をもらう。この日、大山阿夫利《あふり》神社に奉納する大麦・小麦二斤を世話人に渡す。この年四月、半次郎は一週間ほど箱根の姥子《うばこ》温泉で湯治、妻ぬいは九月に修善寺温泉に出かけている。一九〇〇（明治三三）年正月二〇日、疝気痛（疝気には随伴症状として腰痛や足痛がある）のため石脇の按摩植松の鍼治療を受ける。二一、二二日、入湯薬をもらって「薬湯」に浸《つ》かる。二月八、九日には灸を据え、石脇の栄橋湯に入る。一七日「疝気妙薬」の「猿取ばら木（サルトリイバラ）」を入れた「薬湯」に浸かり、一八日も薬湯を立てている。

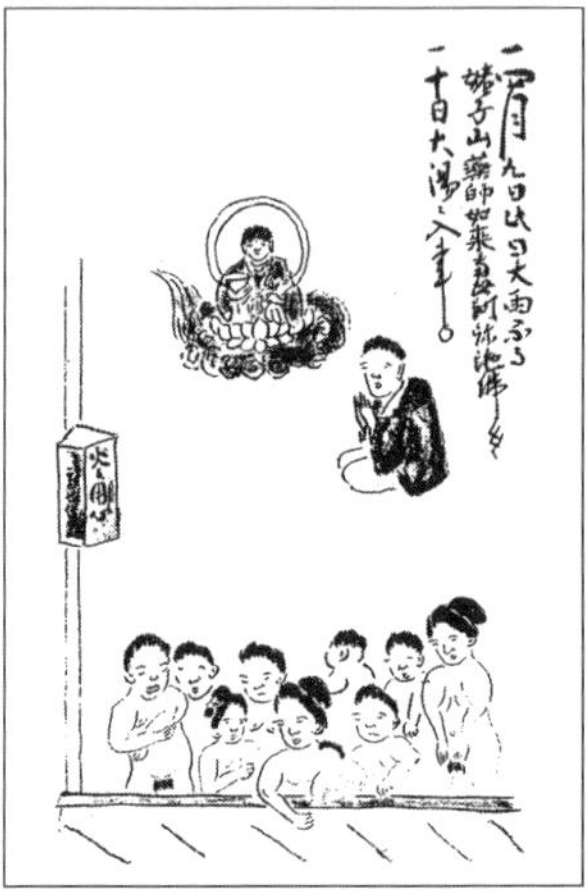

箱根姥子温泉に入湯
（『勝又半次郎絵日記』より）

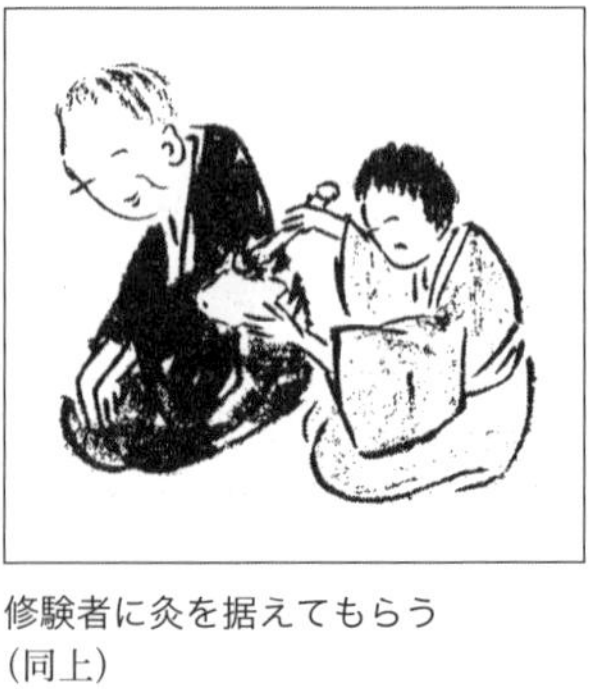

修験者に灸を据えてもらう
（同上）

三月一日、半次郎は郡内吉田川（河口湖町）の按摩に腰をもませ、四月七日には腰に灸を据えさせている。二二日、弘法大師堂の修験者に灸治を頼み、「薬湯」にも入っている。二五日、病院の医者相良を受診（薬代七銭）。二六、二七日には按摩を呼んで揉《も》み療治をさせる。二六日から三〇日まで風病のため仕事を休む。五月八日、頭痛と耳痛のため相良を受診し、一日四回分の水薬をもらっている。五、六月も相良を受診していた。

半次郎は医者を頼みとしながらも、湯治、鍼治、灸治、按摩などをうまく組み合わせた選択的保健医療行動をとっている。死病といわれた結核が疑われた三女さだの「ろくまく（肋膜・胸膜）忌病」には祈療も行わせている。妻や四女うらは健康で、風病にかかっても受診せず、売薬で済ませていたようである。一八九四年五月二三日「信州伊那の薬屋」に二五銭を支払うとあるから、定期的に伊那の売薬行商人が来ていたようである。明治半ば信州の飯田には老舗の大原、小西をはじめ二〇数軒の薬種商が軒を並べており、伊那谷は薬業のさかんな地であった(8)。

（1）裾野市教育委員会教育部市史編さん室編『裾野市史料叢書』第四巻『勝又半次郎絵日記』裾野市、一九九九年。
（2）注1同書五二四—五三九頁（杉村斉・岩田重則）。
（3）土屋重朗『静岡県の医史と医家伝』三九六—三九八、四一〇、四二〇—四二三頁、戸田書店、一九七三年。
（4）新村拓『近代日本の医療と患者』二一三頁、法政大学出版局、二〇一六年。
（5）裾野市史編さん専門委員会編『裾野市史』第四巻資料編近現代I五五〇—五五一頁、裾野市、一九九三年。
（6）医療に関しては注1同書解説に収められている宮村田鶴子「日記に見る病気とその治療」を参照。
（7）新村拓『健康の社会史』一五七頁、法政大学出版局、二〇〇六年。
（8）小林郊人編『下伊那医業史』三二六—三二九頁、甲陽書房、一九五三年。

第二章　湯治に込められた思い

一　セルフ・メディケーションとしての湯治

南北朝期から室町後期にかけて著された各種の往来物《おうらいもの》が、近世には寺子屋の教科書として用いられることになる。そのなかで『庭訓往来《ていきんおうらい》』『尺素往来《せきそおうらい》』『新札往来《しんさつおうらい》』は病の種類とその治療に適した売薬や鍼灸法を推奨し、湯治は中風や脚気に著効があると述べていたが、往来物の普及と街道の整備もあって近世には湯治の旅を楽しむ人が増えている(1)。

近世中期、庶民の間に起きた旅行ブームに乗じてたくさんの旅行案内書『道中記』が出版されている。そのひとつ八隅蘆庵《やすみろあん》の『旅行用心集』(一八一〇年)は湯治の旅を取り上げ、「道中用心六十一ヶ条」においては「湯治場は硫黄の気多(き)故、大小の身、并に拵《こしらえ》等までも錆《さび》るものなり、其用心有べし」といい、また「諸国温泉二百九十二カ所」では「(世の中には)唯養生の為に湯治する人」もいれば、「物参(参詣)、遊山なからに旅立」ち、その最寄りの温泉に立ち寄っている人もいる。湯治の際には温泉が病症に合うかどうかを見極めることが肝要である。はじめ一、二回入湯したのち「胸腹すき、食物味ひよき」と感じれば、その湯は自分に相応したものといえ、逆に「一両度入(り)ても胸腹はり、食の味ひあしく進まずば」、まずは不相応な湯であると判断する。「其土地々々の湯宿へ委細を咄《はな》し、其上入湯」するのがよいであろう。湯治をはじめた一、二日目は入湯を一日につき三、四度にとどめ、湯が病症に合っているとわかれば、五から七度までは入ってもよい。「多年の病」においては「一《ひ》と回《めぐり》（七日間）、二た回にては治《い》えざるもあり。故に三、四回、又は一、二月も入（る）へし」とも述べている。[2] また八隅景山も『養生一言草』（一八三一年）において温泉の効能を種々論じたうえで、「湯治の仕方並（び）に病症により、湯の合不合は土地・所によりてさまざまなれば、其湯場にて工者の人によく尋ね問合」せるのがよいといい、湯治に関する一般的な注意を「養生手引歌」にまとめている。[3]

気の巡りによいとされる熊胆《ゆうたん》と灸治と湯治を薦めた古方派の医者後藤艮山《こんざん》（一六五九～一七三三）が『師説筆記』において、「温泉は大概灸治と同意なり」と温泉の効能を評価して以来、[4] 多くの養生書が湯治を取り上げているが、貝原益軒は『養生訓』において湯治に適応するのは外症（打身、落馬、打撲、皮膚病、金瘡《きんそう》、腫物）で、そのほか中風、筋引《すじひ》（き）つ

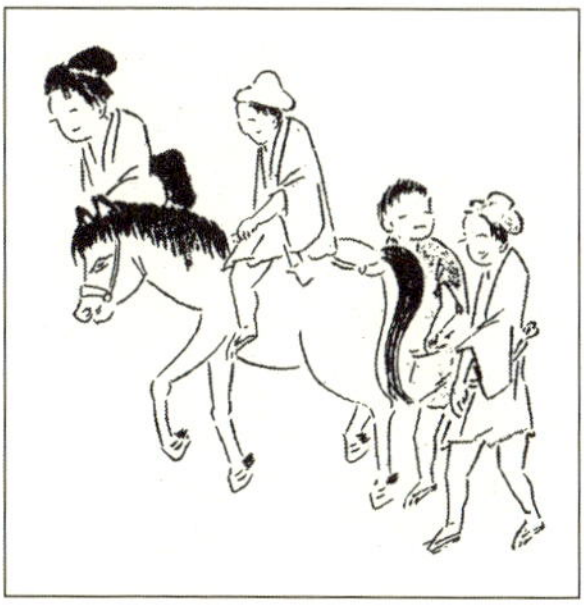

馬に乗って湯治に出かける
（『勝又半次郎絵日記』より）

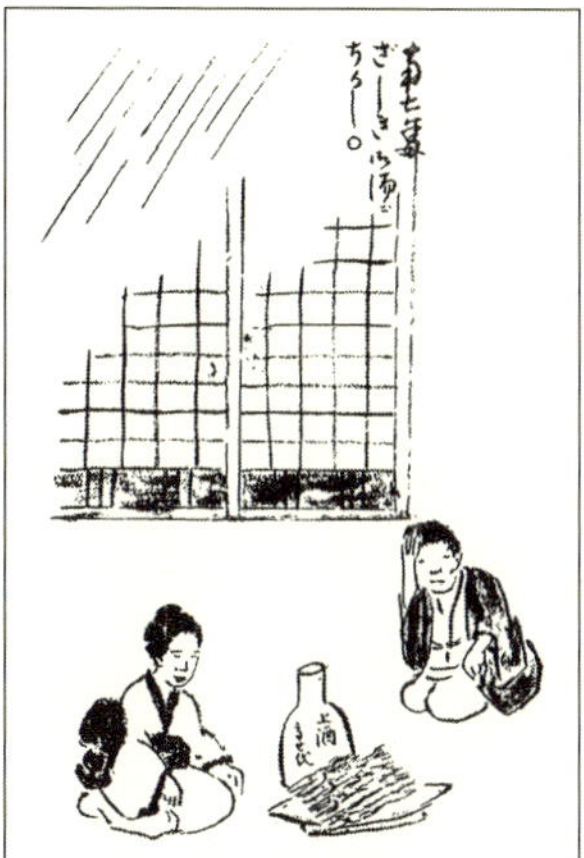

湯治宿に泊まる（同上）

「湯治御暇願」

願　主	理　由	期　間	湯治先
田原町名主太郎右衛門	疝気・癪治療	安永7年4月～70日間	有馬
泉養寺	痔疾治療	天明2年5月～6月	箱根
本竜院	持病治療	天明2年7月～30日間	熱海
泉養寺	同上	天明3年8月～9月中旬	箱根
円乗院	疝気・癪治療	天明8年5月～6月	箱根芦ノ湯
同上	同上	天明8年6月～7月	同上
自性院	痔疾下血治療	寛政元年6月～月末	箱根堂ヶ島
松林院	疝気・癪治療	寛政元年6月～閏6月	上州河原湯
円乗院	疝気・癪・足痛治療	同上	箱根木賀
覚善院	疝気・癪・眼病治療	寛政4年8月～9月	箱根
無動院	疝気・癪治療	寛政5年5月～6月	草津
教善院	痔疾治療	同上	草津
西光寺	病気治療	寛政5年6月～7月	草津
日音院	持病治療	寛政6年5月～30日間	草津
同上	痔疾治療	寛政7年7月～30日間	箱根
顕松院	疝気・癪・足痛治療	寛政8年4月～30日間	箱根
寿徳院	痔疾治療	寛政8年4月～5月	熱海
泉蔵寺	病気治療	寛政9年4月～20日間	箱根
不明	瘡治療	寛政9年4月～30日間	草津
泉養寺	病気治療	寛政9年4月～20日間	箱根
名古屋与右衛門	痔瘡治療	寛政11年5月～30日間	不明
顕松院	痰・癪治療	享和元年8月～30日間	中禅寺湖

り、痙攣《けいれん》、痺《しび》れ、萎《な》えたる症、気《き》鬱《うつ》、不食、気血不順、虚実の症にも効く。毎日入浴して二廻《めぐ》り（一四日間）の湯治が適当であり、湯治場に行けない人には湯を取り寄せて入浴する「汲《く》み湯」がよいと述べている（巻五）。

湯治の旅に出るには町役人、村役人、檀那《だんな》寺に「湯治願」を出し、往来手形を発行してもらわなければならない。武士も主家に「請暇願」を出して受理してもらう必要があり、寺僧も同じである。江戸の金龍山浅草寺の日並記『浅草寺日記』には、たくさんの「湯治御暇願」が収載されている。上の表は一七四四（寛保四）年から一八〇二（享和二）年の間に提出された「湯治御暇願」

『浅草寺日記』

願　主	理　由	期　間	湯治先
自性院	疝気・癪治療	寛延２年４月～５年10月	箱根
本竜院	湿・瘡治療	寛延２年５月～６月	箱根
長寿院	疼痛治療	寛延２年５月～40日間	箱根
無動院	病気治療	宝暦３年６月～７月	箱根
勝蔵院	不明	同上	草津
金剛院	痔疾治療	宝暦３年６月～７月	熱海
勝蔵院	不明	宝暦４年７月～８月	奥州岩城
最勝寺	疝気治療	宝暦１０年６月～７月	箱根芦ノ湯
清光寺	痔疾治療	同上	箱根
安禅房	持病治療	宝暦11年８月～10月	有馬
無動院	疝気・癪治療	宝暦12年10月～11月	箱根
梅園院	病平癒せず	ｾ和元年７月～８月	箱根
法善院	持病治療	明和６年６月～７月	箱根
並木町名主伊兵衛	痔瘻治療	安永２年３月～50日間	熱海
勝蔵院	痔疾治療	安永２年７月～８月	熱海
金剛院	痰・癪・咳治療	同上	熱海
泉住寺	病気治療	安永３年５月～30日間	下野国那須
勝蔵院	痔疾治療	安永４年７月～８月	草津
覚善院	脚気治療	同上	草津
泉竜寺	持病治療	安永５年４月～30日間	熱海
修善院	疝気・癪治療	安永６年８月～９月	熱海
御仲番所役勘六	癪治療	安永７年３月～50日間	熱海
松寿院	雁瘡（皮膚病）治療	安永７年４月～５月	伊香保

である。(5) 宛先は別当代（浅草寺は徳川家の祈祷寺である東叡山《とうえいざん》寛永寺の管轄下にあったため、別当には東叡山門《もん》跡《ぜき》が就き、さらに浅草寺外から別当代

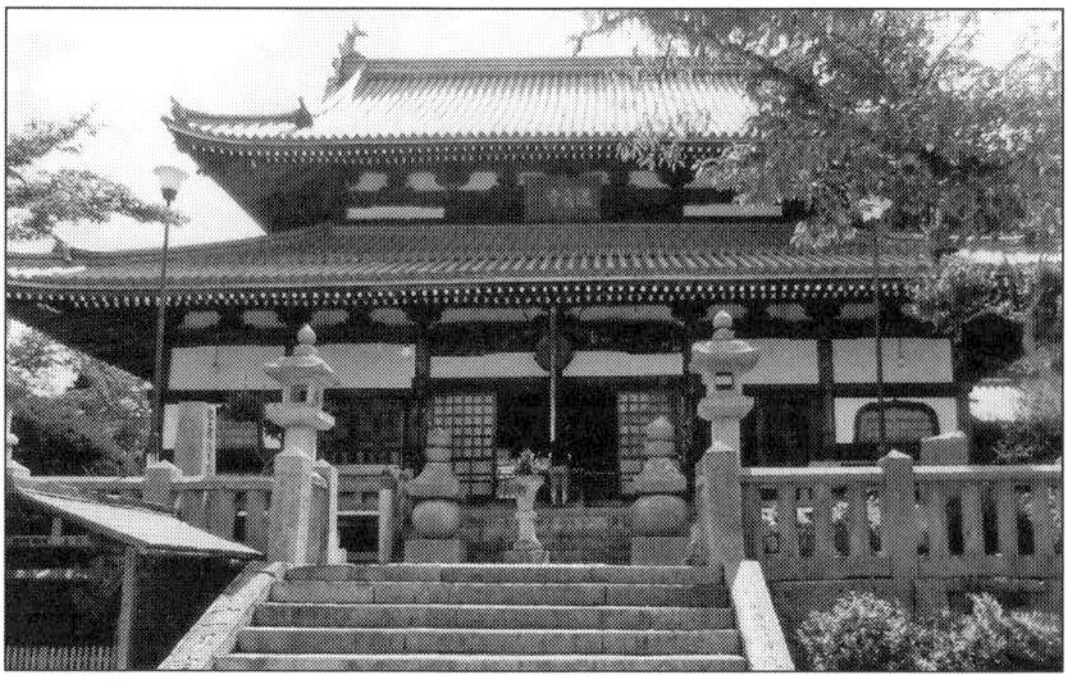

有馬温泉寺（行基によって癒された病人は化して湯山薬師となり，傍らから温泉が湧出したと伝える）

が任命されていた）、「湯治御暇願」を提出していたのは浅草寺の運営に参与していた寺中の三四ヶ寺、それに末寺、門徒、町奉行、浅草寺代官支配下の門前町二一ヶ町の名主である。寺僧が提出する「湯治御暇願」はおよそ次のような形式をとっていた。すなわち、拙僧は病のため難儀しており、これまで種々医療に努めてきたが、今に至っても平生に戻らない（あるいは再発におよんだ）ので、某日より某日まで某所において湯治をしたい（留守中のことは組合の寺に頼んである）、といったところである。認可された休暇日数は三〇日が最多で、最短は二〇日、最長は七〇日である。一七八八（天明八）年の円乗院は湯治期間の延長が認められた事例である。病名は疝気、癪《しゃく》、痔疾といった慢性的な疾患がほとんどである。湯治先は箱根が圧倒的に多く、それに熱海、草津がつづき、いずれも著名な温泉地ばかりであった。

一八〇八（文化六）年七月二二日、医者の加藤玄悦は江戸四（ツ）谷より熱海へ湯治に出かけているが、手に持っていたのは風呂敷に包んだ木綿の浴衣三つと頭陀袋《ずだぶくろ》、それに薬五〇種ばかりと書物二冊であった[6]（『我衣』巻五）。かれは途中で立ち寄った箱根の湯には硫黄の気があったのに、熱海の湯には「硫黄の気少しもな」くて、「塩事」が限りなく多かったが、これはおそらく「海浜にして其潮脈と土中の火脈、気を通じて合し、熱湯となり湧出せるに疑なし」と考えている。そして、「温泉の明弁《めいべん》は、一本堂の薬選付録に尽せり」といい、温泉についての論説は後藤艮山の弟子香川修徳（修庵、一六八三〜一七五五）の『一本堂薬選続編』（一七三八年）に尽きると述べている。その『一本堂薬選続編』の巻頭には[7]、温泉は気血の流れをよくして体を温め、諸々の痛み痺れを緩和し、痔疾、梅毒、皮膚病、婦人病などに効能があるとあり、そして本論では入浴の度数、浴法、禁忌、適否・善悪の判断（弁正）などの項を立てて詳論している。同書は薬治のみに捉われがちな当時の医療界にあって、温泉療法の有効性を強調した点が評価されている。(8)

(1) 新村拓『日本医療社会史の研究』一二四―一二九頁、法政大学出版局、一九八五年。
(2)『生活の古典双書』所収、今井金吾注『旅行用心集』八坂書房、一九七二年。
(3) 三宅秀・大沢謙二編『日本衛生文庫』第二輯所収、教育新潮研究会、一九一七年。
(4) 大塚敬節ほか編『近世漢方医学書集成』第一三巻所収、名著出版、一九七九年。
(5) 浅草寺史料編纂所・浅草寺日並記研究会編『浅草寺日記』第一～九巻、金龍山浅草寺、一九七八～八五年。
(6) 森銑三ほか編『日本庶民生活史料集成』第一五巻所収、三一書房、一九七一年。
(7) 注4同書第六九巻所収、一九八二年。
(8) 西川義方「明治前日本治療学史」五〇〇―五〇一頁、日本学士院日本科学史刊行会編『明治前日本医学史』第三巻、日本学術振興会、一九五六年。

二　湯治の旅

『浜浅葉日記』にも湯治の旅がいくつか記録されている。一八四五（弘化二）年八月一日、仁三郎の病弱な妻ちせは、本家の兄に連れられて箱根へ出かけ一ヶ月余を過ごし、また四七年九月二三日にも妻ちせは本家の兄の妻（ちせの実姉）と大山参詣ののち、箱根に回って一ヶ月余の湯治をしている。五〇（嘉永三）年六月二一日には病弱な本家の兄が「伊豆修善寺入湯」のため夜明け前に持ち船に乗り込み、その場にいた仁三郎から餞別として白砂糖と飴《あめ》を受け取っている。日記に欠落があって分明でないが、療養のための湯治は二〇日余だったようである。

一八五五（安政二）年四月二二日、本家の父（第一二代仁右衛門）は前年一二月に落馬した際に負った怪我の後遺症を癒すため、持ち船の順吉丸に乗って「伊豆入湯」をめざしている。仁三郎は玉子三〇個と水飴（二百文で購入）を餞別として父に渡す。本家から仁三郎のもとに赤飯が届けられている。船は湯河原（神奈川県湯河原町）に着岸しているから同地で湯治したものと思われる。五月一三日、父のいる「伊豆入湯場」へ向かう飛脚に、仁三郎は書簡と菓子、素麺《そうめん》、こがし（麦焦がし・米焦がし）を預けている。二四日早朝、父を乗せた順吉丸が伊豆を出帆し、翌日七つ刻（午後四時前後）に帰宅。湯治土産の手拭一反、箸《はし》箱一つが六月一〇日になって仁三郎のもとに届けられている。その六日後、父は体調を崩し上宮田御陣屋医師中村貫次の往診を受ける。親戚縁者が頻繁に見舞いに訪れていたが、二五日死去、享年六六歳。二八日葬礼となっている。

仁三郎には湯治をした記録があまりない。一八五六年六月一一日七つ刻（午前四時前後）、仁三郎は妻の実家である三ヶ浦（葉山町堀内）から供一人を連れて持ち船に乗り、飯島（鎌倉市材木座か）へ向かっている。四ツ谷（藤沢市）の伊勢屋に宿泊する（宿泊代は二人で五〇文とあるが素泊りであろう）。翌早朝、宿を出て馬入川（相模川）を渡り（渡し銭は三〇文）、酒匂《さかわ》川を渡り（渡し銭は二人で九〇文）、小田原の大丸で昼食をとる（一九〇文）。箱根湯本の三枚橋で休憩し（茶代二四文）、宿泊先の箱根芦之湯「きのくに（紀伊国）屋」に七つ刻に到着。これは湯治が目的ではなく、妻の実家の者が江戸で勘定を済ませたのち、姿をくらませたことから捜索を依頼されたのであった。翌日、芦之湯を出て木賀《きが》温泉の亀屋（茶代二〇〇文）へ向かう。そこから底倉温泉の蔦屋平右衛門（茶代一〇〇文）、宮ノ下温泉の奈良屋兵次、堂ヶ島温泉の近江屋半兵衛、塔ノ沢温泉の一の湯（昼食二〇〇文）、湯本温泉の福住屋九蔵へと回る。箱根七湯を巡って聞き込みをしたのである[1]。その後、小田原の「みのや（美濃屋）」吉兵衛に寄って小清水（小田原市本町の脇本陣）で宿泊（旅籠代五〇〇文）。翌一四日、小清水を

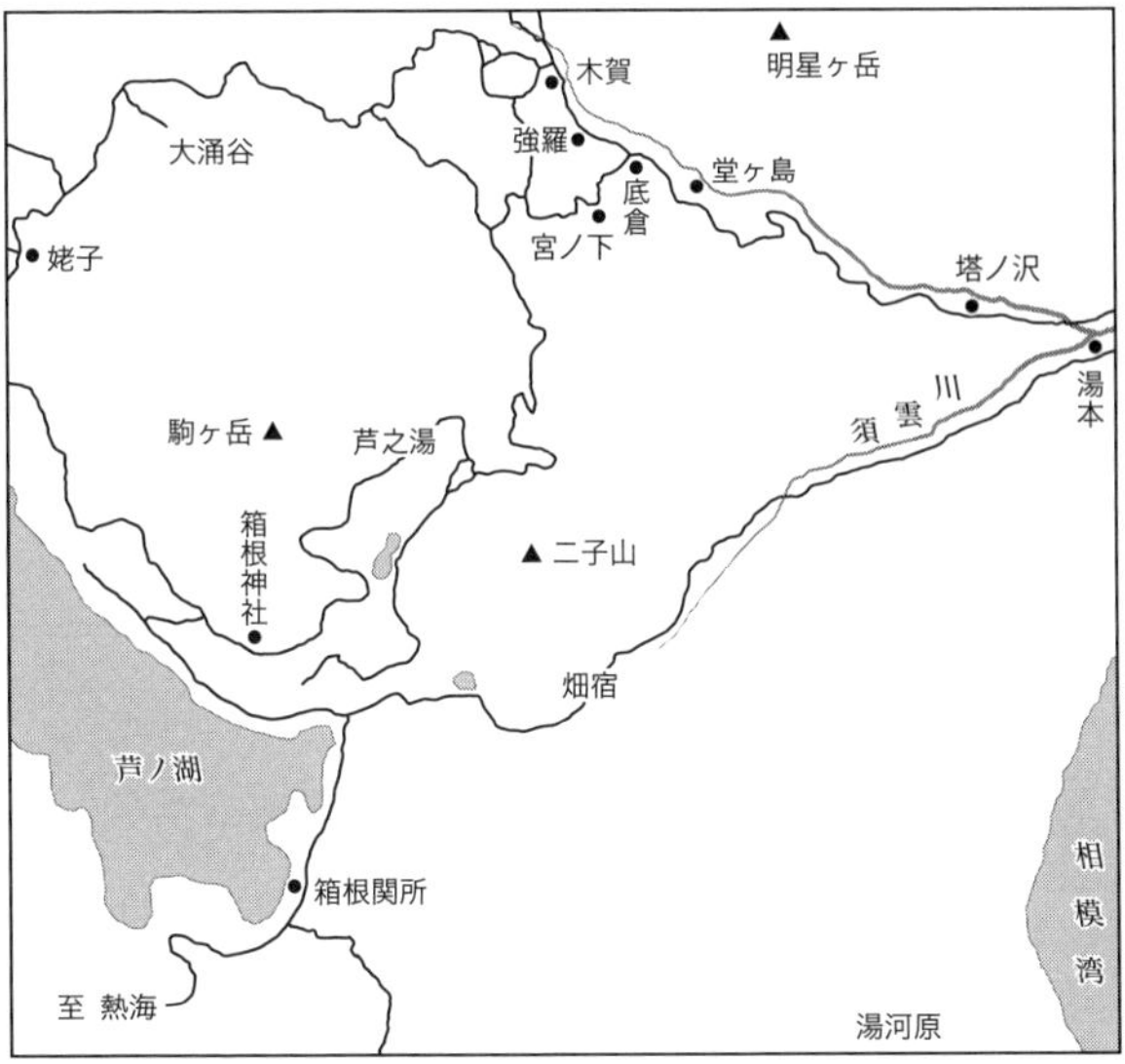

箱根地域

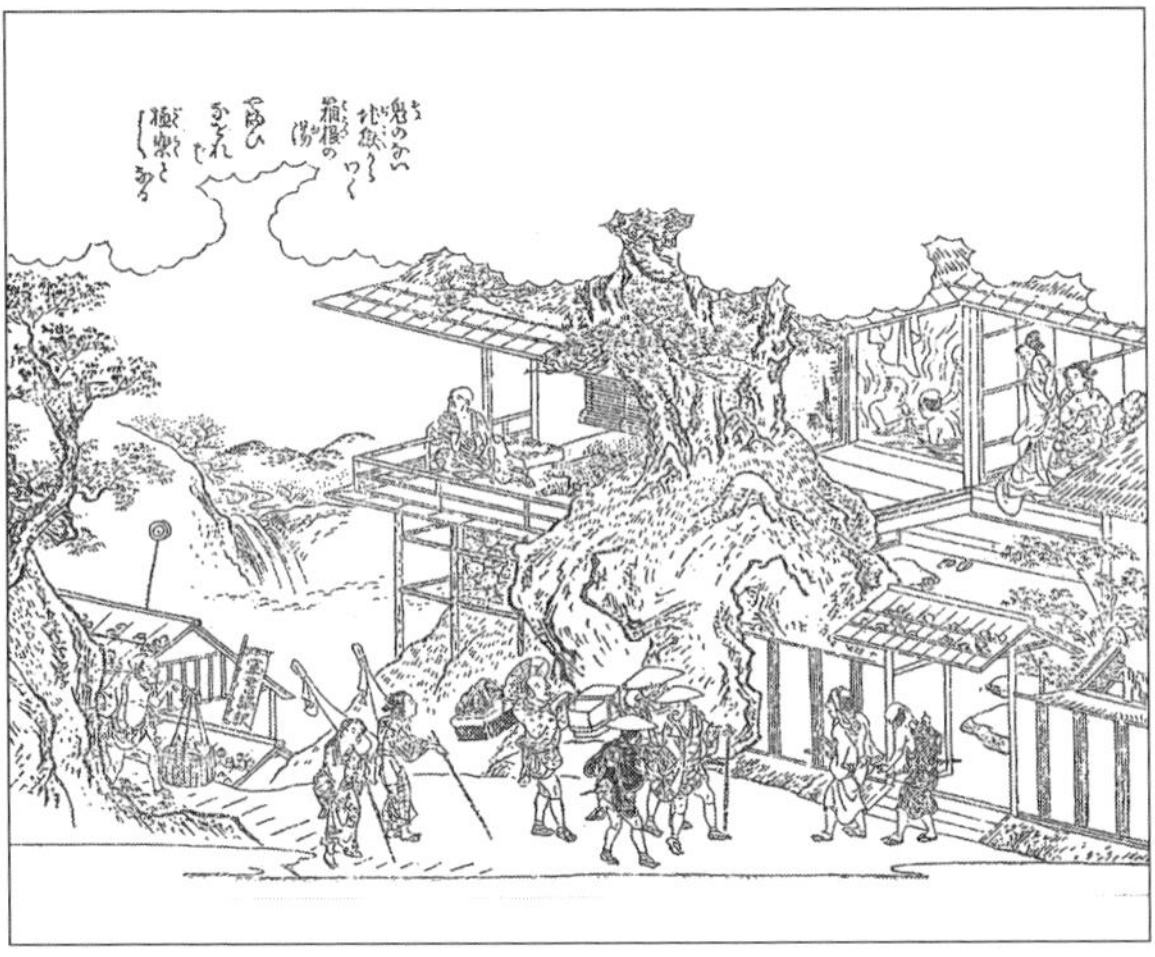
箱根塔ノ沢（『東海道名所図会』）

出て酒匂川、馬入川を渡り、平塚宿で休憩（茶代一〇文）。四ツ谷の伊勢屋で昼食をとって（二五二文）、七つ刻に三ヶ浦に帰着している。

この旅の二年前の四月、預所より「宿屋の諸賄方《まかないがた》」に関して藤沢宿の村役人らに通達があった。それによれば、旅籠宿泊代は二〇〇文、一食分の飯代は六四文、朝・夕食は一汁一菜と香物、昼食は握り飯と一菜と香物のみとし、それ以上の物を客に提供することがあれば、宿主・村役人および食事をした者を咎《とが》に処すとのこと(2)。仁三郎が宿泊、休憩に利用した伊勢屋での待遇も、預所による規制を受けた質素なものであったと思われる。

一八六三（文久三）年八月二六日、仁三郎は「伊豆のあたみ入湯出来」。翌年三月一〇日には「昼頃に伊豆あたみの湯取入（れ）、湯はしめ致」すとある。熱海から湯を取り寄せて家において湯治をはじめ、「家内の者もみな入湯」とある。これより先、四四（天保一五）年六月七日「御陣屋より湯河原の湯御入用のよしにて取りに参り、則（ち）壱樽遣（わ）し候」と、陣屋の要望により湯河原の湯一樽を船で運んでいた。浅葉本家および浜浅葉家では以前から持ち船を使って熱海や湯河原の湯を運び、家で湯治を楽しんでいたようである。かつて将軍家では江戸城まで熱海の湯を汲《く》んで運ばせる「御汲湯《くみゆ》」をさせていたが、同じようなことを庶民もしていたのである。

一八五七年四月一三日「床上げの祝」を済ませた本家の兄は、閏五月四日、妻と箱根の木賀温泉に出かけている。一七日、本家では入湯先に見舞人を遣わすということになり、仁三郎は浦賀で購入した羊羹（代金一朱）を見舞人に渡している。二六日になって湯治土産の煎餅が仁三郎の家に届いているから、兄夫婦の帰着もそのころと思われる。療養のための湯治は二〇日余となった。農閑期に集中する湯治客を避けながら、湯治は四月下旬から九月下旬に行われている。

『鈴木藤助日記』では湯治に関する記事が多い。行程のわかるものだけをみると、一八六二年四月二三日、藤助ら三人が箱根に向かって出立。長津田（横浜市緑区）の河内屋、厚木（厚木市）の万年屋で休息をとり、大磯宿（中郡大磯町）の山城屋に投宿する。二四日、小田原の小清水で昼食。熱海の「ふじや」に到着、同宿に五月四日まで逗留する。五日は箱根で昼食、芦之湯の松阪屋に宿泊。六日は木賀温泉で昼食、箱根宮ノ下の奈良屋に泊まる。七日は畑宿《はたじゅく》（箱根町）の「めうかや」で昼食、湯本の福住屋に泊まる。八日、梅沢（中郡二宮町）の「つたや」で昼食、厚木の万年屋に宿泊し、九日の帰宅となっている。およそ二週間の箱根七湯を巡る保養の旅であった。

一八六七（慶応三）年七月二五日にも藤助ほか三人が箱根に出かけている。市ヶ尾（横浜市青葉区）で休息をとり、長津田の紀の国屋で昼食。鶴間（大和市）と大根《おおね》（秦野市）で休息し、厚木の万年屋に宿泊。二六日は厚木から南に下って平塚宿に出て、同地の松原で休み、湯本（足柄下郡）まで駕《か》籠《ご》に乗る。途中、東海道の大磯宿の角屋で昼食、梅沢の「つたや」、小田原宿の「かのや」、風祭《かざまつり》（小田原市）で休み、湯本の福住屋に宿泊。二七日、畑宿まで駕籠に乗り「めうか

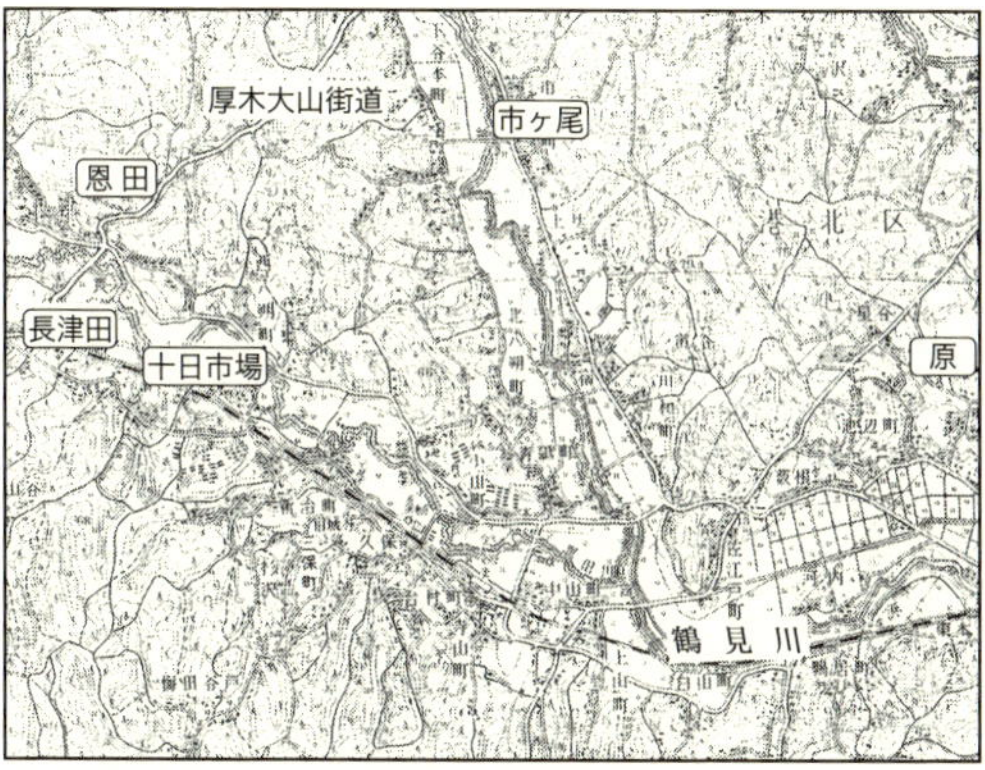

横浜北部地域

や」で休み、芦之湯の吉田屋茂兵衛に逗留する。その日の入湯は五度。二八日は入湯六度。二九日は碁を打って過ごす。入湯八度、下痢をする。

八月一日、宿から八朔《はっさく》の祝い（八月一日にする贈り物の習慣）として赤飯と煮しめをいただく。入湯五度。二日、硫黄山へ行き自然の硫黄をもらい、明礬《みょうばん》を取る。「煎じて飲めば悪しき病にかからず、風に効く」とのこと。入湯七度。三日、将棋を指す。入湯七度。四日、入湯七度。五日、入湯八度。六日、箱根権現を参詣。入湯八度。七日、入湯一〇度。八日、周辺の山々へ遊びに出かける。入湯八度。九日、入湯六度。一〇日、山へ遊びに出る。入湯九度。一一日、硫黄取（り）場へ行く。入湯八度。一二日、山へ出かける。入湯九度。一三日、講釈を聞き、金一分を出す。入湯九度。一四日以降は記事が少なく、入湯が八〜一〇度と非常に多い。

二〇日の朝は入湯三度、そののち出立。宮ノ下から山越えして南足柄の道了尊（曹洞宗の名刹、大雄山最乗寺）を参詣。同地には道了権現の篤信者であった清五郎が「道了権現の霊夢」を得て創薬した「粉薬一袋三匁五分、膏薬一枚四文」が売られていた(3)（『藤岡屋日記』一八四五年六月）。そこから松田（足柄上郡松田町）に向かい和田屋弥兵衛に泊まる。二一日、宿より十日市場（横浜市緑区）まで馬に乗ることにし、粕屋（伊勢原市）の「すしや」で休息。厚木の「こくや」に泊まる。二二日、下痢のため厚木から駕籠に乗り換える。大塚（大和市）と鶴間で休み、長津田の河内屋で昼食をとり帰宅。この一ヶ月余の間、家には留守見舞の者たちが多数訪れていた。一日の入湯回数を記した湯治の旅は今回のみであったが、貝原益軒が『養生訓』において入浴は一日に三度まで、衰弱した人であれば一、二度までといっていた戒めは守られていない。入浴の合間に山々を巡って気を養うことについては益軒も大いに薦めており（巻五）、藤助は英気を養っている。

一八六八年七月一七日、江戸が東京と改称されているが、その翌月に藤助夫妻は息子喜十郎ら三人と連れ立って箱根に向けて出立、その夜は厚木の「こくや」に泊まっている。一九日は十日市場の山本平吉に宿泊。二〇日、松田村の和田屋に泊まる。二一日、道了尊の参詣をすませ、木賀温泉の亀屋に宿泊。二二日、芦之湯の吉田茂兵衛に宿泊。同宿に翌月一三日まで逗留。二三日は箱根権現に参詣。二四日は地蔵尊へ参詣。二六日は弁天山（箱根町畑宿）へ遊びに出かける。二七日から八月一三日までは同宿および他宿の客と毎日、碁を打つ。八月一日、宿より八朔の祝いとして赤飯と煮しめをいただく。

八月一四日、宿を出立し伊豆修善寺の浅

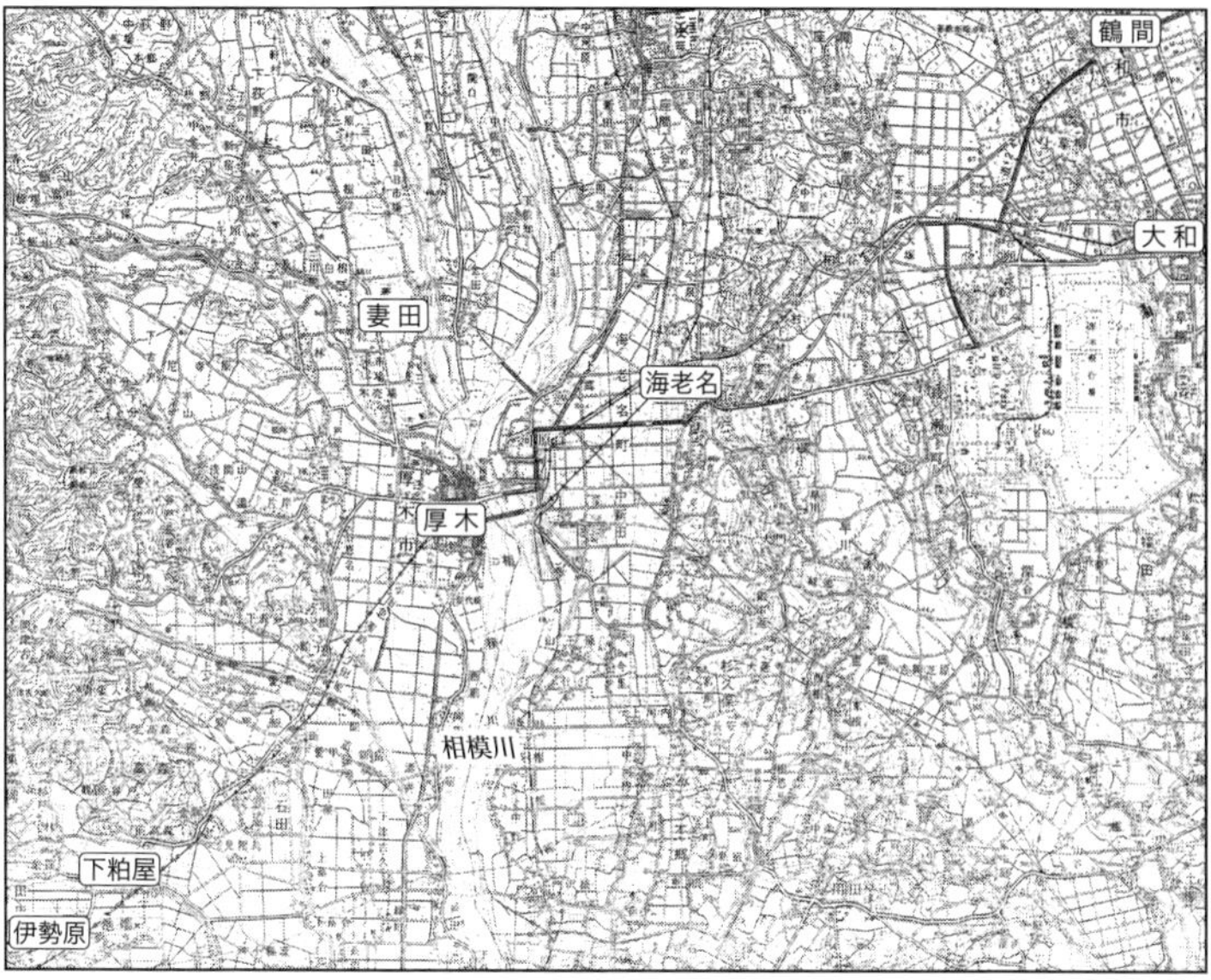

大和・厚木・伊勢原地域

羽屋に向かう。芦之湯の吉田屋の倅が箱根の関所まで「番所をあんじ候」て送ってくれたとある。浅羽屋には一六日まで逗留。一七日、宿を出立して熱海の「ふじや」喜右衛門に宿泊。二三日まで逗留。二四日、出立して小清水の伊兵衛に宿泊。二五日は藤沢宿の「ときはや」に泊まり、二六日は神奈川石崎（横浜市石崎町）に宿泊して二七日に帰宅。一ヶ月以上におよぶ湯治の旅となっている。

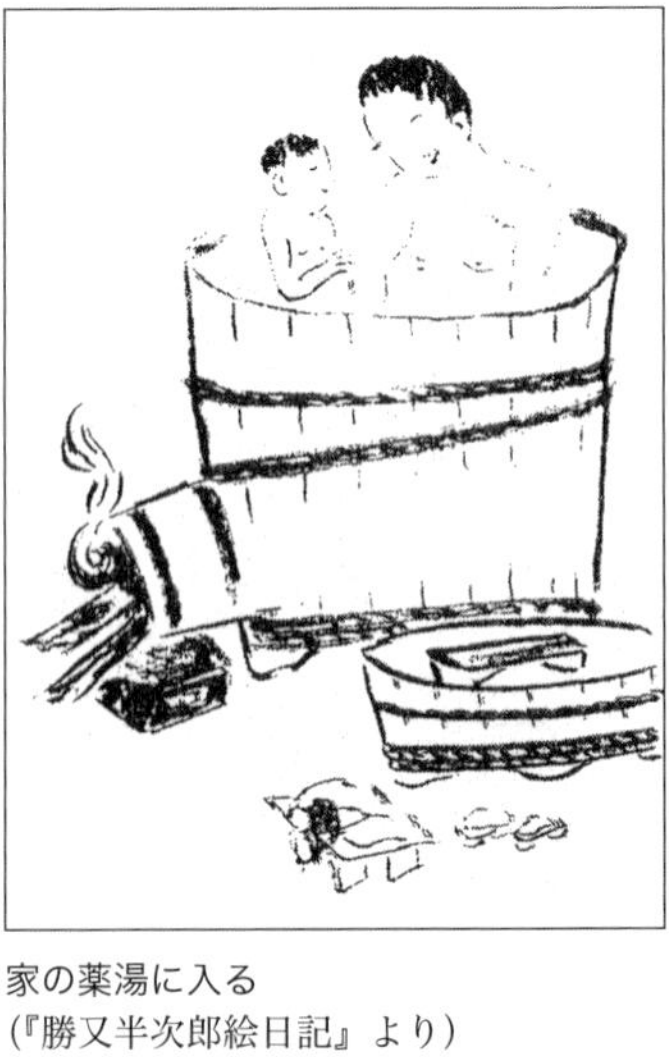
家の薬湯に入る
（『勝又半次郎絵日記』より）

湯治といっても自宅で簡便にすませる法もあった。一八六九年二月一九日、藤助は家の風呂に「湯の花」を入れ「湯こしらへ入湯」している。八七年七月九日、知人の家で「百草湯」をはじめたとの知らせを受け、藤助は出向いている。これは「家温泉」「仮温泉」といわれるものであった。香川修徳が論じて以来、医家の間で「家温泉」のことがいろいろと説かれているが、米糠《ぬか》、酒、硫黄、明礬、雄黄、塩、忍冬《すいかずら》、当帰、枸杞子《くこし》などを入れるもの、天然の湯華《ゆのはな》を入れるものなどがあった。(4)

（1）箱根七湯巡りに関しては岩崎宗純『箱根七湯』有隣堂、一九七九年が詳しい。
（2）『藤沢市史』第三巻資料編一〇三六頁、藤沢市役所、一九七三年。
（3）原田伴彦ほか編『日本都市生活史料集成』第二巻所収、学習研究社、一九七六年。最乗寺より製法の秘伝を受けた地元の中村屋にて販売されていた下り腹に効く「大雄丸」については、越川次郎「家伝薬の諸相とその変容」『民俗学論集』一四、一九九九年、秋沢祐一「古伝の霊薬を調剤」『大雄』一三八、二〇一五年が詳しい。
（4）西川義方「明治前日本治療学史」五二四―五二五頁、日本学士院日本科学史刊行会編『明治前日本医学史』第三巻、日本学術振興会、一九五六年。

三　岩倉具視と熱海の療養施設「噏汽館《きゆうき》」

古来より静岡県の熱海は湯治客の絶えない温泉地として知られている。一八八〇年代後半、上流階級の別荘熱が同地にも及び、著名な政治家や実業家のみならず軍人や文人の別荘が軒を連ねることになった。八八（明治二一）年には三菱の岩崎弥太郎より献納された地に御用邸が建てられ、病弱な皇太子（のちの大正天皇）の避寒療養先となっている（1）。

一八八一（明治一四）年一月、自由民権運動の高まりをうけて、国会開設の時期や国会のあり方をめぐって伊藤博文（一八四一～一九〇九）や大隈重信（一八三八～一九二二）らが熱海において会談。意見の隔たりは大きく、特にイギリス流の議院内閣制をめざし急進的に改革を推し進めようとする筆頭参議大隈に対する伊藤の反発は強かった。プロシャ流の欽定憲法の制定をめざした右大臣岩倉具視《ともみ》（一八二五～八三）は同年六、七月有馬温泉での「転地療養願」を出すのに先立ち、太政大臣三条実美《さねとみ》（一八三七～九一）および左大臣有栖川宮熾仁《ありすがわのみやたるひと》（一八三五～九五）に憲法調査局の設置を求め、また憲法の大綱を提示する。一〇月、大隈は罷免される（明治一四年の政変）。翌年三月伊藤が憲法調査のためにヨーロッパに出かけている間、岩倉は国内の政情や喫緊の諸課題などを書簡にしたためて伊藤に書き送っている。しかし八三年八月、伊藤が帰国する二週間前に岩倉は病没。憲法の行く末を見定めることができなかった岩倉にとって無念な死となった(2)。

岩倉は使節団を率いての欧米諸国調査から戻り、五年が過ぎようとした一八七八年ごろから、体調に異変が生じていた。三条実美の岩倉宛の書簡には「御不例御加養専(ら)祈(り)候」と記されており(3)、有馬温泉での「入浴治療願」(八一年六月二七日)や療養のための「旅行御暇願」(八二年七月一〇日、一二月三〇日)が岩倉より出されている(4)。

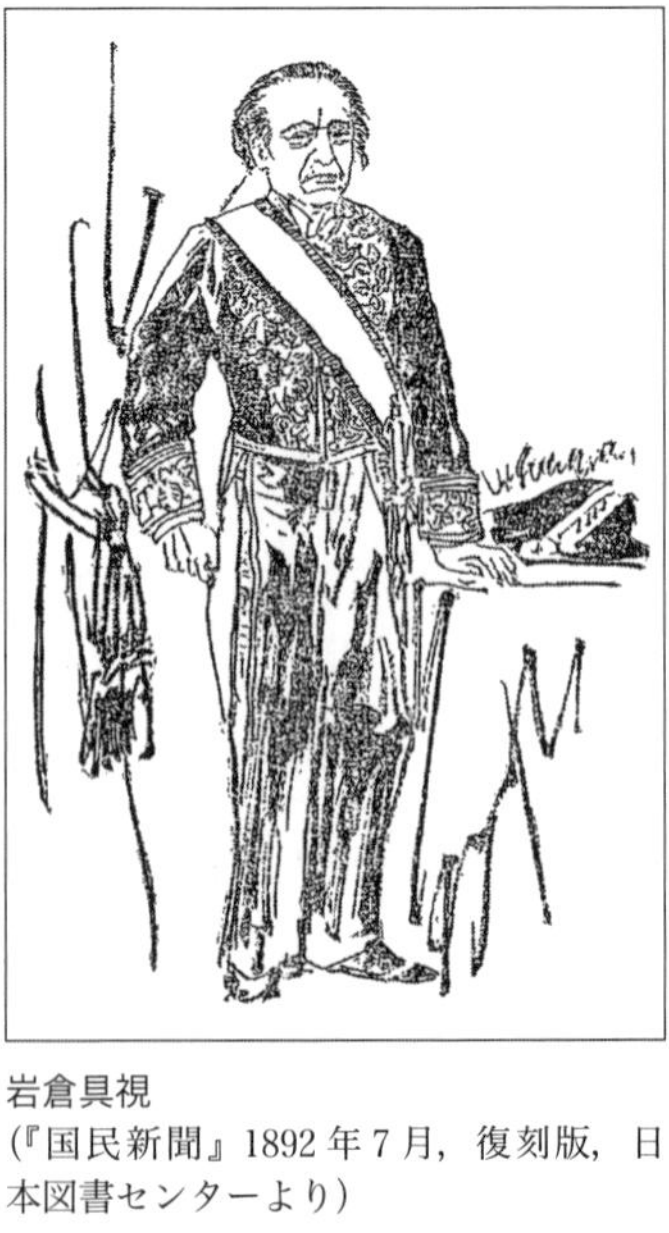

岩倉具視
(『国民新聞』1892年7月，復刻版，日本図書センターより)

一八八二年六月、渡欧中の伊藤に宛てた岩倉の書簡には、「小生五月比《ころ》より持病強発の末、胃腑不調の症に罹《かか》り、長々籠居、殊に飲食減少困難致し、彼是《かれこれ》御無沙汰候」とある(5)。開業医(元侍医・元東京大学医学部総理)の山川幸喜が侍医の池田謙斎(一八四一〜一九一八)に宛てた八三年一月一八日づけの書簡によれば、岩倉が二一日に熱海へ向かうため、二〇日朝八時ごろに往診いただきたく、旅行中の薬についてもご指示くださいとある(6)。岩倉は同年一月二三日から二月二六日までの「療養(胃管狭窄病)御暇願」を出しており、療養先には侍医の伊東方成《ほうせい》(玄朴の養嗣子、一八三四〜九八)が遣わされている。熱海療養中の岩倉は同地が健康保全に適した地であるとして、侍従長の徳大寺実則《さねつね》と計って療養施設「噏汽館」の建設計画を立てるよう内務省衛生局長の長与《ながよ》専斎（一八三八〜一九〇二）、宮内省御用掛の肥田浜五郎に命じていた(7)。

政府は一八七三年の温泉に関する全国調査（文部省）につづき、八三年にも全国調査を実施し（内務省）、温泉の治療効果および伝染病対策との関連で湯治場の衛生環境に関心を示していたが(8)、同年三月、内務省衛生局御用掛の後藤新平が「温泉改良」のため熱海に出張し、「湯管改造等」および「電信架設」のことに尽力したと『東京医事新誌』は報じている(9)。これはおそらく噏汽館の建設に関連した出張であったと思われる。また同年八月には長与専斎が「熱海温泉改良」のために同地へ赴いている(10)。八四年二月二二日づけの侍医池田に宛てた長与の書簡によれば、「此地噏汽館も大略落成仕（り）候得共、機関的之工事は未だ完成に至らず、肥田氏も箱根より今日迄下り申さず。県令は二十五日開館之仮式を挙（げ）候半（ママ）と頻りに配慮中」とあり、さらに「折角之建築なれとも一体に不評判なり、随分批判を受くへき廉《かど》なきに非らす、痛心仕（り）候」などとある(11)。

『東京医事新誌』（一八八六年一月）は「宮内・内務両省の嘱託により熱海温泉場へ噏汽館および浴療局等を建設して、八五年二月二五日開館の式を挙」げたと報じている(12)。『熱海町誌』には湯前《ゆぜん》神社の隣にある大湯の傍らに建てられた宮内省所管の噏汽館の竣工《しゅんこう》は、

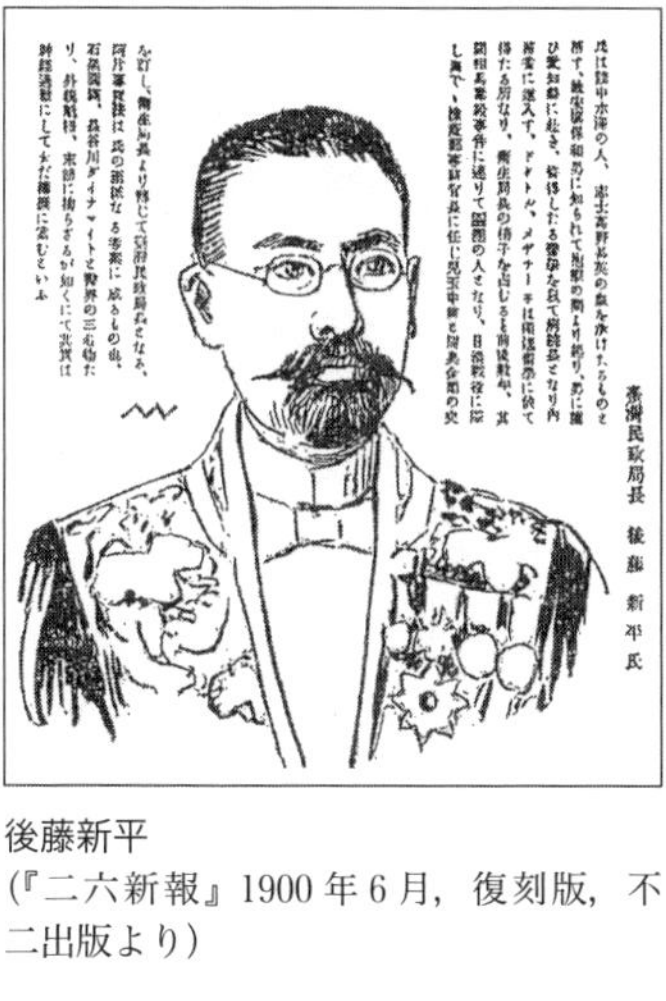

後藤新平
（『二六新報』1900年6月，復刻版，不二出版より）

岩倉具視没後の八五年二月のことで、岩倉が呼吸器疾患に効果のあることを察し、官に諮《はか》って経営せしめたものとある。翌年一月、改良を加え器機を増やして吸気室を整備。九一（明治二四）年四月、本館は温泉宿営業者一同に払い下げられ営業続行となったが、一九二〇（大正九）年に焼失し廃されている。吸気室は館内中央にあって機関を設け、大湯の沸騰のたびごとにその蒸気を館中に導き、患者にこれを吸入させ、また浴室を設け病症にしたがい患者を入浴させていたとある。備えつけの器機としてギョイベル会社製の気圧吸入器、体重秤量器《ひょうりょうき》、体尺計、ワンデンブルグ氏製の気槽《きそう》、スピロメートルなどがあった。また別に測候所も設置されていた。本館内には各温泉宿に逗留中の病客の望みに応じて病患を診断し、吸気および浴療の方法を指示する浴医局（浴医長一人、属員数人）と、温泉場改良事務および衛生に関する諸務を取り扱う温泉場取締所（正副取締二名、属員数名）が置かれ、その費用は浴舎より徴収の温泉入場料をもって充当。また本館内付属の大湯遊泳場では患者以外の客も必ず噏汽館で診察を受けさせ、患者は浴医の処方箋を得たのち、浴医局付属薬局にて調剤を乞う取り決めとなっていたという。本館の業務として河原場の経営、梅園の手入れ[13]（伊藤博文が噏汽館に対応する精神衛生のための施設として梅園設置を提唱し、茂木惣兵衛が八六年四月に造設）、海水浴場の整備、河川海岸の掃除、来客者の啖唾《たんつば》の処理などがあって多額の経費を要し、一九一二年度の経常費収入金

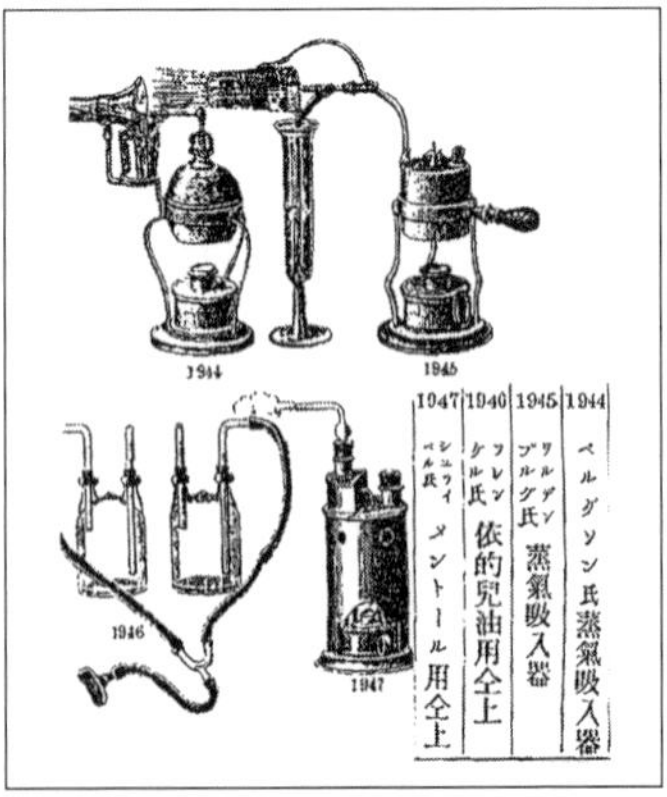

呼吸器保護器機（白井松之助『医用器機図譜』1886 年より）

五三六〇円に対し、支出金は四九二〇円一〇銭となっていた。(14)

一八八三年四月および七月、三条実美が、また五月には有栖川宮熾仁がそれぞれ岩倉にお見舞いの言葉を添えた書簡を送っている。(15)病を抱えた岩倉であったが、六月一二日、京都御所保存の用を抱えて京都に赴く。その地で岩倉は胸部神経痛を激発し、胃部狭窄による摂食困難を訴えている。侍医伊東が命を受けて汽船に乗船して京都に向かい、岩倉の宿泊先で診察にあたることになった。(16)同月二四日づけの池田に宛てた伊東の書簡には、岩倉の日々の病状が克明に記されている。それによれば、岩倉の胸痛は増進しており、伊東はネルヘウセ・カルヂアルギー（神経性胃痙攣）と考え、莨菪《ろうと》（消化液分泌抑制剤）エキス、モルヒネ、ホルトファインを投薬。二三日には軽快し酒、ソップ（スープ）、粥を摂取。二五日、汽車にて神戸に向かい、二六日には神戸港から飛脚船に乗って帰京する予定でいると知らせている。二三日、侍従の西四辻公業《きみなり》が勅命によって「文部省雇ドイツ国医学博士ベルツ（Erwin von Baelz）」をともなって京都に向かう。岩倉は横浜港まで船体の揺れに苦しんで気管支炎を併発。二八日、東京の本邸に着くも重篤に陥っている。(17)

一八八三年七月一日づけの岩倉に宛てた大日本私立衛生会の会頭佐野常民《つねたみ》（一八二二〜一九〇二）の書簡には岩倉の病状を案じるとともに、自身も肝臓病が再発したため熱海に滞在し、「ベルツ氏之方法を用ひ飲泉入浴等精々療養相加」え、快方に向かっているが、歩行が難渋していると書かれている。(18)七月八日づけの池田に宛てた伊東の書簡では岩倉の容態を伝えるとともに、池田の来診を乞うている。(19)七月一七日づけの池田に宛てた伊東の書簡には「岩倉の体温が三九度三分、脈拍一〇四、咳嗽《がいそう》頻発。ベルツ例刻に来診。明朝キニーネ、モルヒネの服用を指示」とある。(20)なお、ベルツが岩倉のために記した年月日未詳の処方箋をみると、「ホーレル水（亜ヒ酸カリウム液）、ヨードカリ、単舎利剤（白砂糖のシロップ）、蒸留水を一日三回食後に一匙服用のこと」と指示されている。[21] 池田と伊東のほか、陸軍軍医監橋本綱常《つなつね》（一八四五〜一九〇九）、海軍軍医大監高木兼寛《かねひろ》（一八四九〜一九二〇）らが交替で岩倉邸に留宿していたが、ベルツは岩倉に食道癌であることを告知している。[22] 七月五日、天皇が岩倉邸を慰問。一〇日に岩倉は辞表を提出する。一五日、三条実美からお見舞いの書簡が届く。[23] 二〇日、岩倉死去、享年五九歳であった。

岩倉が残した噏汽館は療養地としての熱海の名を高めることになった。『東京医事新誌』は軍医監の緒方惟準《これのり》（一八四三〜一九〇九）、二等軍医正の中泉正、一等薬剤官の岡田謙吉の三名が「病気保養」のため一八八五年一二月に熱海温泉へ向かい、[24] 福岡県医学校教諭（旧大学御用）の玉城奥平が咽喉カタル（粘膜の炎症により漿液・粘液が滲出《しんしゅつ》）のため同月熱海温泉に出かけて療養をつづけ、[25] また歯科医の高山紀斎《きさい》（一八五一〜一九三三、東京歯科大学の前身高山歯科医学院の設立者）が病気療養のため八七年一二月二七日より翌年一月八、九日まで熱海温泉にて療養する旨を報じている。[26] 大正期に入ると、熱海は別荘地の開発が進み、大正末に開通された熱海線（国府津駅と熱海駅の間）は多くの湯治客を呼び込み、熱海を一大温泉街へと変貌させることになった。

（1）『熱海市史』下巻二〇五―二一七頁、熱海市役所、一九六八年。

（2）春畝公追頌会編『伊藤博文伝』中巻二〇二―二一二頁、原書房、一九七〇年。大久保利謙『岩倉具視』二二一―二二三頁、中央公論社、一九九〇年。佐々木克『幕末維新の個性』第五巻『岩倉具視』一九四―一九七頁、吉川弘文館、二〇〇六年。

（3）佐々木克ほか『岩倉具視関係史料』上巻五五五番、下巻三二六番、思文閣出版、二〇一二年。
（4）小西四郎監修『国立公文書館内閣文庫所蔵岩倉具視関係文書』「岩倉具視及び岩倉家関係資料」五一、五四、五八番、北泉社、一九九〇年。
（5）注2『伊藤博文伝』中巻二九一―二九二頁。
（6）池田文書研究会編『東大医学部初代綜理池田謙斎――池田文書の研究』上巻二九一七号、思文閣出版、二〇〇六年。
（7）『明治百年史叢書』『岩倉公実記』下巻九八〇頁、原書房、一九六八年。
（8）高橋陽一「明治前期の温泉と政府」、日本温泉文化研究会編『湯治の文化誌〈論集温泉学Ⅱ〉』所収、岩田書院、二〇一〇年。
（9）『東京医事新誌』二五七、一八八三年三月三日。
（10）『東京医事新誌』二八二、一八八三年八月二五日。
（11）注6同書二二三九号。
（12）『東京医事新誌』四〇五、一八八六年一月二日。
（13）注1同書二〇四―二〇五頁。
（14）斎藤要八『熱海町誌』一五五頁、熱海町役場、一九一七年。『熱海町誌』一一六頁、熱海市役所、一九六三年。
（15）注3同書上巻四番、五五六番、下巻三二五番。
（16）注7同書一〇〇一、一〇〇二頁。
（17）注6同書上巻一五五号。
（18）注3同書上巻三二一番。
（19）注6同書上巻一八八号。
（20）注6同書上巻一五六号。
（21）注6同書下巻、年未詳三三三八号。

(22) 注7同書下巻一〇〇一、一〇〇二頁。ベルツ／菅沼竜太郎訳『ベルツの日記』上巻一二三―一二五頁、岩波書店、一九七九年。
(23) 注7同書下巻一〇〇四―一〇〇八頁。注3同書上巻五五六番。
(24)『東京医事新誌』四〇五、八六年一月二日。
(25)『東京医事新誌』四〇六、一八八六年一月九日。
(26)『東京医事新誌』五〇九、一八八七年一二月三一日。

四　北里柴三郎の伊東の別荘と温泉プール

パスツール（L. Pasteur）、コッホ（R. Koch）にはじまる「微生物の狩人」の時代を生きた細菌学者、そして血清療法（免疫療法・ワクチン）の開拓者である北里柴三郎（一八五二〜一九三一）は静岡県伊東町玖須美《くすみ》を流れる松川の河畔に、一九一三（大正二）年一一月、純和風破風《はふ》造りの豪壮な別荘を構えている。それは北里六二歳、北里研究所創設の前年のことであった。

伊東は北里の弟子で医師の小穴甫吉《おあなほきち》が自身の転地療養先に選んだ地であった。結核サナトリウム土筆《つくし》ヶ丘養生園（現北里研究所病院）で事務長をしていた田端重晟《しげあき》の日記および小穴甫吉の子息である聡の回想によれば、健康も回復して医院を開業していた甫吉のもとに、一九一一（明治四四）年、北里から別荘地の斡旋を依頼する書状が届く。同年八月から九月にかけて北里の一行は東海道線の品川駅で汽車に乗り、御殿場経由で三島駅に下車。駿豆《すんず》鉄道（当時は三島駅から大仁《おおひと》駅までの区間を営業）に乗り換えて、大仁駅で下車して馬車と駕籠を乗り継ぎ、冷川《ひえかわ》を経て伊東に至っている。一一時間を要する大旅行であった。伊東の購入予定地である広大な水田を検分して回り、一〇月には温泉を試掘。華氏一九〇度の温水の湧出を確認している。[1]

一九一二年一一月、伊東の大工鈴木信次郎に別荘の建築を請負わせたが、広大な土地の造成には苦労し、数多い温泉の掘削では失敗も経験している。特に苦慮したのが「別荘室内遊泳場」（全長二〇メートル、幅一〇メートル、深さ二メートル）建設に対する地元民の反対であった。「温泉枯渇の憂慮」がその理由である。北里は室内温泉プールの利用を夏期に限定し、新たな試掘をしない旨を伝えて鎮静化をはかっている。その後、三本の湯口を持つ「千畳敷プール」は一般にも開放され、「千人風呂」として町民にも親しまれ健康増進に一役を買うことになった。[2]

北里は伊東温泉を自宅に取り寄せて自身のリウマチ治療に用いていたが（『田端重晟日記』）、温泉療法には強い思い入れがあった。それは一九〇九年七月、ハンガリーのブダペストにおいて行われた国際医学会に北里が出席し、ドーダ温泉にまで足を伸ばしたときのことであった。そこには数百人の遊客を収容する大規模な市営の「共同式浴池」（クワハウス）があり、しかもそれが医学的に管理されている様子に衝撃を受けたのである。[3] 帰国後、北里は伊東町長に温泉場の改善を進言するも、高額な建設費を恐れた議会が反対に回ったため、北里は私設温泉プールの開設に踏み切ったのであった。

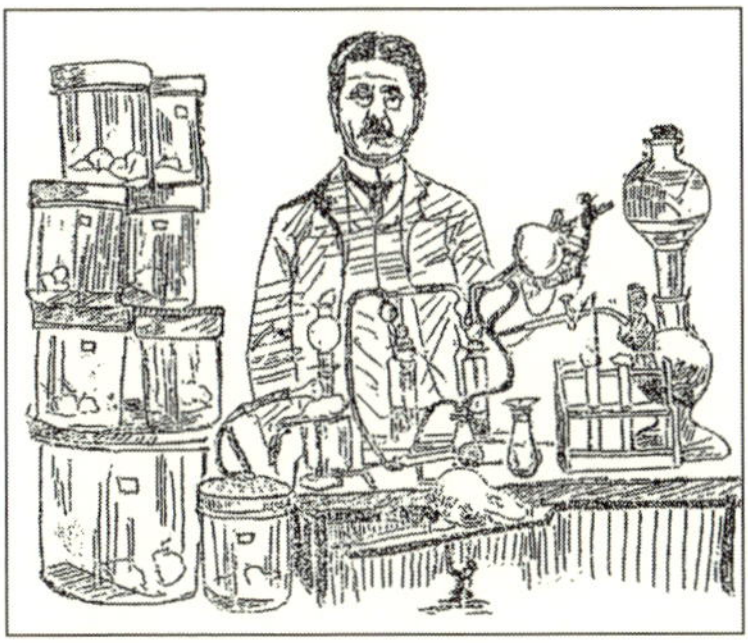

北里柴三郎
（『国民新聞』1892 年 12 月，復刻版，日本図書センターより）

温泉プールの開設にはもうひとつの伏線があった。温泉地に恵まれた肥後国（熊本県）阿蘇山の北（小国町）に生まれた北里が東京医学校・東京大学医学部に在学（一八七四〜八三年）しているときに、温泉好きのベルツ(4)（Erwin von Baelz. 一八七六〜一九〇二年の間、東京医学校・東京大学医学部・帝国大学医科大学に在職）が『日本鉱泉論』(5)（一八八〇年）を著しており、その教えを北里が直接受けたか、読む機会があったものと推測される。同書はいくつかの温泉を調査し、改良すべき点などを内務省衛生局に提出したものであった。ベルツの述べるところによれば、これまで日本にあっては温泉が不便な地にあって道も悪く、医師も常駐せず、温泉成分の分析も行われず、良好な家屋も飲食物もない。それゆえ「造化賜物」である鉱泉の利益、すなわち「全治力」を十分に活用するまでに至っていなかった。しかし、当今は「官より舎密《せいみ》分析場を数所に設け、各所の道路を修築し、又漸く良医を育成する等の事」をみているので、いずれ「鉱泉の全治力を使用し得べき気運」も生ずることになるであろう。その際には日本の温泉場も欧州並の施設を整備する必要があるといい、旧来の湯治場を脱してクワハウス（保養・療養施設）の建設に向けた展望が語られている。

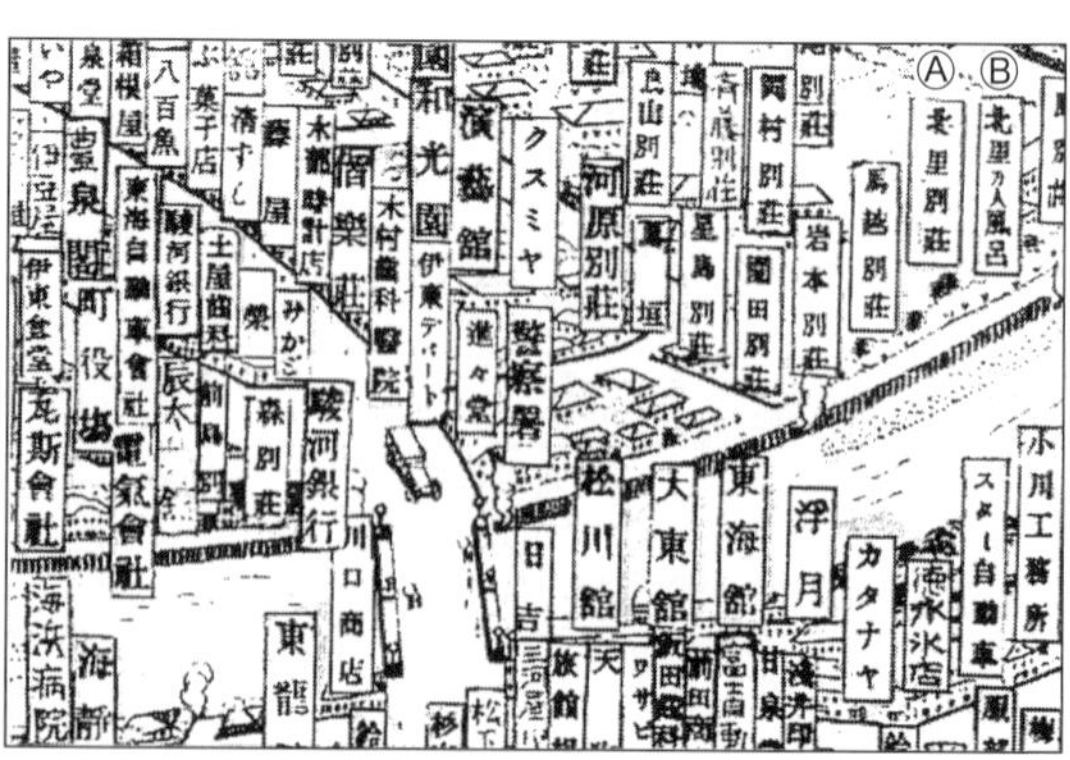

伊東温泉の鳥瞰図（1933年）に見る北里別荘Ⓐと北里万人風呂Ⓑ（『図説伊東の歴史』伊東市教育委員会より）

ベルツが温泉を論じていたころ、明治の薬学教育・行政に手腕を発揮したオランダ人のゲールツ（A.J.C. Geerts）も『日本温泉独《ひとり》案内』（一八七九年）、『日本温泉考』（一八八〇年）を著して各地の温泉成分の分析結果を掲載し、太田雄寧《ゆうねい》（愛媛県立医学校兼病院長・製薬学）も欧米各国の温泉に関する書

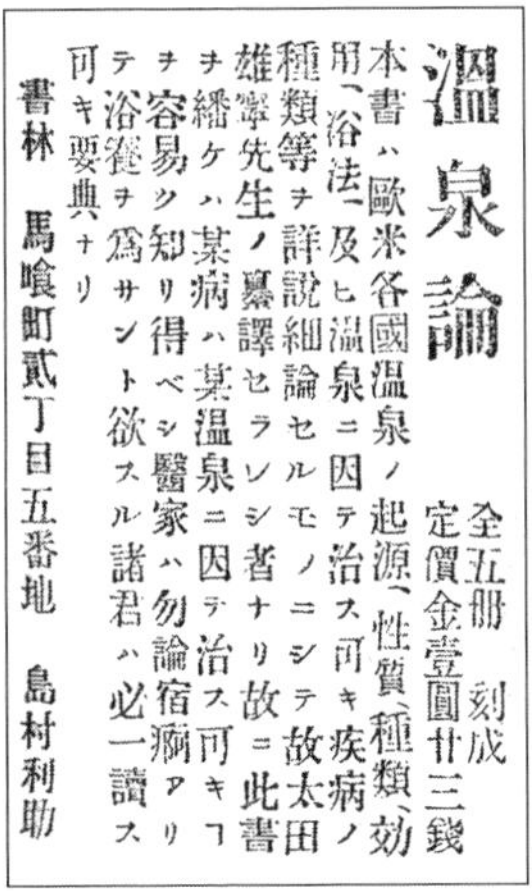

太田雄寧『温泉論』の広告
（『東京医事新誌』1881 年 9 月）

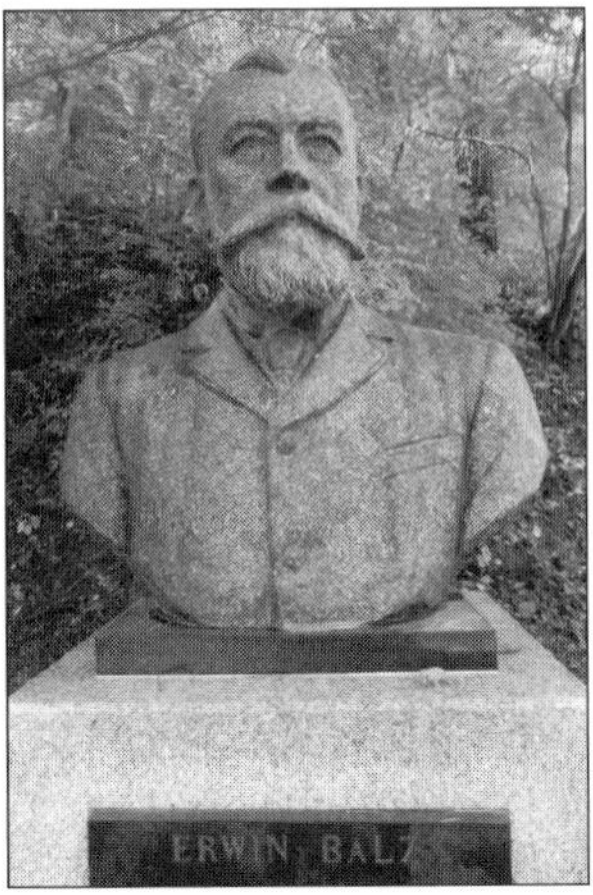

草津温泉を訪れ世界に紹介したベルツの肖像（草津町西の河原公園内）

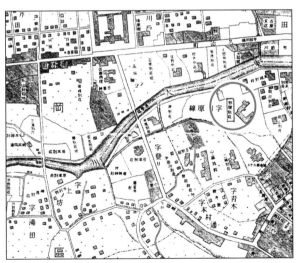

『伊東温泉全図』1939 年にみる野間別荘（北里別荘，円内）を取り巻く別荘群（『図説伊東の歴史』伊東市教育委員会より）

を訳出して、温泉の起源、性質、種類、効用、浴法などを取りまとめた『温泉論』（一八八一年）を著していた。政府においても温泉を調査し、その結果を公表しつつあったが[6]、八四年、東京試験所（内務省東京衛生試験所）は青森県西津軽郡浅虫村鉱泉および中津軽郡松代村字湯段鉱泉（岩木町常磐野湯段）を分析し、その「性質及び医治の効用」について公表していた[7]。

北里は伊東での別荘開発に先鞭《せんべん》をつけ、伊東の保養地としての知名度を上げることに大いに貢献したのであったが、満州における日本の軍事行動が活発化した一九三一（昭和六）年六月、脳出血により急逝、享年八〇歳であった。日中戦争時には国民の体力向上、人的資源の維持管理、余暇生活の健全化をめざした厚生運動が展開され温泉旅行ブームも起きていたが[8]、伊東にもその余波が及んだものと思われる。前外務大臣宇垣一成の日記には「温泉場の繁昌は頗る著しく」（昭和一七年四月二日ほか）、「伊豆嶺東の温泉は次第に衰退し嶺西が近時著しく繁昌せり」（同一九年二月二八日）などとある[9]。なお、北里の別荘は北里の没後、負債整理のため講談社の野間清次に売却され、プールは温泉が枯渇したことにより剣道場となっている。四八（同二三）年、同地に野間自由幼稚園（野間教育研究所）が開園する。二〇〇一（平成一三）年、同園の建替えにあたって別荘本体は解体されるに至った[10]。

セルフ・メディケーションの手段のひとつとして湯治は古い歴史をもっているが、近代にはベルツや岩倉具視、北里柴三郎らの事例にみるように、湯治場に療養・健康増進施設を設置し、積極的に温泉を活用しようとする動きも現われていたのである。

（1）『田端重晟日記』北里研究所北里柴三郎記念室蔵。

（2）宮島幹之助編『北里柴三郎伝』一八六―一九二頁、北里研究所、一九六四年（一九三二年初版）。伊東市玖須美百年史編集委員会『玖須美百年史』二四一―二四四頁、同委員会、一九九二年。伊東市史編さん委員会編『伊東の歴史と民俗寸描』五八―六四頁、伊東市教育委員会、二〇〇〇年。

（3）緒方正清『再遊記』一八六―一九二頁、金原商店、一九一〇年。

（4）安井広『ベルツの生涯』二四五―二五一頁、思文閣出版、一九九五年。

（5）ベルツ『日本鉱泉論』中央衛生会、一八八〇年。

（6）高橋陽一「明治前期の温泉と政府」、日本温泉文化研究会編『湯治の文化誌〈論集温泉学Ⅱ〉』所収、岩田書院、二〇一〇年。

（7）『東京医事新誌』三六五、一八八五年三月二八日。

（8）高岡裕之「戦時下大阪における厚生運動」、広川禎秀編『近代大阪の行政・社会・経済』所収、青木書店、一九九八年。

（9）角田順校訂『宇垣一成日記』第三巻、みすず書房、一九七一年。

（10）本論は拙論「予防医学者が開いた温泉プール」（『東京人』三一三、二〇一二年七月）に補筆したものである。また北里柴三郎記念室の森孝之氏には資料の提供を受けるなどたいへんお世話になった。

第Ⅳ部

近現代医療の展開と売薬

第一章　売薬に向けられた眼差し

一　医師依存の心性を育んだ家政学書

一八六九（明治二）年六月、版籍奉還を完結させ中央集権国家としての歩みを進めた明治政府は翌年二月、ドイツ医学教師雇入に関する約定書をドイツ北部連邦政府と交《か》わし、日本医学を経験則主体の漢方（皇漢）医学から西洋の科学的医学へと大きく舵《かじ》を切っている。わが国よりも先進的な国々において用いられている医学をもって唯一正統な医学とし、それを導入することが先進国に近づき、また人命尊重にもつながると確信したからである。(1) その方針にしたがい医師養成のための教育および医術開業資格制度が整えられていくことになった。

一八七六年、内務省は西洋医学の既習を前提とした医術開業試験の導入を通達する。七九年二月には地域の状況に応じて実施されていた各県独自の試験のあり方を改め、医師試験規則の統一をはかり、八三年一〇月には医術開業免状にかかわる資格を整理している（「医師免許規則」）。すなわち、医術開業が認められるのは医術開業試験に合格し、内務卿より開業免状を得て内務省の医籍に登録された者、日本の官立大学か欧米諸国の大学において医学証書を得た者とする。一方、これまで開業していた漢方医には試験免除のうえで府県より開業免状を授与する「従来開業医師」、維新以来、医術をもって諸官庁及び地方公立病院に奉職している者に対し無試験で免状を授与する「奉職履歴医」、医師の乏しい地で働く者に無試験で仮開業免状を授与する「限地開業医」の三者には開業を暫定的に認める措置をとっている(2)（一八八二年内務省達により「従来開業医」の新規開業は認められず、自然消滅に任された）。

公的な開業資格を認められた医師たちは、国民の生死や身分関係を一元的に管理する戸籍作成システムのなかに組み入れられ、一八七五年三月および八〇年四月の東京府達、八四年一一月の内務省達「墓地及埋葬取締規則方法細目標準」により死亡確認と死亡診断書の発行義務を負わされることになった。国民の側からみれば従来、受診する機会もない僻村に住む者であっても、あるいは貧困のゆえに受診できない者であっても、人生において一度は医師に診てもらわなければならない義務が生じたということになる(3)。この死亡確認の仕組みがきっかけとなって、国民の間に受診行動が広がっていくことになった。

東京府知事の大久保一翁《いちおう》（一八一八〜八八）は「違式詿《いしきかい》違《い》条例」（一八七二年）を制定して旧習の一掃をはかり、府民に向けて病のときは加持祈祷ではなく医師に頼んで「専

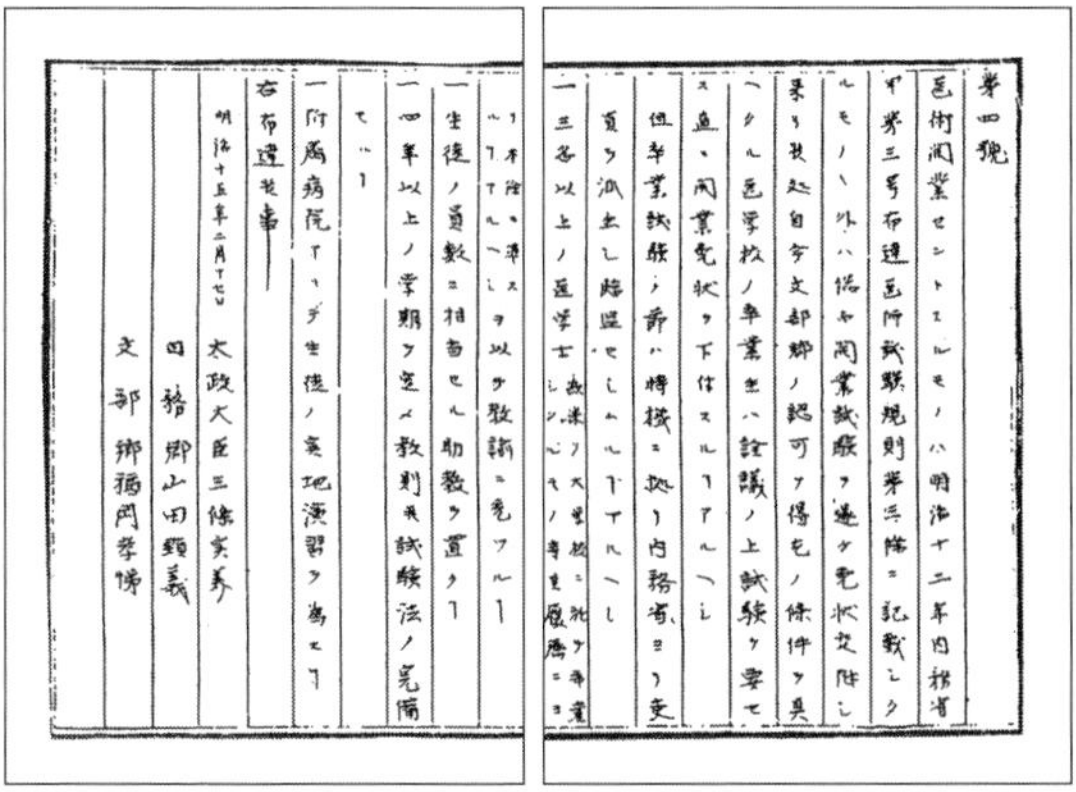

医術開業試験に関する布達（1882年，京都府立医科大学蔵）

ら薬用致し、人事を尽」くすべきこと、「あやしき祈祷を成し、浮説を唱へて医薬を止める者」に対しては取締りを命じるとともに(4)（一八七五年八月「東京布達書」）、自費および施療患者の医療を担う東京府病院の建設を推し進めている。このような社会の医療化は府県および郡区町村が主体となって進められていたが、個人主義的で自由競争を望む開業医たちが官主導の社会化を嫌い(5)、また一八八〇年代後半以降、地方財政の困窮化により医療化は民間主導に切り替えられている。

しかし、この民間主導の医療化に対する国民の評判は悪かった。一八八二（明治一五）年、群馬県会において医学校付属病院の存廃が議論された際には、「病院に公立・私立の別ありて、私立は県下に八ヶ所有れども、僅《わずか》に開業医の店を開きたる如きに過ぎず、非力なもの」であるといった発言がみられ(6)、また医師で評論家の長尾折三（一八六六～一九三六）は「(私立病院は)客引（き）政略に、宴会政略に、将《はたま》た広告政略に、あらゆる手段方法を尽（く）して……患者の吸集」に明け暮《くれ》しているような始末であると指摘している(7)。そんな非力で低俗な私立病院が増えているだけでなく、劣等な開業医の存在も大きな問題となっていた。「僻遠《へきえん》地方に至（つ）ては、なお仲景（『傷寒論』の著者）の支流か、葛根湯《かっこんとう》の一剤を以て安んして終身を衣食するを得、薬店の主人か一家相伝の灸点を施し、広く其名を遠近に識《し》らるるか如き累々として跡を断（た）さる」といった状況で(8)、また高知県では「従来の開業医は多くは草根木皮者流にして、稀《まれ》に洋法を学ふ者もあるも、動《やや》もすれば分量を愆《あや》（ま）り、或は薬剤の配伍を違《たが》へ、為に患者を治《いや》せさるのみならす、非命の死に陥らしむること往々なきにあらさる」状態であったと報告されている(9)。

陸軍省出仕の西周《あまね》は『明六雑誌』（三八～四〇、四二、一八七五年）にて国民福祉に不可欠な「健康・

知識・富の三宝」達成を担うのが政府の役割であると説いていたが、政府においても「草根木皮者流」の漢方医に代わる洋方医の養成を急がせるとともに、病時には医師を信頼して受診すべきであると国民に促していた。高等女学校が高等普通教育を施す中学校のひとつと位置づけられた一八八六年に、進藤直温《なおあつ》が著した『女子必読』には「総《すべ》て病は宜しく医師の療治を受くべし。売薬は必ずしも効あるものと思ふこと勿《なか》れ。時として其病の危篤に陥ることあり。又加持祈祷などをなして病の平癒を得るものと思ふ勿れ。徒《いたず》らに性命を亡《うしな》ふに至るべし」と書かれており[10]、また清水文之輔の『家政学』(一八九〇年)でも「医師の命令教訓は固く遵奉《じゅんぽう》して毫《すこし》も違《たが》ふべきものならず。世間往々医師の教へに背き、自己の考へ或は素人の勧告を用ひて、大患を招きたるもの少(な)からず」と教えられていた[11]。

女子教育者の下田歌子は『家政学』(一八九三年)下巻において、「中等以上の生計を営まるる家には、兼(ね)て信用すべき医師に依頼し置きて、不時の発病等にも速(や)かに、其診察を請はるるやうに為《な》し置くこと必要なりと雖《いえど》も、其病症によりては専門の医に依頼すること、また最も肝要なり。而して既に一旦、依頼したる上は決して種々なる迷ひの為に軽々しく他の医に変更し、又は祈祷、売薬等の為に惑ひを取ること勿れ……半途にして医を交換すること勿れ」といい、「かかりつけ医」かその病症を専門とする医師に任せること、転医をしないこと、祈祷や売薬に惑わされてはならないと述べ[12]、また高等女学校規程の制定を受けて出版された『家事教科書』(一八九八年)において女子教育者の後閑《ごかん》菊野や佐方鎮《しず》子は、「婦人は必ず看護法を弁《わきま》へざるべからず。されば普通学を学ぶに当(た)りても生理・衛生学には特に深く意を留め、其大要を記憶して、其理と其法に由《よ》り病を未発に防ぎて能《よ》く家人の健康を保たしめ、又病むときは十分その看護の法を尽(く)すべし」といい、良妻賢母をめざす女生徒に対して西洋の生理学や衛生学をよく学んだうえで家族の健康管理や看護にあたらなければならないと説いていた。(13)

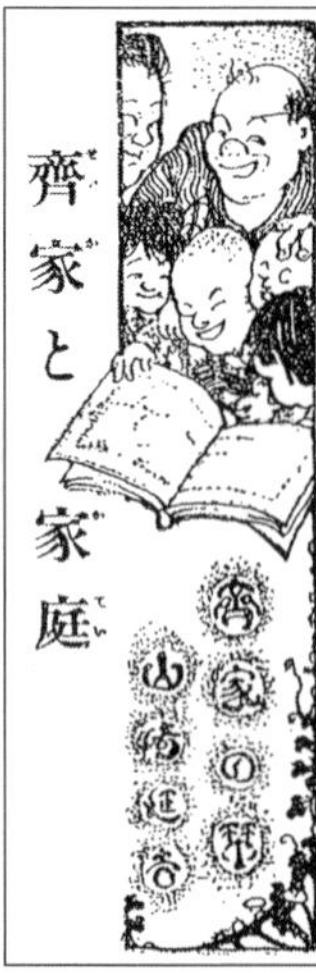

斉家と一家団らん
（『家の光』1925年8月号）

高等女学校令（入学年齢を高等小学校二年修了者で一二歳以上とする）が公布された一八九九（明治三二）年の翌年に出版された塚本はま子の『家事教本』では、「医者を招くには、予め病者の容体を述べ、又はそれを暗記したる書面を持参」させること、「一旦信任して託したる医者の命令は起臥、飲食、談話、睡眠等に至るまで、総て確く守」ること、「薬は医者の指定せる分量と時間と用法とを守」ることなど、受診の仕方や医師の指示を遵守するコンプライアンスに関して説いており、(14)同人の『実践家政学講義』（一九〇五年）でも「病人に対して一番大切なのは医者で御座いますから、其選択が又一番大切」であるとして医者の選び方と受診の仕方を詳述し、薬に関しては「従来、旧幕時代に用ひられた草根木皮の類《たぐい》ならば、少々間違つても余り差支えはありませんが、今の薬は非常に進歩して其効験の多い丈《だけ》、それ丈危険の分子も亦多い」のでありますから、「普通の内服薬ならば食事の前後約一時間位を隔てるのが宜いので御座いますが、殊に食前食後などの指図がある場合には一層、意を用いねばなりませぬ」と、薬物を丸ごと摂取する旧時代の漢方薬とちがって、成分のみを抽出した今の洋薬の薬理作用は強いので、服用にあたっては注意しなければならないと教えている。(15)

高等女学校の家政学は斉《せい》家《か》論、すなわち、主婦が家のなかをよく斉《ととの》えて家事全般をきちんと管理するならば、家長は心置きなく外で十分な働きをすることができ、それが国家富強の基となっているとする論理にもとづいて構成されていたが[16]、その家事のひとつ家庭看護においては次のように教えられていた。まず信頼できる医師にすべてを任せ、指示された事柄を忠実に実行し、自己診断にもとづく勝手な行動は慎み、売薬や祈療には手を出さず、西洋の生理学や衛生学にもとづいて家人の看護や健康管理に努めることであって、セルフ・メディケーションよりも全面的に医師に委ねた行動を推奨していた。

その点に関して一般大衆向けに書かれた家庭医学書ではどのように教えられていたのか。医師の岡部清之助が著した『家庭衛生新書』（一八九九年）の「家庭看病法」をみると、病となれば医師の診断を仰ぎ、「看病者は医師に命せられたる薬品の用方・用時・分量等を誤らさる様注意すへし」と説き、売薬にはふれず、また医師正木俊二（不如丘）の『家庭医学読本』（一九二五年）の「一般家庭に常備すべき衛生材料並（び）に薬品」においても脱脂綿、ガーゼ、油紙、繃帯《ほうたい》、絆創膏《ばんそうこう》、ピック氏硬膏（にきびに貼付）、吸入器、アルコール、オキシフル液（うがい・外用消毒）、ヨードチンキ（外用消毒）、重炭酸曹達《ソーダ》（胃腸薬）、ひまし油（下剤）を常備せよとし、伝統的な売薬は除外されている。

一方、医師とは思われない者が執筆していた家庭医学書で

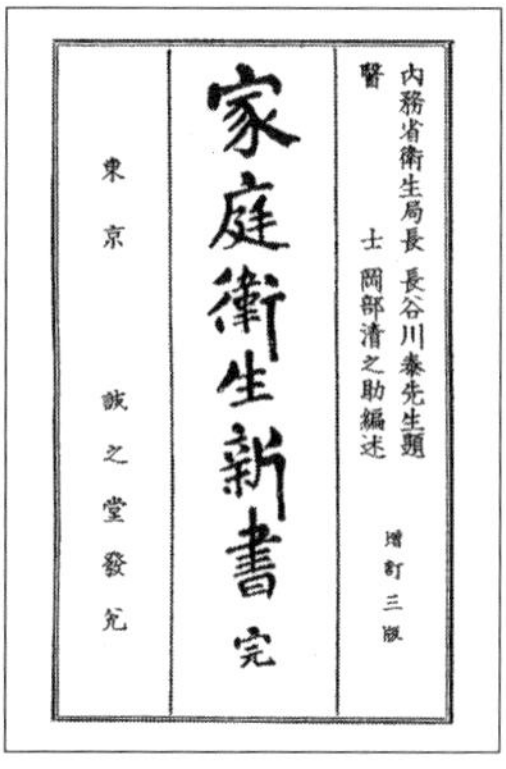

『家庭衛生新書』（著者蔵）

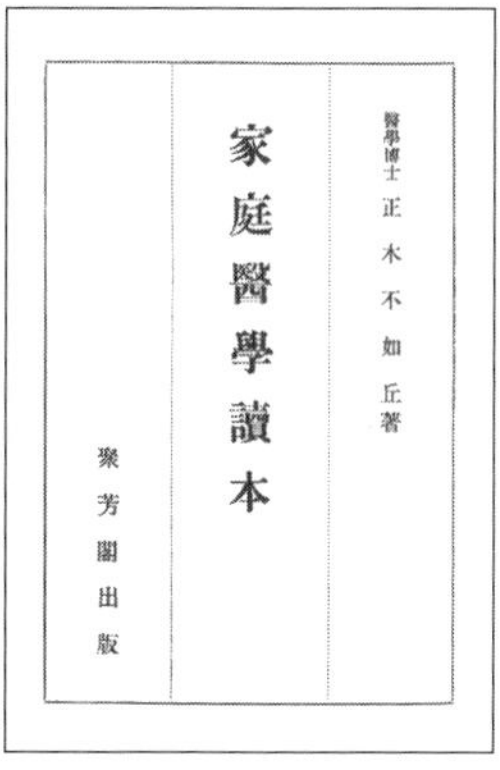

『家庭医学読本』（著者蔵）

は様相が異なっていた。たとえば、婦人世界編輯局『家庭重宝記』（一九一六年）では簡易な応急処置法を掲載する「家庭療法」の項が立てられており、そこには「簡易血止め法」として明礬《みょうばん》二匁を出血面に塗布、または切創に五倍子《ごばいし》（ヌルデの若葉などにできたタンニン成分を多く含んだ虫こぶ）を貼るか、葱《ねぎ》を炙《あぶ》ってその汁をすり込むこととあり、「卒中の手当」では空気の流通の良い部屋に静かに伏せさせ、衣服を脱がせ、耳の後ろへ水蛭《すいてつ》を二、三〇匹つけ、芥子《からし》をかいて胸部腸部に貼ること。「毛虫・虻《あぶ》に刺された時の手当」ではアンモニア水を塗るか、酒または万金丹を塗布すること。「脱肛を止める法」では脱肛のたびに種油を指に塗って静かに押し込み、重ければ外科医の治療を乞うこととある。そのほか応急処置全般にわたって入手が容易な万能薬や民間療法を紹介しているが、重症と判断したならば医師の来診を待つようにと注意している。粉薬を服用する際にはオブラート、薄葉紙、浅草海苔などに包んで飲むとよいといい、家庭常備薬や備品の一覧にはホウ酸、アンチピリン（感冒・頭痛・神経痛に適用）、グリスリン（浣腸薬）、浣腸器、アルボース石鹸（手足の消毒用）、アルボース液（便所・下水の臭気止め）、宝丹（気付・整腸薬）、二十倍の石炭酸水（消毒薬）、昇汞《しょうこう》（消毒用の塩化第二水銀）、ガーゼ、重曹、酒石酸、次硝酸蒼鉛《そうえん》（硝酸ビスマス　整腸薬）、芥子を掲げている。[17]

『大正一〇年新年付録「主婦の友」家庭重宝記』（一九二一年）も同趣なもので、「有効な民間療法と応急手当の心得」の項を設けて民間療法や漢方療法を紹介し、それに必要な薬種は「何所《どこ》の薬屋」「漢方の薬種店」でも売っているが、「若《も》し無かつたら主婦之友代理部へ御申越しなさいませ。一週間分二円五十銭、送料十二銭でお分ち致します」とも記している。[18] 祈療については両書とも一切ふれない。「赤本」として親しまれた海軍看護特務大尉築田《ちくだ》多吉の『家庭に於ける実際的看護の秘訣』（一九二五年）では、単一の生薬・薬用植物を使った民間薬が多用されており、売薬の記載もみられる[19]。明治から昭和にかけては民間薬を紹介した在原長蔵の『民間薬[20]』などといった書も出回っており、簡便で金もかけずに癒すセルフ・メディケーションを促す動きも顕著であった。それは日露戦争の戦費負担のために疲弊した町村の再建をめざした桂太郎内閣による行財政改革、生活習俗の改善、勤倹力行の推進（「戊申《ぼしん》詔書」一九〇八年）の政策に連動するものであった。

（1）新村拓『健康の社会史』二三〇―二三二頁、法政大学出版局、二〇〇六年。
（2）厚生省医務局編『医制百年史』六二―七〇頁、ぎょうせい、一九七六年。新村拓『在宅死の時代』三二―三六頁、法政大学出版局、二〇〇一年。同『近代日本の医療と患者』一六一―一六四頁、法政大学出版局、二〇一六年。
（3）注2『在宅死の時代』二八―三一頁。
（4）注1同書二二九―二三〇頁。
（5）注2『近代日本の医療と患者』二〇四―二一九頁。
（6）丸山清康『群馬の医史』二八六―二八七、二八九頁、群馬県医師会、一九五八年。
（7）『長尾折三集』第二巻『当世医者気質』一七九頁、春秋社、一九八二年復刻。
（8）『東京医事新誌』一、明治一〇年三月二五日。
（9）『東京医事新誌』一二四、明治一五年一二月九日。
（10）田中ちた子・田中初夫編『家政学文献集成』続編・明治期Ⅱ所収、三五一頁、渡辺書店、一九六九年。
（11）注10同書明治期Ⅳ所収、四二頁、一九七〇年。
（12）右同書一七四―一七五頁。
（13）注10同書明治期Ⅷ所収、一〇―一一頁、一九七〇年。

(14) 右同書一五二―一五三頁。
(15) 右同書二三八―二三九頁。
(16) 新村拓『老いと看取りの社会史』二三九―二四四頁、法政大学出版局、一九九一年。
(17) 長友千代治編『重宝記資料集成』第四五巻所収、臨川書店、二〇〇六年。
(18) 右同。
(19) 山崎光夫『「赤本」の世界』一八五―二〇〇頁、文藝春秋、二〇〇一年。宝月理恵『近代日本における衛生の展開と受容』二六四―二六五頁、東信堂、二〇一〇年参照。
(20) 賀川豊彦編『家庭科学大系』所収、家庭科学大系刊行会、一九二九年。

二 セルフ・メディケーションを支えた売薬の取締り

一八五九(安政六)年、横浜の開港とともにはじまった自由貿易は横浜を活気づけ、日本で製薬できない洋薬の扱い額も増えていった。(1) しかし、政府が医療の西欧化を推進しても、庶民の間では洋薬が高価なこともあって、一八八〇年代後半までは漢方薬が幅を利かせ、(2) 医師不在で薬店もない村では配置薬が欠かせないものとなっている。社会主義者の片山潜(一八五九～一九三三)は自伝『故郷』において、「私の家にはくすりの行商が回ってきた。ヨナベのとき、彼はいろいろなおもしろい話をしてくれた。燈台(燈明台)のそばにいてたきつけをくべながら、その話を聞くのはおもしろかった」と回想している。(3)

西洋医学の導入をはかる政府は漢方主体の売薬(大衆薬)の排除を積極的に推し進めようとするが、

売薬に代わる洋薬の製造基盤はなかった。そのためとりあえず売薬を精査したうえで、良品を扱う売薬商には売薬免許（製薬販売）を与えるという仕組み作りをめざした。一八七〇（明治三）年一二月布達の「売薬取締規則」によれば、大学東校（七四年東京医学校、七七年東京大学医学部と改称）において売薬類の「名実功否検査」を行い、合格した売薬者には免状を与えて売薬を許可するので、検査を願う者は薬方、効能、用法、定価などを詳記した願書を大学東校へ提出すること。その際、売薬には「勅許御免の字を用ひ、又は神仏夢想・家伝・秘法」などの呼称を用いないこと。「抜群有益の薬方」または製薬類の新発明者には七ヶ年間、当人の専売を認めて「発明の賞」とするが、その後は薬方を公開すること（実質的な意味を担った専売特許制は八五年の「専売特許条例」）。大学東校において売薬の原価を巨細《きょさい》に調べて相当の定価を決めるから、その定価以上に売価を設定しないことなどを定め、売薬免許制度の導入をはかっている(4)。

売薬行政を管掌する部署は大学東校から文部省医務課（局）、そして一八七五年に内務省衛生局へと移っているが、導入された売薬免許には甲と乙の二種があった。薬剤分量、効能、用法などに問題がなく、一時の急に応ずべき売薬に対して永久の営業を認める甲種免許と、数種の薬種を配合して万病的効能を掲げ、有害とはいえないまでも奏功の疑わしい売薬に与えられる乙種免許である(5)。発症機序もわからず、ほとんど病因も特定されない疾病が大部分であった時代においては、乙種に分類される万能薬にもそれなりの存在意義があったといえる。甲乙の分類はあくまでも相対的なものにすぎない。

売薬営業者の多くは伝統的に製薬と販売の双方を兼ねていたが、一八七六年五月、内務省が府県宛に通達した「製薬免許手続」によれば、「本邦に於ても往々舶来品に勝《まさ》れる良品」があるにもかかわらず、「只管《ひたすら》輸入品を妄信し、概して国産を卑しむの風に流れ、贋《がん》悪薬の輸入、日を逐て増加し、其損害少なからざる」ゆえ、製薬人は願書に製品を添えて官庁に提出すること。司薬場（官立の薬品検査所）では製品の良否を鑑定し、良品であれば製薬人にその品目についての免許鑑札を渡し、十全でないものには本人の志願により司薬場において製錬の方法を教えると指示している。医療における文明開化が洋薬への妄信と国産薬を卑しむという心性を生み出し、西洋化と国益（自負心）をめぐって政府内にジレンマが生じていた。(6)(7)

一八七六年六月、神奈川県が制定した「薬舗営業取締規則」では、「薬舗と唱へ和漢洋医薬の売買を営業」しようとする者は内務省の免許状あるいは県庁の鑑札を所持すること。「若し未熟にして自ら薬品の性能分量の多少等研究せんことを願う者は一ヶ月間宛、十全医院に出頭し、適宜の教授を請」うこと（教授費用は月謝金五〇銭、鑑札手数料は金一円）。新規開業の者は試験を受けて（試験科目は算術大意、物理学大意、舎密《せいみ》学大意、薬物学大意、処方学大意）内務省の免状を所持していること。「薬品種類の何たるを問わず、仮令《たとえ》良品なりと認むるといえども、其営業にあらさるものより些《さ》少《しょう》たりとも之を買取」ることを禁止する。「薬舗は薬品の性能・製法並（び）に医家より送りたる処方を調合するの外、妄《みだ》（り）に患者を診察し薬剤を投」ずることを禁止するとし、これまでみられた薬舗（店）での治療を禁じるとともに、医薬分業の推進をはかっている。(8)(9)

一八七五年一二月、内務省は東京府および大阪府に宛て「薬舗開業試験施行の件」を布達していたが、一七八年の薬舗試験免許者数は八六人、旧来営業者数は七二八五人、七九年には一二二人と七〇〇(10)

〇人、八〇年には一四八人と六六六八人となっており、免許者数は着実に増えていた[11]（『明治一三年内務省衛生局年報』）。七六年四月、神奈川県は心得違いにより検査も受けず販売禁止の薬剤を売り捌《さば》いている者がいるとし、見つけ次第、警察官吏および区戸長において取り調べるようにと命じているが[12]、売薬検査施設の不足と鑑札制度に関する周知の不徹底が招いた事態であったようである。

前の「製薬免許手続」において指摘されていたように、各国商館を通じて輸入された洋薬には贋薬（偽薬）や低品質の薬が混入しており、そのため鑑別知識を持たないわが国の薬種商や医者の間で損害を被る者も出ていたところから[13]、政府は七四年一二月「薬品は純良精製」でなければ「眼前人命を誤り候重要の品柄」であるとして、まずは需要の高いキニーネとヨードカリにおいて贋悪薬の販売あるいは貯蔵する者を罰し、その他の薬品についても順次取り締まっていくとの方針を打ち出し、外国商人が日本側の無知に乗じて不利益をもたらしている状況の解消に乗り出している[14]（太政官達「贋薬・敗薬取締方」）。それに合わせて司薬場を七四年から七六年にかけて東京、京都（七六年廃止）、大阪、長崎（八一年廃止）、横浜に設置し[15]、検査に合格した薬品（検査済みの証紙を貼付）のみを市場に出荷させることとした。七七年の「埼玉県医学講習所規則」第二〇条をみると、「凡《およそ》患者に投す製錬薬品は内務省司薬場検査済の記号あるものを以てすへし」と規定している[16]。司薬場での検査は無料であったが、医事情報誌『大坂医報』によれば、八四年一〇月、内務省衛生局試験所（八三年司薬場から改称）が検査手数料の徴収に踏み切ったため、大阪道修《どしょう》町では「俄《にわか》に洋薬品、殊に小瓶《びん》物代価の奔騰《ほんとう》を来し、忽《たちま》ち其影響を洋法医の薬局に及ぼす等、実に近来の一大変動」となったと報じている[17]。

一八七七年の「毒薬劇薬取扱規則」では、毒薬とは「其効力峻劇にして直ちに生命を傷害するに足るべき」もの、劇薬とは「其性効毒薬の如く強烈ならざるも、其用量に依て容易《たやす》く危害を生ずべき」ものと規定し、一九の毒薬名と四六の劇薬名を掲げている。同規則に代わって八〇年一月に布告された「薬品取扱規則」では薬品を第一類（注意薬）、第二類（毒薬）、第三類（劇薬）に分け、それぞれについて取扱方を規定したうえで、新たに発見した薬品、舶来の薬品については最寄りの司薬場にて試験を受けること。薬舗自らが薬品の良否鑑定ができない場合は最寄りの司薬場にて無料の試験を受けること。贋品・敗品（陳敗により薬品本性の効力が変化、消失したもの）の販売については禁止すると定めている。[18]

当時、医者や薬舗主が調剤する際に必要な準拠すべき標準規格が定められていなかったため、一八七五年の「改正医制」第四条が求めていた「薬舗には……日本薬局方中の薬品純精なるものを撰て之を備へ欠亡あらしむへからす」の規定も、空文化のおそれが生じていた。標準規格がないことから輸入薬の品質検査においても、各国の薬局方を参照して良否の判定を行わなければならない煩わしさがあり、それを避けるためにも医薬品の日本規格を早急に整備する必要があった。[19]そこでオランダの薬学者で横浜司薬場のゲールツ[20]（ヘールツ A.J.C. Geerts）らの協力を得て、また中央衛生会の努力によって八六年六月『日本薬局方』第一版が制定され[21]（翌年七月一日施行）、国内産生薬類を収載した第二版が九一年に、また消毒薬や衛生材料などを収載した第三版が一九〇六（明治三九）年に制定され、洋薬の製造や調剤業務が漸く軌道に乗ることになった。九八年、局方品の製造にあたっていた半官半民の大日本製薬会社[22]（八三年設立、八五年営業開始）が大阪製薬株式会社（九七年設立、前身は九三年設立の大阪薬品試験株式会社）と合併して大日本製薬株式会社が誕生するとともに、薬種商たちによる製薬事業への進出も活発となった(23)。

一八八六年二月、東京府は「薬種商営業規則」を通達し、「薬種商は単に薬品を販売する者にして調剤するを許さず」、「内務省試験所製薬者又は内務省免許薬舗の封緘《ふうかん》あるものにあらざれば毒薬・劇薬を販売するをゆるさず」と命じたうえで、薬種商になろうとする者は東京府庁へ出願して免許鑑札を受けること、鑑札を受けた者はその旨を標札にして店頭に掲げることなどを定めている(24)。薬種商には薬剤師とちがって試験による資格認定がないため参入の壁は低く、そのため富山の売薬業界では新規の者との間で既得権をめぐる混乱も生じていた(25)。内務省免許薬舗数については八八年の一五五二戸が、翌年には二〇二九戸になるなど急拡大を遂げている(26)（『明治二一～二二年内務省衛生局年報』）。

地方では近世以来、家内工業的に売薬の製造がつづけられており、販売は行商と店売り、製造元の直売と請売（取次販売）に分かれていた。俗に薬九層倍といわれた売薬の利益は大きなものとみられているが、越後の売薬行商が売り歩いた「毒消し薬」(27)では、工賃を含めた原価が定価の三割五分であったというから、利幅は大きかったようである。島崎藤

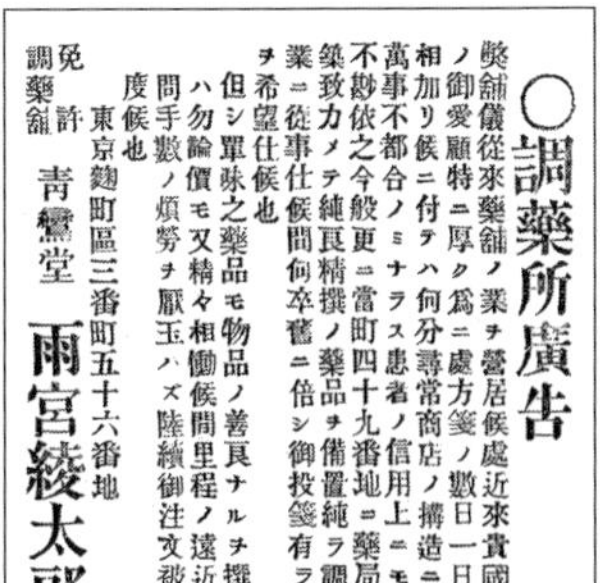

調薬所の広告
（『東京医事新誌』1885 年 9 月）

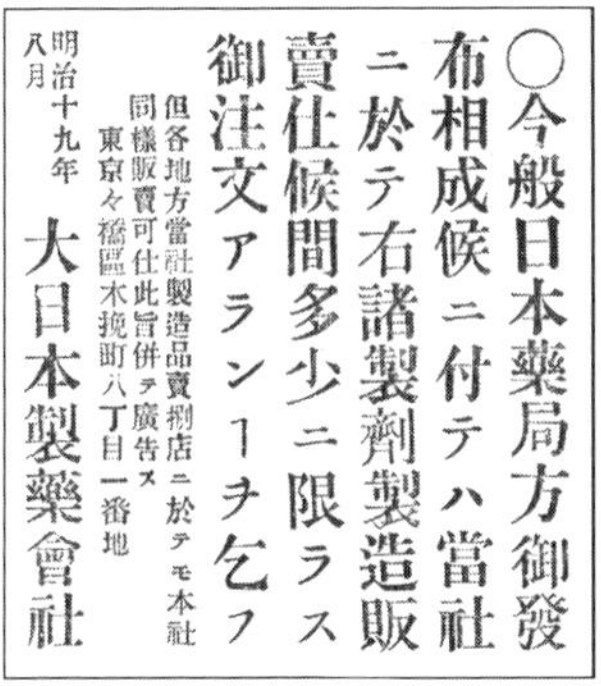

大日本製薬会社の広告
（『東京医事新誌』1886 年 8 月）

村（一八七二〜一九四三）の自伝的小説『家』（一九一〇年発表）は木曽馬籠《まごめ》宿の旧本陣・問屋であった小泉家（モデルは島崎家）と、橋本家（モデルは藤村の姉が嫁した高瀬家）という二つの旧家の没落していく様を描いたもので、製薬元で問屋もしていた橋本家の主人達雄について「祖先から斯《こ》の家に伝はつた製薬の仕事」を受け継いで毎日、「中の間《ま》にある古い柱の下」で「番頭や手伝と机を並べて、朝は八時頃から日の暮れるまで倦《う》むことを知らずに働」いており、その仕事ぶりは「沈香《じんこう》、麝香《じゃこう》、人参、熊の胆、金箔《きんぱく》などの仕入、遠国から来る薬の注文、小包の発送、其他達雄が監督すべきことは数々あつた。包紙の印刷は何程《どれほど》用意してあるか、秋の行商の準備は何程出来たか、と達雄は気を配つて、時には帳簿の整理のかたはら、自分でも包紙を折つたり、印刷を貼」るといった具合で隙なく働いていたとあり、達雄の長女お仙も座敷の小机で「余念もなく薬の包紙を折」っていたと描写されている。橋本家には「男の奉公人だけでも大番頭から小僧まで入れて、都合六人」とあるから(28)、まさに家内工業的に製薬販売する売薬営業者であった。

　薬理作用の特定された洋薬がもてはやされる時代を迎えたといっても、セルフ・メディケーションに不可欠な売薬には根強い需要があった。伝統的な売薬の多くは作用機序も説明できない漠《ばく》としたものであっても、長年なじんできたという有利さがあった。それゆえ地方の零細な製薬元でも商売が成り立っていたのである。医師不在の村にあっては「世の売薬なるものは無稽《むけい》（でたらめ）の方剤十の八九」とまでいわれた売薬であっても(29)、それに頼らなければ安心が得られなかったのである。

（1）『横浜市史』第二巻三八七―三九三、五一二、五二七、五三四―五三七頁、有隣堂、一九五九年。石井孝『幕末貿易史の研究』一二〇—一六〇頁、日本評論社、一九四四年。杉原正泰・天野宏『横浜のくすり文化』三四、一六二頁、有隣堂、一九九四年。

（2）新村拓『在宅死の時代』五五—五九頁、法政大学出版局、二〇〇一年。同『近代日本の医療と患者』三八—四〇頁、法政大学出版局、二〇一六年。

（3）『明治文学全集』第八四巻『明治社会主義文学集（2）』一五四頁、筑摩書房、一九六五年。

（4）厚生省医務局編『医制百年史』資料編三六〇頁、ぎょうせい、一九七六年。

（5）吉川澱東『売薬法規通解』四—五頁、薬業の友社、一九一四年（国立国会図書館デジタルコレクション）。

（6）一八七三年一一月、大阪府制定の「西洋薬品の取扱規則」にも同様な記述がみられる（森田康夫『河内——社会・文化・医療』二六八—二六九頁、和泉書店、二〇〇一年）。

（7）注4同書三六二頁。

（8）早矢仕有的らが創設した仮病院・横浜市中病院が横浜共立病院と改称し、七四年、神奈川県立十全医院となり、九一年には横浜市に移管され、一九四四年、横浜市立医学専門学校付属十全医院となる（注2『近代日本の医療と患者』一一二頁、法政大学出版局、二〇一六年）。

（9）『神奈川県史料』第一巻、神奈川県立図書館、一九六五年。

（10）注4同書三六二頁。

（11）『明治期衛生局年報』第二巻、東洋書林、一九九二年。

（12）注9同書「禁令」。

（13）淵上敬夫編『東京薬種貿易商同業組合沿革史』三九七—三九九頁、東京薬種貿易商同業組合、一九四三年。

（14）注4同書三六一頁。

（15）内務省衛生局編『医制五拾年史』五七、一九七頁、内務省衛生局、一九二五年。

（16）『東京医事新誌』一〇、一八七七年一二月二五日。

（17）『大坂医報』一五、一八八五年一月一〇日。

(18) 注4同書三六四―三六五、三六七―三六八頁。
(19) 注13同書四一七―四一八頁。
(20) 『新異国叢書』第二輯第五『ヘールツ日本年報』(庄司三男訳) 四六九―四七三頁、雄松堂出版、一九八三年。
(21) 『東京医事新誌』四五七、一八八七年一月一日。
(22) 『東京医事新誌』三六三、一八八五年三月一四日。
(23) 山田久雄「近代日本医薬品産業の発展 (その3)」『薬史学雑誌』二七‐二、一九九二年。
(24) 注4同書三六八頁。
(25) 高岡高等商業学校編『富山売薬業史史料集』上巻四八八―四九二頁、国書刊行会、一九七七年復刻。
(26) 注11同書第五巻。
(27) 小林弌『越後の毒消し』一四―一五頁、巻町役場、一九六三年。
(28) 注3同書第六九巻『島崎藤村集』一六四―一六五頁、筑摩書房、一九七二年。
(29) 『東京医事新誌』二三七、一八八二年一〇月一四日。

三　無効無害の売薬から有効無害の売薬へ

内務省は一八七六(明治九)年五月、売薬収税金を同省に編入させて経費不足の衛生経費に充当させることを求める伺いを出している。[1] 編入の件は聞き入れられなかったが、内務省では増収をはかるために七七年一月「売薬規則」を制定している。同規則は第一条において売薬とは「丸薬・膏薬・練薬・水薬・散薬・煎薬等、家方を以て合剤し販売するもの」と定義し(この規定は一九〇〇年に削除)、第二条以下では売薬を製造し販売する営業者は内務省に願い出て免許鑑札を受けること。免許鑑札を営業鑑札、請売鑑札、行商鑑札の三種に分け、それぞれ有効期限を五年とすること。売薬営業者・請売者は売薬営業税（薬剤一方につき一ヶ年）金二円、売薬営業鑑札料（薬剤一方につき一枚）金二〇銭、売薬請売鑑札料（薬剤の方数にかかわらず一枚）金二〇銭、売薬行商鑑札料（薬剤の方数にかかわらず一人一枚）金二〇銭を納めること。無鑑札による営業や無許可による薬味・分量等の改更、「無稽《むけい》の妄説を記載し、世人を衒惑《げんわく》する者」などに対する罰則について定めていた。(2)

一八七八年「売薬規則」の一部改正に際して内務省は府県宛に「売薬検査心得書」を通達している。それによれば、本邦に流通している方剤には無稽のものが一〇のうち八、九を占めているだけでなく、「奸商《かんしょう》野師《やし》（香具師）の輩《やから》、劇薬を配合し、敗薬（陳敗により効力に変化または失効したもの）を修飾し、夢想と唱へ、宣託と称し、愚夫・愚婦を蠱惑《こわく》（たぶらかすこと）して網利《もうり》（利益独占）の具となし」ている。「人民の之を購求するもの亦固《もと》より其の良毒を弁識するに由なく」、生命を損なう者も少なくない。しかし、いまだ人智も開けず衛生の方法も不備ななかで、これらを断然禁止するというわけにもいかない。それゆえ今は薬味、分量、用法などを検査し、適正なものには発売の免許を与え、そうでないものには与えず、「無害のものは無能といへども、当分之を許可」するとしている。売薬に効能がなくても無害ならばよいというわけで、毒薬・劇薬（アヘン・モルヒネの類）に

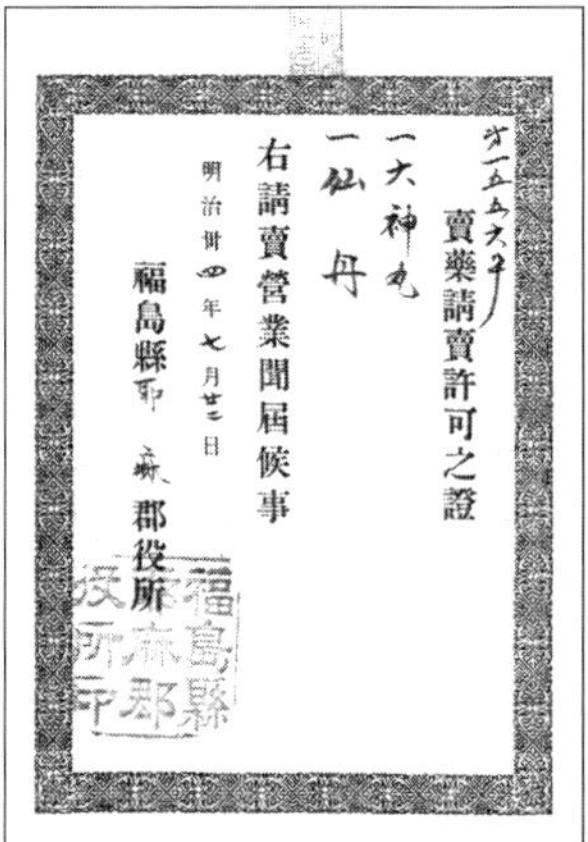
賣藥請賣許可之證
右請賣營業聞届候事
明治卅四年七月廿二日
福島縣 郡役所

「売薬請売許可之證」
（裏に売薬営業人・請売営業人の氏名・住所を記載．著者蔵）

ついては使用を制限するというのであった(3)。

「売薬規則」に関する政府の方針について、松村碩三は『東京医事新誌』（一八八二年）に発表した「売薬の弁」において、「（売薬は）無能なるも無害にして、所謂《いわゆる》可もなく不可もなきものに限るの趣意」であって、「若し之に反して有効のものを許すとせは、恰《あたか》も三歳の児童に斧鉞《ふえつ》（おの・まさかり）を授くる」がごときことになって甚だ危険である。薬が無効であるにもかかわらず流通させようとしているのは、良医に乏しい山間僻地《へきち》が存在するからである。「一朝俄然《がぜん》之を禁止せは愚夫・愚婦の病者をして、空しく怨《うら》（み）を呑（み）て死せしむるの情況」になると語っている(4)。福沢諭吉（一八三四～一九〇一）も同様に『時事新報』において、売薬に効能はないが、売薬を用いて「安心すれば、安心だけの効能あるが故に、今俄《にわか》に之を禁じなば、却《かえ》（つ）て之が為に民の痴情を苦しむの憂」が生じることになる。その趣は「日乞・雨乞に実の効能はなけれども、安心の効能あるが為に之を禁ずべからざる如し」と語り(5)、また政府が「売薬師に劇薬を禁止し、薬剤の量を妄（り）にせしめざるは、寧《むし》ろ効を求めずして害を防ぐものにして、蓋《けだ》し小児をして利器を弄《もてあそ》ぶことなからしむるの趣意ならんのみ」と論じていた(6)。

これは山間僻地に住む人たちを馬鹿にした話であったが、当時、大阪においても漢方医が「キニーネ、重曹、モルヒネ等を茯苓末《ぶくりょうまつ》、葛粉《くずこ》等に配伍（配合）」して患者に与える行為がまかり通っており(7)、滋賀県では一八七七年四月、薬理も知らない漢方医に対し、洋方医が使用している峻烈な薬理作用を示す毒薬・劇薬の扱いに関し禁止する措置を取っていた。八三年に洋薬の取扱い方を熟知している者に限って使用を認めると変更しているが(8)、草根木皮の漢方薬と洋薬の毒薬・劇薬との併用には、思わぬ副作用が生ずるおそれがあった。

免許鑑札制度の目的は不良売薬営業者および有害薬の排除にあったが、「売薬規則」第一六条が定める営業税・鑑札料の賦課は売薬営業者・請売営業者に大きな経済的打撃を与えていた。営業税は薬一方につき年二円であるから、五〇方ほどを扱っている標準的な薬店の賦課は一〇〇円となった[9]。その五年後には追い打ちをかけるように印紙税も導入されている。参議大隈重信らが追放された「明治一四（一八八一）年の政変」ののち、大蔵卿に就いた松方正義（一八三五〜一九二四）は西南戦争の戦費を賄うために発行された大量の不換紙幣の回収に着手し、増税（酒造税・煙草税など）と官営工場払い下げにもとづく財政再建に着手。その増税策の一環として一八八二年一〇月「売薬印紙税規則」を布告したのであったが、このデフレ政策によって米価は下落し、多くの農民が土地を手放すことになった。

売薬印紙税とは売薬営業者に対し定価の一割の印紙を薬品容器・包紙に貼付《ちょうふ》させ、営業者自らがそれに使用済の印（消印）を押させる間接税（消費税）であった[10]。西南戦争以降、物価は急上昇していたが、医薬品は必需品であったため景気の変動にあまり左右されず、安定的な担税能力をもっている点に目をつけられたのである。売薬営業税・印紙税は財政再建という目的のほかに、売薬営業者に経済的な圧迫を加えて有害無益な売薬の抑え込みをはかりたいとする意図も込められていた[11]。印紙税の賦課は重く、売れ残りの売薬に貼付されていた印紙を交換する方法についての規定もなかったため、小規模な製薬元は経済的に追い詰められ廃業を余儀なくされている。結果として製薬（売薬）業界の統廃合と近代化が進むことになった[12]。

売薬・請売業界は比較的貧困な家での使用が多い売薬に課税することの不合理を訴え、印紙税廃止の運動を展開させていたが[13]、売薬がさかんな奈良県や佐賀県では一八八三年以降、製薬機械を導入して量産化の道を切り開くとともに、日清戦争から第一次大戦期にかけて起きた軍需用薬の特需と好景気にも支えられて積極的に販路の拡張を行い、明治後期から大正期にかけて飛躍的な発展をみている[14]。

国の一般会計租税収入内訳表[15]および内務省衛生局編『衛生局年報』の「累年売薬方数及税額[16]」をみると、売薬印紙税は一八八二年の二七万五五六三六円が二〇年後には四・五倍の一二三万一二二九円に増え(一九〇二年から売薬印紙税は煙草・証券などの印紙と同枠の印紙税収入に変更)、また売薬営業税は一八七六年の二万五五六四五円が、一九〇二(明治三五)年には四・九倍の一二万六五五一円に増えているが、その後、一九二二(大正一一)年の三五万四〇三一円をピークに漸減している。売薬営業鑑札料については一八八六年の二一六八円をピークに漸減して、九二年には終了。売薬請売鑑札料は一八七六年の二八〇九円が、翌年には二万八二三〇円にまで急増するも、それ以降は漸減して八〇年に終了している。なお、一般会計全体の歳入は八二年が七四〇〇万円、一九〇二年が二億九七〇〇万円(ほかに特別会計一億七〇〇〇万円)であった。

一九〇五(明治三八)年には「売薬印紙税規則」が廃されて「売薬税法[17]」に切り替えられているが、印紙税自体は存続となっている。医事情報および論評を掲載していた『医海時報』は一九〇九年度か

明治中後期の売薬方数と税額(注16)

年　次	方　数	営業税	印紙税
1892	41,622	88,805	500,414
1896	51,015	102,807	778,797
1902	61,207	126,512	1,231,229
1905	60,764	200,969	1,371,333
1908	68,838	225,357	1,797,246
1911	80,885	244,105	2,124,470

ら翌年度までのわずか一年間だけで、売薬税（印紙税・営業税）収入が二五万八九五五円の増加という「売薬の跳梁《ちょうりょう》」を伝え、その一方で薬剤師・薬局らが売上げの増加という実体を棚上げにして、さかんに医薬分業運動を推し進めていることに対し疑問を呈していたが(18)、売薬印紙税は一九二六（昭和元）年衆議院での税制整理の議論のなかで廃止となっている。

話を少し戻すが、売薬印紙税をめぐって課税を支持する福沢諭吉と、反対する売薬営業者および『朝野新聞』との間で大論争となり、裁判にまで発展する事態が生じていた。論争が本格化する以前から、福沢は「一剤の薬を以て万の病に合」うという万病一薬を唱えている売薬の怪しげなこと、そして売薬の誇大な新聞広告（守田治兵衛の宝丹、岸田吟香の精錡《せいき》水など）が多いことを批判していた。特に問題にしていたのは、人民が「新聞紙を見て之を学者世界の議論と思ひ、自から勧善懲悪《かんぜんちょうあく》解迷の効能もあるもの」と思い、「売薬の良否を問はず、唯新聞紙を引当（て）にして、新聞紙に出たる薬ゆへ間違（い）はあるべからずなどとして、有難く之を服する者」がいるような知的水準にあること、それを知りながら新聞屋が一方で「正義公論とて民権の説など唱え」、他方で「愚民を扇動して売薬の披露吹聴《ふいちょう》」し、「売薬師の提灯持《ちょうちんもち》」となっていることに大きな憤りを感じていた(19)（『家庭叢談』一八七六年九、一一月ほか）。

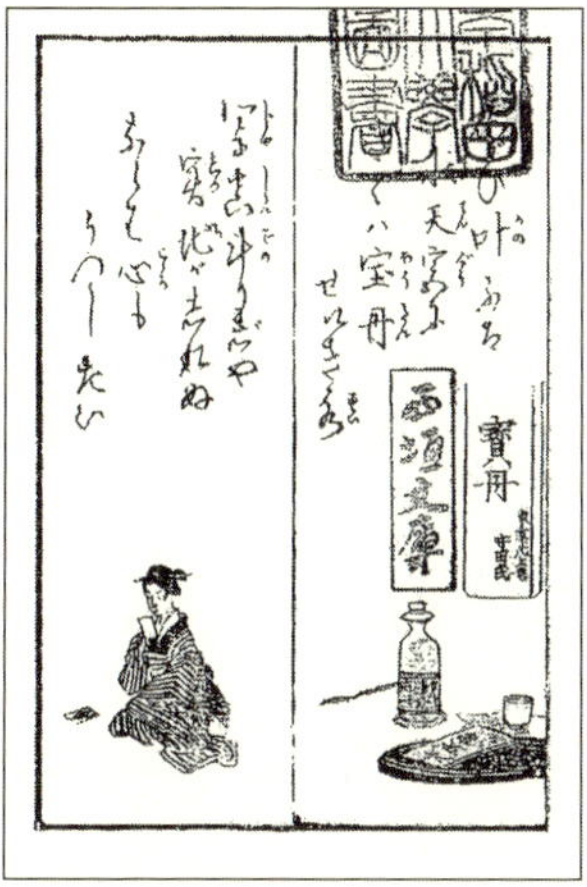

宝丹と精錡水
（『開化都々一』1882年，早稲田大学中央図書館蔵）

福沢はその後も『時事新報』誌上に同趣旨のも

のを発表しているが[20]（一八八三年一月）、一八八二年には被告となった時事新報社に対して、東京始審裁判所（地方裁判所）は『時事新報』の社説「太政官第五十一号布告」（一八八二年一〇月三〇日）、すなわち、「衛生を怠りて自から禍《わざわい》を招き、亦随て其禍を他に及ほして世の害を為《な》す者」は「無学無智に原因するもの」にして、かれらの多くは「人の病の為に効能」なきものである「売薬を服用して自から甘んするが如き暗愚《あんぐ》の点に位するもの」である。かれらが支払う売薬税をもって国の衛生事業費に充当することは「自から醸《かも》す所の禍」を治し、予防する費用を自費で賄《まかな》うことに異ならないから課税を支持するという主張に対し[21]、判決は売薬というものは「売薬規則」によって許可を受け、官庁の鑑査を経て販売されている薬品であるから、たとえ薬効に厚薄の差があるにしても、これを無効と断言するべきではなく、被告が売薬を「病に関係なき売物」と極論し、これを公衆に播布《はふ》することは原告の営業を毀損《きそん》するものであるとして、時事新報社側の主張を退けている[22]（『朝野新聞』一八八三年三月四日）。

時事新報社側は控訴審においても敗訴したことにより大審院（最高裁判所）に上告する。一八八五年一二月の大審院判決は第一、二審の判決を破棄し、『時事新報』の論説が刑事・民事上において何らの責任を負うものではないとし、売薬営業者の訴えを退けている。福沢は足かけ四年に及ぶ裁判闘争を振り返って、売薬とは「名は薬にして実は病に関係なき売物」であり、服薬といえども「水を飲み茶を飲むに等しく、香を嗅ぎ胡椒《こしょう》を嚙《か》むも同様」な売薬を認めることは、「学理の敗北」となるとして黙止できなかったと述べている[23]（『時事新報』一八八五年一二月「売薬営業毀損之訴落着」）。

前述したように、一八七八年「売薬規則」改正の際に内務省が布達した「売薬検査心得書」では、売薬は無効無害であればよいとの方針、福沢諭吉の言葉を借りれば「何様《いかよう》に之を服用するも毫《すこし》も害を為《な》さずと云ふは、何様に服用するも毫も効を為さずと自から明言する」ものに異ならないという考えのもとで、(24) 売薬は否定的に捉えられていたが、それにもかかわらず売薬の売れ行きは印紙税収入の推移にみるように好調であり、一般大衆は対症療法薬である売薬を支持していたのであった。そのことから政府は一九〇九(明治四二)年四月「売薬免許の際注意方の件」(内務省衛生局甲第二九号)において、「単に無害を目的とし配伍の主薬が効能書に記載したる病症に関し、殆《ほと》んど何等の効能あるへしとも認め難き売薬を免許するが如きは、法の精神に背反するもの」であるから、売薬は無効無害であればよいとする方針を取り下げ、有効無害でなければならないと是正している。(25) 漢方主体の売薬を否定し一般用および医療用洋薬の育成に努めてきたこれまでの薬事行政からの転換である。

一九〇五年、日露戦争の終結とともに貿易収支は赤字に転落し不況に陥るが、薬のほうは入超状況で、大手の薬問屋も新薬の製造販売に乗り出している。この変化に対応するため、一四(大正三)年三月「売薬規則」に代わって「売薬法」が制定されることになった。「売薬法」では売薬営業者を「売薬を調製又は輸入若くは移入して販売する者(原料品を加工しないでそのまま売薬とするものは売薬の調製とみなす)」と定義し(第一条)、売薬を調製できるのは「薬剤師、薬剤師を使用する者又は医師」のみと限定する(請売者は調製するものではないから販売はできる)(第六条)。売薬を発売するには方名、原材料名、分量、調製方法、用法、用量、効能を記載して主たる営業所の所在地の地方長官の免許を受けること、日本薬局方に記載のない原材料を使用する場合は見本を提出すること(第二条)。売薬においては「毒薬、劇薬及其の性状又は配伍(配合)の結果に由《よ》り危害を生」ずるおそれがある薬品の使用を禁じるが、行政官庁が認めたときはこの限りではない（第四条）。売薬免許に関しては第六条に規定された者に限って譲り受け相続することができるとするが（第七条）、付則では本法以前に売薬免許を受けた者は第六、七条の規定にかかわらず、従前通りの権利を認めるも、「売薬を輸入若くは移入して販売する者、又は法人は此の限（り）に在らす」とし、一代限りの経過措置をとる。売薬の効能に関する文書などには免許取得の事項を説明するだけで、そのほかを「誇張して公示」することはできないと規制し（第八条）、さらに売薬に関する広告、売薬の容器、被包《つつみ》、添付文書、頒布文書には猥褻《わいせつ》な記事や図画、避妊・堕胎を暗示する記事、「虚偽誇大の証明若くは医師其の他の者か効能を保証したるものと世人をして誤解せしむる虞《おそれ》ある記事」、「医治の無効を暗示し或は暗に医師を誹謗《ひぼう》するか如き記事」の記載を禁じ、出生力の維持（避妊・堕胎の蛮風防止）と消費者保護の両面から広告規制をはかる（第九条）。「行政官庁は当該官吏をして売薬を調製し若くは販売する場所に臨検せしめ、又は売薬の検査を為さしむることを得」とある[26]（第一二条）。

　一八七〇年の「売薬取締規則」では司薬場での薬品検査に合格し免許鑑札を所持していれば、製薬者の専門性が問われることもなく、製薬に従事することが認められていたが、「売薬法」では薬剤師および医師に製薬が限定され、七七年の『売薬規則』における「(売薬とは)家方を以て合剤し販売するもの」とする規定は実質的に否定され、また製薬方法に関しては科学的な説明と公開を求め、薬品販売に関する広告についても細かく規制されることになった。売薬方針が無効無害から有効無害に変更となったことへの対応であり、売薬の品質を確保して信頼性を向上させ、売薬業界の近代化を促すものとなっている。しかし、現実は薬剤師の名義貸しがさかんに行われ、経過措置の対象となっていた従来営業者や無資格者による製薬も多く、[27]また売薬営業税・印紙税の重圧を回避するために製薬を止め、請売に専念する小さな薬店も増えていた。製造販売を一手に担っていた卸問屋・売薬本舗では、それら請売の薬店を取り込もうとして新聞や雑誌に自家製薬の派手な広告を出し、売薬の乱売合戦ともいえる状況を生じさせることになった。[28]

「売薬法」の制定をみた一九一四年に勃発した第一次大戦は貿易収支を好転させたが、ドイツに依存していた医薬品は輸入が途絶し価格を高騰させることになった。洋薬製造にかかわる科学技術が日本の命運を左右するものと認識されて、同年一〇月、政府は官民合同の臨時薬業調査委員会を設置する[29]、一五年には「染料医薬品製造奨励法」を公布して製薬業者に補助金を支給。さらに一七年「工業所有権戦時法」を施行し、敵国の特許権・商標登録を消滅させて有機化学合成薬の製造技術を導入し、製薬業界の自立に向けた基盤整備をはかっている[30]。有機化学合成薬の技術は細菌が染料に染まるという事実を踏まえて、

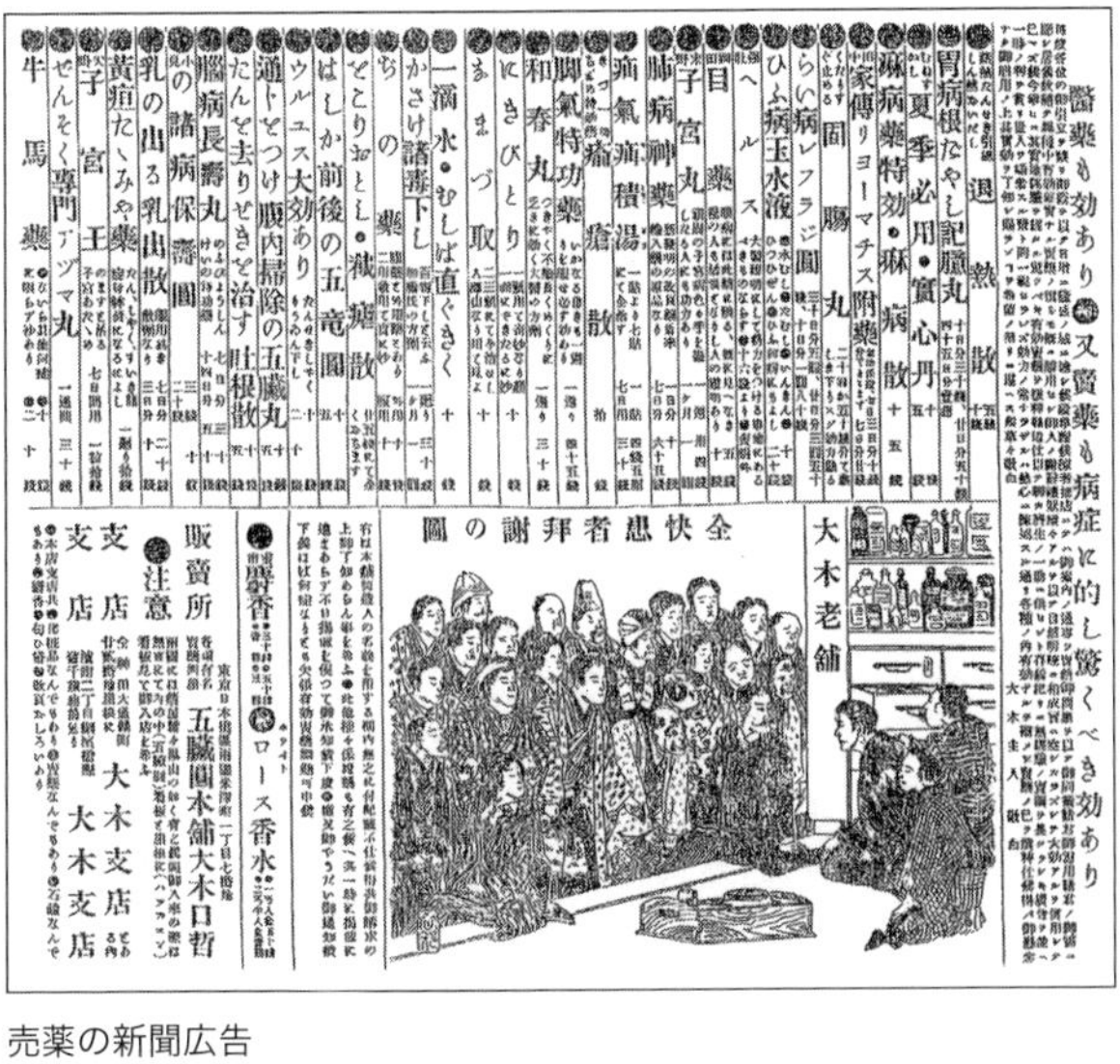

売薬の新聞広告
(『国民新聞』1892年7月，復刻版，日本図書センター)

菌体に侵入することが可能な薬物の探索にはじまるもので、染料産業が持っていた技術のうえに生まれたものであった[31]。なお、一七年三月には理化学研究所が創設され、独創的な基礎および実用科学研究もはじまっている。

大戦中、米価は高騰し、寄生地主の売り惜しみ、商人の買い占めを糾弾する米騒動や小作争議、そして実質賃金の低下に不満をもつ労働者のストライキが頻発した。大戦の終結とともにはじまった大不況は中国への侵略を強めていくことになる。技術開発によって生み出された新薬は新たな市場を開拓する原動力となったが、やがて窒息してしまう。一九三八（昭和一三）年には国防目的のため人的・物的資源を統制する国家総動員法が公布され、その翌年には医薬品の原材料集荷や製造・配給にかかわる統制がはじまって（統制会社の設立）、製薬企業は発展どころか、医薬品原材料も自由に手に入らない時代を迎えることとなったのである。

（1）内務省衛生局編『医制五拾年史』一三〇―一三一頁、内務省衛生局、一九二五年。
（2）厚生省医務局『医制百年史』資料編三六四頁、ぎょうせい、一九七六年。
（3）吉川瀲東『売薬法規通解』六―七頁、薬業の友社、一九一四年（国立国会図書館デジタルコレクション）。
（4）『東京医事新誌』一二三七、一八八二年一〇月一四日。
（5）慶應義塾編『福沢諭吉全集』第四巻五〇八―五〇九頁、岩波書店、一九五九年。
（6）右同書第八巻五二九頁、岩波書店、一九六〇年。
（7）『東京医事新誌』二四四、一八八二年一二月二日。
（8）『東京医事新誌』二七五「石坂堅壮の報告」、一八八三年七月六日。
（9）『奈良県薬業史』通史編七八頁、奈良県薬業連合会、一九八八年。武知京三『近代日本と大和売薬』一四、二〇―二二頁、税務経理協会、一九九五年。
(10)『売薬印紙税規則』保生堂、一八八三年（国立国会図書館デジタルコレクション）。
(11) 注3同書八頁。
(12) 小林肇『肥前売薬行商圏の成立過程』一二―一三頁、自家版、一九七一年。『鳥栖市史』七〇五―七〇六頁、鳥栖市、一九七三年。佐藤康行『毒消し売りの社会史』五四―五五、六〇頁、日本経済評論社、二〇〇二年。
(13) 深谷義雄『愛知県薬業史』三五五頁、名古屋薬業倶楽部、一九六五年。
(14) 注12小林肇同書五〇頁。注9武知京三同書四二―四三頁。松下正己「大和薬業史稿Ⅱ」『早稲田実業学校研究紀要』二三、一九八九年。
(15)『明治大正財政詳覧』三八六頁、東洋経済新報社、一九二六年。
(16)『明治期衛生局年報』『大正期衛生局年報』東洋書林、一九九二、九三年復刻。
(17) 国立公文書館デジタルアーカイブ。
(18)『医海時報』八七四、一九一一年三月二五日。
(19) 注5同書第四巻所収「売薬論」、第一九巻所収「売薬の事」、岩波書店、一九六二年。
(20) 注5同書第八巻所収「売薬論」。
(21) 右同。
(22) 東京大学法学部明治新聞雑誌文庫編『朝野新聞・縮刷版』ぺりかん社、一九八一～八四年。
(23) 注5同書第一〇巻所収、一九六〇年。論争に関しては天野宏ほか「明治の売薬と新聞雑誌（第一～三報）」『薬史学雑誌』三〇‐二、一九九五年。寺崎修「福沢諭吉と裁判」、安西敏三ほか編『福沢諭吉の法思想』所収、慶應義塾大学出版会、二〇〇二年を参照。
(24) 注20同。
(25) 注3同書九―一〇頁。厚生省医務局編『医制八十年史』二七六頁、印刷局朝陽会、一九五五年。村上清造『富山市薬業史』一七一頁、富山市商工労働部薬業課、一九七五年。注9武知京三同書一七頁。

(26) 注2同書三七八―三八〇頁。小池如山『改正売薬法早わかり』三―二三頁、共同新聞店、一九一四年（国立国会図書館デジタルコレクション）。
(27) 注9武知京三同書一一三―一一五頁。
(28) 注13同書三七二―三七三頁。
(29) 注1同書二七六頁。
(30) 『武田百八十年史』一一四―一二三頁、武田薬品工業株式会社、一九六二年。川上武『現代日本医療史』二九二―二九七頁、勁草書房、一九六五年。岡崎寛蔵『くすりの歴史』二四五―二六九頁、講談社、一九七六年。注9武知京三同書六四―六七頁。山田久雄「近代日本医薬品産業の発展（その4）」『薬史学雑誌』二九-一、一九九四年。
(31) 宗田一『近代薬物発達史』三二―八一頁、薬事新報社、一九八二年。

第二章　「調剤兼帯の医師」と調剤権の行方

一　医薬分業を模索する薬剤師

自然科学的思考と技術をもって社会の変革、旧弊の一掃をはかろうとした福沢諭吉は『福翁百話』第七九において、「古流医」や「看護婦の用を弁」じる代診、鍼医、按摩、売薬、加持祈祷などの非を論じ、西洋医学を修めた「学医流」の治療を受けることを薦め、特に売薬に関しては「素人が、売薬の能書《のうがき》を読（ん）で素人考（え）に病を推し量《はか》り、素人考（え）に其薬を用ゆるとは、何と恐ろしき事ならずや」といい[1]、「薬効の有無は之を服する人身の景況（有様）に由《よ》（つ）て判断すべきものにして、如何なる薬品にても、之を服用する人の体質と其生力の現状を詳《つまび》（らか）にするに非ざれば、嘗《かつ》て効なきのみならず、誤（つ）て害を為すもの甚だ多し」。これぞ「診察の大切なる由縁」である。自己診断で怪しげな売薬を飲むのではなく、症状に応じて処方される医者の薬を飲むべきであると述べ、売薬排斥の論陣を張っている[2]（「売薬論」一八八三年）。しかし、民衆の蒙を啓《ひら》こうとする福沢の努力もむなしく、売薬の方数は一八九二（明治二五）年の四万一六二二が、一九一一（同四四）年には八万八八五五となり、倍増する勢いで伸びていた[3]（『内務省衛生局年報』）。

当時、町の薬屋では客から話を聞きながら売薬を出し、簡単な治療も行っていた。大阪の幹《みき》澄太郎が一八八一（明治一四）年一月『東京医事新誌』に寄稿した「本邦高等医学教育尚早論」には、「（大阪の人びとは）疾病の平癒を仏神・呪符に願ひ、売薬・鍼灸に恃《たの》み、そして「薬屋の主人に治療を乞ひ、按摩・導引に施術を乞ふ者多」く、「越中富山の反魂丹一貼を服さしむるを無上の療法」と考えていたとあり、(4) 小杉天外（一八六五〜一九五二）は小説『はやり唄』（一九〇二年）において「医師と云つては只だ一人の漢法医がある許《ばかり》」の村では、薬の知識をいささかでも持っている者がおれば、そこらの者たちから「医道の心得も有る人と噂《うわさ》される程で、一寸風邪を引いたとか腹痛とか云ふ位には、人から頼まれもせぬに薬を調合して服ませて居」たと、寒村での医薬事情を語っている。(5)

明治初期には低劣な医師あるいは薬屋を兼ねる医師がはびこり、世間のひんしゅくをかっていた。一八七二年二月の『京都新聞』（第一八号）は「医師検査（京都中の医師の流派御取調）」のことに言及して、世には「でも医者」などという者がいる。かれらは「二男三男の病身者か又厄介者か」、「是と云（う）職業に取付（き）兼る者が、まあ医者にてもなろうかと云（い）て始」めたものである。「薬と云へは方彙《ほうい》（処方集『古今方彙』のことか）を便《たよ》り、脈をとるより、機嫌をとると云（う）様になつて来て、却《かえ》（つ）て巧者な薬舗にも及はぬ者のある由」と論じており、(6) 七三年一月の『大阪新聞』（第七七号）の投書欄では、「昨年漢法医の門生を取ることを指留《さしとめ》められたるも、兎角《とかく》世間の竹林医（藪医者）、治療に益なきのみならず、却《かえ》（つ）て人命を害する事あればなるべし……中には薬種屋医者と云（う）ものありて、聊《いささ》（か）医業の端《はし》くれを覚え、愚昧《ぐまい》の者を誑《たぶら》かして己か薬を売」っているとして注意を呼びかけている。(7)

一八七四年八月公布の「医制」は第四一条において「医師たる者は自ら薬をひさぐことを禁す。医師は処方書を病家に付し、相当の診察料を受くへし」（第四一条）とあって医薬分業の原則を打ち出していたが、条文の付帯には「調薬兼帯の医師」が他医から依頼された「処方書調剤の外は薬種の販売及ひ売薬を禁す」とあり、これまで調薬を行ってきた医師には暫定として調剤を認めるとしている。売薬に関しては同条文の割注に「丸薬・散薬・膏薬・煉薬等の如き調剤にして、医家の方箋に拠《よ》らす諸人の需《もとめ》に応して販売するものを謂《い》ふ」とあり、医師の診断にもとづく処方書によらない薬であると定義している。第四三条では医師がひそかに薬剤を販売あるいは薬舗を通してよこしまな利益を得ることを禁じ、第五五条においては調薬業務を薬舗主、薬舗手代、薬舗見習（薬舗見習は薬舗主・薬舗手代の差図を受けて、その目前にて調薬のこと）に限定する。第六四、六五条では薬舗主、薬舗手代は医師の処方書に従って私意を加えずに調剤すること。単味の品は劇薬でなければ、医師以外でも販売は自由であると定め(8)、医師の処方書に拠り薬剤を調整して患者に投薬する調剤権は薬舗主、薬舗手代にあると明記しているが、のちにみるように、その調剤権確立（医薬分業）への道のりは長くて困難なものとなった。

一五六三（永禄六）年に来日したイエズス会の宣教師ルイス・フロイス（Luis Frois）は『日欧文化比較』第九章において、「われわれの間では医者が薬屋のために処方を書く。日本の医者は自分の家から薬を届」けていると、医薬分業が行われていない日本

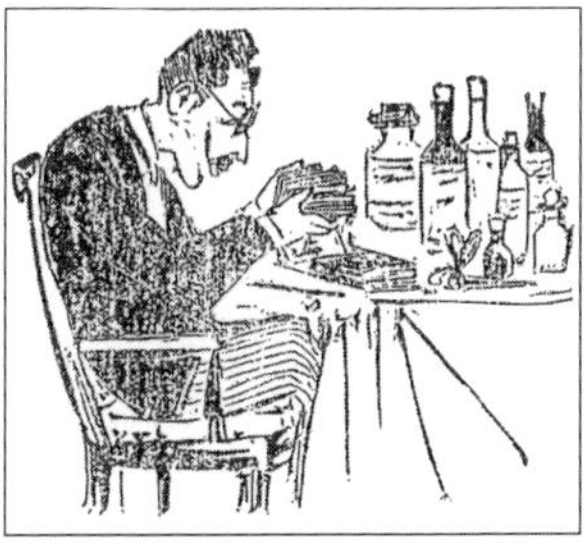

薬で金もうけする医者
（『二六新報』1900 年 9 月，復刻版，不二出版より）

の医習慣を観察していたが、[9]「医制」において医薬分業が打ち出されたのは、医薬分業が当たり前となっている国から来た御雇い外国人教師のミュラー（L. Müller）、ホフマン（T. Hoffwann）の建白にもとづくものであった。しかし、この時期に医薬分業を推し進めるには無理があった。医師および薬舗主にかかわる身分が未確立なうえ、診察技術料だけで医師の生計を成り立たせる医療観念もなく、また漢方においては証（体質などを考慮して判断される病症）と薬方とは不可分なものであったからである。[10]政府は「医制」公布後、およそ一〇年で準備を整え分業させるつもりで、医師の薬舗兼業および薬舗主の医師兼業を禁止する措置を講じていたが（一八七八年六月達）、肝心の薬舗主の養成が順調に進まず、そのため兼業禁止の布達は六年後の内務省訓示により撤回されている。[11]

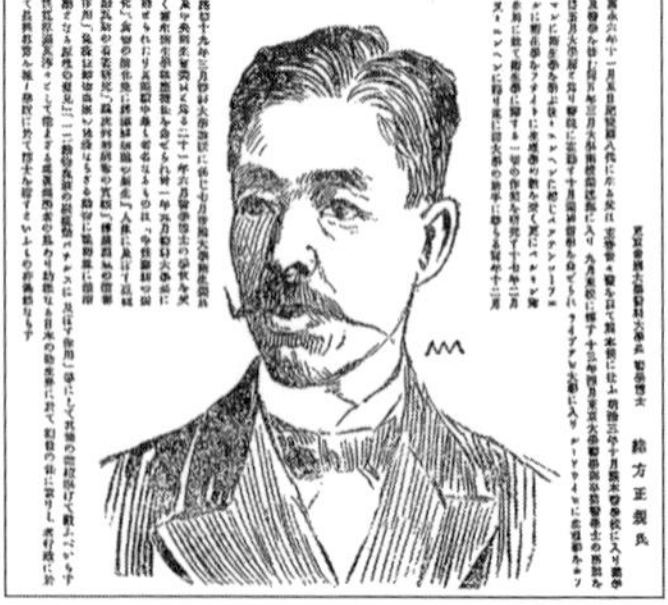

緒方正規
（『二六新報』1900年12月，復刻版，不二出版より）

長い間、医師の薬舗兼業および薬舗主の医師兼業はなくならなかった。東京帝国大学教授（衛生学）の緒方正規《まさのり》は一八九〇年代の開業医の実態について、それは「医者兼薬舗」[12]というべき有様で、「一、二名或は多くの調剤生或は一、二名の助手を養」って診療していたといい、のちに軍医総監となった芳賀栄次郎も一九一〇年代、医学志望者で学校に入学できない者たちが「皆代診となり薬局生となり、所謂、医師の玄関番として、一面学習し、一面自給」しているような情況にあって、開業医はこれらに「極めて少額の費用にて代診介補調剤の事」に当たらせていたと述べている。[13]明治期に神奈川県巡査として藤沢、茅ヶ崎、相模原地区の派出所・駐在所に勤務していた石上憲定は日記『自渉録』に、「名を製薬に仮り医業」をなしていた「無免許医師」の取締りについて記しているが[14]（一八九六年一二月二、二〇、二三日）、代診が無免許医師を生み出す温床となっていたようである。

一八八二年六月『東京医事新誌』が報じているところによれば、帝国大学第一医院および第二医院の付属薬局は他の病院薬局・薬舗の模範となるよう改善に取り組み、「用法紙の左傍に薬剤師なる文字と、右傍に若し本剤の誤謬《ごびゅう》等あるときは薬剤師其責に任すの文字を細密に記入し、調薬師は自ら其姓名を此札の薬剤師なる文字の下に記」すように改めたが、それは「医師と薬剤師の責任を確然区画し、世上一般の患者に薬品は医師の手より直に貰《もら》ふべきものにあらざる事を知らしめ、他日、公然医薬分業の発布等」があったときにも、差し支えなく営めるようにするための変更であったという[15]。医薬分業への意気込みが伝わって来る話であるが、医薬分業のほうは遅々として進まなかった。

日本薬局方が制定された一八八六（明治一九）年の前後に渡欧していた薬学者の下山順一郎（一八五三～一九一二）、丹波敬三（一八五四～一九二七）、長井長義（一八四五～一九二九）が順次帰国しはじめると、東京薬舗協議会（福原有信ら）

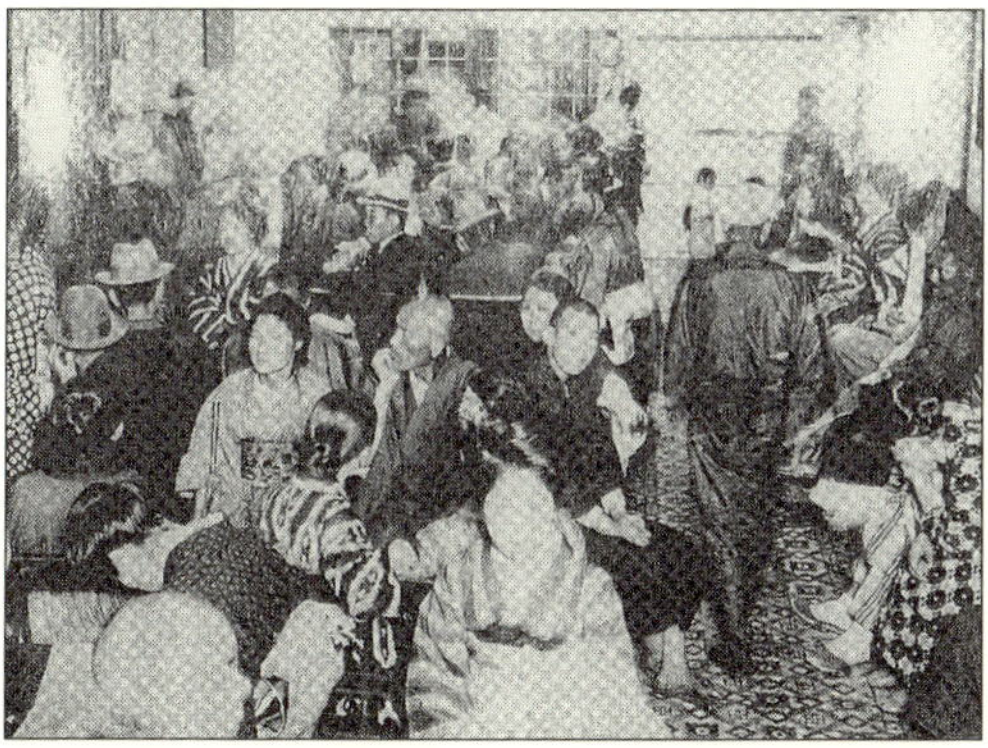

病院待合室の風景（1927 年，京都府立医科大学蔵）

をはじめとして丹羽藤吉郎（一八五六〜一九三〇）、柴田承桂（一八五〇〜一九一〇）らは医薬分業を求めて行動を起こしている。[16] そのなかで八九年三月に制定をみた「薬品営業並薬品取扱規則」（薬律）は薬剤師（薬舗主より改称）、薬種商、製薬者の資格と薬局（薬舗より改称）および薬品取扱についてまとめた総合的な法律であるが、そこにおいて薬剤師とは「薬局を開設し医師の処方箋に拠り薬剤を調合」し、「薬品の製造及販売を為《な》すこと」ができる者と規定され、薬剤師の業務を明確にしている。薬剤師の資格は「学術試験を受け、年齢満二〇年以上にして内務大臣より薬剤師免状を得たる者」とし、「薬剤師免状を得んとする者は試験及第証書を以て地方庁を経由し内務省に願出」ること。「医科大学薬学科（一九〇七年の改正では官立公立医学専門学校薬学科を追加）の卒業証書を有し、年齢満二〇年以上の者」は卒業証書を以て薬剤師免状の下付を願い出ることができるとし、この場合においては「内務大臣は試験を要せすして免状を授与することあるへし」とされている。そして「薬剤師にあらされは薬局を開設すること」ができず、薬局には「日本薬局方第一表の薬品」と精確な秤量器《ひょうりょうき》（はかり）を常備し、「調剤録を備へ処方箋を謄写《とうしゃ》」しておくこと。「処方箋を受けたるときは昼夜を問わす何時にても調剤すへき」で、「正当の事故なくして之を拒むこと」はできず、「処方箋中の薬品に欠乏あるときは其医師に通知して指揮を乞」い、薬剤師が「随意に之を省略し、又は他薬を代用すること」はできないとしている。

　薬種商に関しては「薬品の販売を為す者」と規定し、そのほかのことは「薬種商営業規則」（一八八六年）をほぼ踏襲する。製薬者については「単に薬品を製造し自製の薬品を販売する者」と規定し、地方庁の免許鑑札を受けなければならないとある。薬品取扱いに関しては「日本薬局方に記載する所の薬品は其性状、品質、該局方の所定に適合するものにあらされは販売若《も》くは授与することを得す」（第二六条）とし、局方薬の厳密な取扱いを求めている（一九〇七年の改正では「販売若くは授与」が「製造、貯蔵、陳列、販売又は授与」にまで拡大）。日本薬局方に収載されていない薬品には準拠の外国薬局方名を記載して置き、どこの薬局方にもない新規の薬品であれば衛生試験所の検査を受け、その試験成績を記載して置かなければ販売・授与を認めず、毒薬・劇薬に関しては「職業上必要と認めたる者より其薬名、量数、使用の目的、年月日及住所、氏名、職業を記し、且捺印《なついん》したる証書」を差し出さなければ販売・授与を認めないとしている。そして、「内務大臣は監視員をして薬局及薬品を販売又は製造する場所を巡視せしむる」とある(17)。

前にみた巡査の日記『自渉録』には「売薬来り。当管区内に於て売広めの為め行商云々。届出に付、強売せざる様、注意を加へたり」と記されており（一八九一年三月一四日）、売人は売薬行商にあたって当該地区の駐在所に許可を求める必要があったようである。また巡査には「売薬部外品販売者取調」「歯磨販売に付調（べ）」が課せられていて（一九一一年一〇月四、九日）、売人から「売薬仁聖丹」をもらうといった余得もあった（一九一一年七月七日）。なお、日記には実母散、宝丹（腹痛・吐瀉・下痢・便秘用薬）、一角丸といった売薬名が散見される。

「薬品営業並薬品取扱規則」が制定されたことによって、薬剤師は医薬分業が実現して地位の向上がはかれるものと期待していたが、同規則の付則第四三条に「医師は自ら診療する患者の処方」に限って「自宅に於て薬剤を調合し販売授与することを得」との条文が入れられたことによって、医薬分業が骨抜きにされたことを知るようになる。『日本薬局方』の編さんにもかかわった柴田承桂が同規則の草稿を作成した段階では、付則第四三条に「当分の内」という文言が入れられていたのであったが、済生《さいせい》学舎の長谷川泰（のち衆議院議員・内務省衛生局長、一八四二〜一九一二）らの反対にあって、同規則が公布される際にその文言が削除されたのであった。政府は削除を認めた理由として、医師数に比して薬剤師数が少なすぎること、薬局の分布が不均衡なこと、医師調剤は古くからの慣習であること、医薬分業が患者にとって二重の負担（医院と薬局の二ケ所に行くこと、診察料と薬料を分けて支払うこと）になることを挙げ、医師調剤の現状を認める判断をしたと述べている(18)。

一八九三（明治二六）年四月に結成された日本薬剤師会は帝国議会に対し、薬剤師による調剤権の独占を前提とした医薬分業をはかるよう「薬品営業並薬品取扱規則」の改正を求める請願行動を起こしている。改正案の提出は一九一六（大正五）年までに七回にもおよんでいるが、いずれも否決あるいは審議未了に終わり(19)、その後も請願は昭和の戦前期までつづいている(20)。請願において主張されていた医薬分業の利点とは、およそ次のようなものであった。すなわち、①薬剤師が

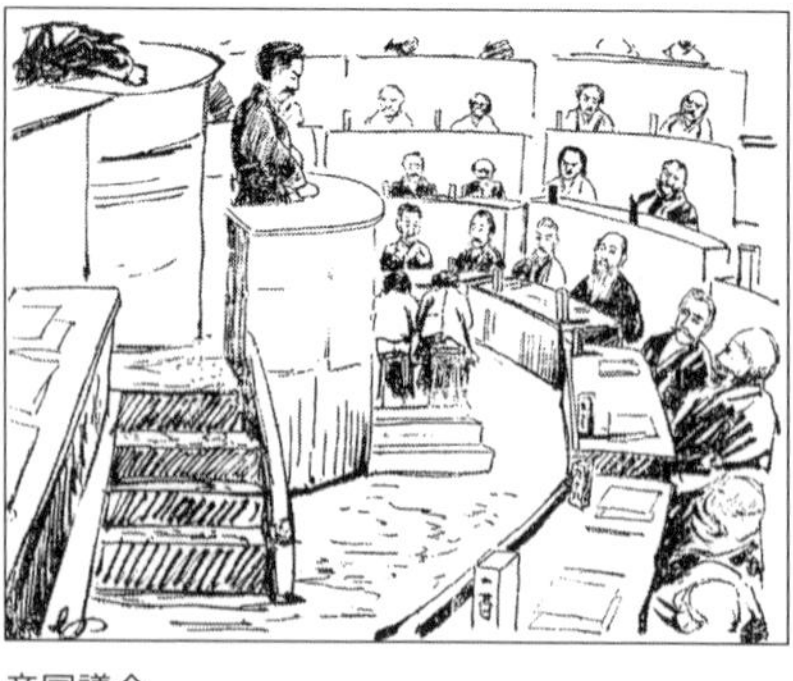

帝国議会
『国民新聞』1892 年 5 月，復刻版，日本図書センターより）

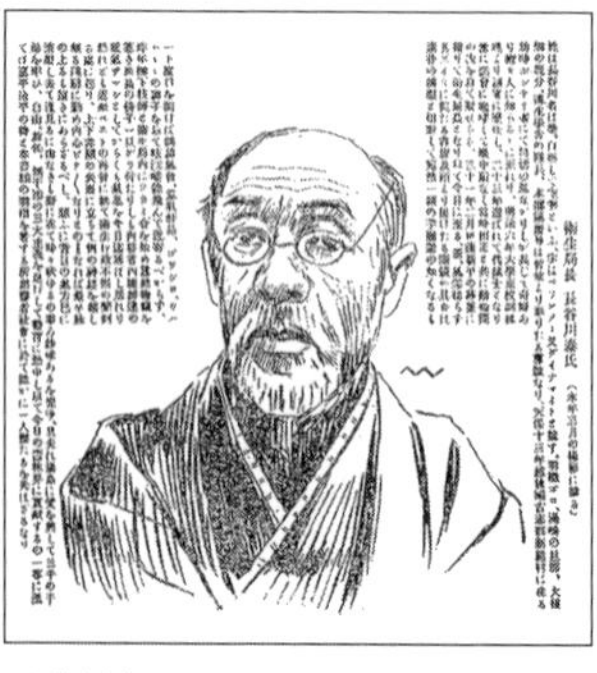

長谷川泰
（『二六新報』1900 年 4 月, 復刻版,
不二出版より）

処方箋を点検し、医師と薬剤師の双方が責任を負う態勢がとれること。②処方箋の内容が公開されることによって不合理な点が掃蕩《そうとう》されること。③医師よりも薬剤師のほうが薬の精粗良否を鑑別する能力が高く、適切な投薬ができること。④薬剤師に薬を任せることにより医師が治療に専念できること。⑤医師が過剰あるいは無用な投薬をして薬代を請求している通弊が除去されること。⑥医師には薬にかかわる経費の節減ができること。⑦収入が増える薬剤師には学問する余裕が生まれることなどであった。[21] 医薬分業とは薬剤師にとって、職業としての身分を確立させるための戦いであった。

「薬品営業並薬品取扱規則」の制定により薬局は薬剤師が開設し、『日本薬局方』の医療用医薬品の販売および処方箋にもとづく調剤業務を担うところとされていたが、医薬分業が見込めない状況下では医師から調剤依頼が来ることもない。そのため薬局薬剤師の間で売薬（家庭薬・保健薬）の製造に活路を見出す者もおり、売り出された良質な「薬局売薬」は多くの人びとに受け入れられたという。[22]

（1） 富田正文編『福沢諭吉選集』第一一巻所収、岩波書店、一九八一年。新村拓『在宅死の時代』五一—五二頁、法政大学出版局、二〇〇一年。
（2） 慶應義塾編『福沢諭吉全集』第八巻五二四、五三一頁、岩波書店、一九六〇年。
（3） 『明治期衛生局年報』東洋書林、一九九二年復刻。
（4） 『東京医事新誌』一四五、一八八一年一月八日。
（5） 『明治文学全集』第六五巻『小杉天外・小栗風葉・後藤宙外集』一一六頁、筑摩書房、一九六八年。
（6） 北根豊編『日本初期新聞全集』第三五巻所収、ぺりかん社、一九九二年。
（7） 右同書第四六巻所収、一九九四年。
（8） 厚生省医務局編『医制百年史』資料編四一—四三頁、ぎょうせい、一九七六年。

(9) 岡田章雄訳『大航海時代叢書XI』岩波書店、一九六五年。
(10) 菅谷章『日本医療制度史』四四三頁、原書房、一九七六年。中村健ほか「医薬分業史に関する文献学的研究(第一報)」『薬史学雑誌』二四-二、一九八九年。
(11) 武知勇記『医薬分業読本』三八—三九、五七頁、薬剤誌社、一九三六年。市川正夫編『医事法令全書』第四編三三頁、泰山堂、一九〇〇年。
(12) 『東京医事新誌』八四八、一八九四年六月三〇日。
(13) 『医海時報』八六三、一九一一年一月一日。
(14) 『明治の巡査日記——石上憲定「自渉録」』『茅ヶ崎市史史料集』第一集、茅ヶ崎市、一九九七年。
(15) 『東京医事新誌』五三三、一八八二年六月一六日。
(16) 注10菅谷章同書四四七—四四九頁。
(17) 注8同書三六八—三七二頁。
(18) 注11武知勇記同書五七頁。注10菅谷章同書四四五—四四六頁。
(19) 注11武知勇記同書五八—六三頁。注10菅谷章同書四四九—四六〇頁。
(20) 秋葉保次ほか編『医薬分業の歴史』年表、薬事日報社、二〇一二年。
(21) 経緯については池松重行『医薬制度論と分業運動史』厳海堂書店、一九三二年。注10菅谷章同書四六三—四六七、四七八—四八一頁。小坂富美子『医薬分業の時代』勁草書房、一九九〇年。天野宏ほか「丹波敬三、森鴎外の医薬分業論」『薬史学雑誌』二九-一、一九九四年。天野宏ほか「中浜東一郎の医薬分業断行論」『薬史学雑誌』三二-二、一九九七年。天野宏「医薬分業に反対した大正期の医師、法学者」『薬史学雑誌』三七-一、二〇〇二年を参照。
(22) 清水藤太郎『日本薬学史』二〇四頁、南山堂、一九七一年。

二　医師と対峙した薬剤師

医薬分業のためには医師数に見合う薬剤師の養成が不可欠であった。一八八九年「薬品営業並薬品取扱規則」と同時に制定された内務省令「薬剤師試験規則」によれば、年二回挙行される薬剤師試験の科目は物理学、化学、植物学、生薬学、製薬学と、実地科目の分析術、薬品鑑定、薬物製錬、調剤術となっている。九〇年に実施された第一回目の薬剤師試験の出願者数は三七人、及第者数は八人（合格率二二％）、同年第二回目のそれは八一人と一三人（同一六％）、九九年の第一回目の出願者数は二二六人、及第者数三二人（同一四％）、第二回目のそれは二〇九人と三五人（同一七％）となっており、合格率の低迷はつづいていた[1]（『明治三二年内務省衛生局年報』）。一九一三（大正二）年九月改正の「薬剤師試験規則」では学説試験科目として物理学、化学、薬用植物学、生薬学、製薬化学、衛生化学・薬局学が、実地試験科目として分析学、薬品鑑定、製薬化学、調剤学、衛生化学が設けられ、学説試験に合格した者だけが実地試験に臨むことができるとなっている。受験資格は中学校もしくは修業年限四ヶ年以上の高等女学校の卒業者、またはこれと同等以上の学力を有する者で修業年限三ヶ年以上の薬学校を卒業した者とされている[2]。

明治初期の薬学教育は司薬場や薬学講習所などで行われていたが、一八七三年六月、正規の教育機関として第一大学区医学校（七二年八月、学区制導入により東校より改称。予科二年、本科五年）に製薬学教場（予科二年、本科三年）が設置され、同年九月、生徒二〇名を入学させている。担当教師は前年一一月に来日したドイツ人のニーウェルト（Niewerth）であった（七五年一一月には離任し、後任はランガールト A. Langgaard）。七四年五月、学制改革により第一大学区医学校は東京医学校と改称され、翌年五月には東京医学校に速成を目的とする別課（通学生教場）の薬学科二年（ドイツ語ではなく日本語で教育）が設けられている。

一八七七年三月、神奈川県では「医学製薬学生徒通則」を制定しているが、それには「本県医学並製薬学生徒之儀、今般東京医学校へ協議之上、同校へ差出し、同校中の一舎を借受け、本県の取締を以て一同右へ入舎せしめ、同校通学生（別課）の教則を以て養成致すに付ては、両生徒通則」を定めるとある。その通則には貸費生徒四六名、医学の科業は六期満三年とし、「満期に至り卒業の証書を得たるものは、本県より内務省に具状し、開業免状を付与し、在学二倍の年数は必す該大区の医員に従事」すること。製薬学生徒は自費生徒五名以下定員を設けず、志願者を募って充当させ、その学資は「自費を以て弁すへしといへとも、月謝は県費を以て補助し、且課業に必用なる書籍器機は之を貸与」する。科業は「四期満二年の定めなれは、満期に至り卒業の証書を得たる者、在学の年数は本県の都合を以て進退を指揮し、必す其業に従事」すること。生徒は「年齢満二十歳以上三十五歳以下にして、普通の読物及ひ書取を為し得、体質健康にして種痘或は天然痘を為し、且行状端正の者を選ふ」とあって、東京医学校の別課に医学生・製薬学生の養成を委託していた(3)。

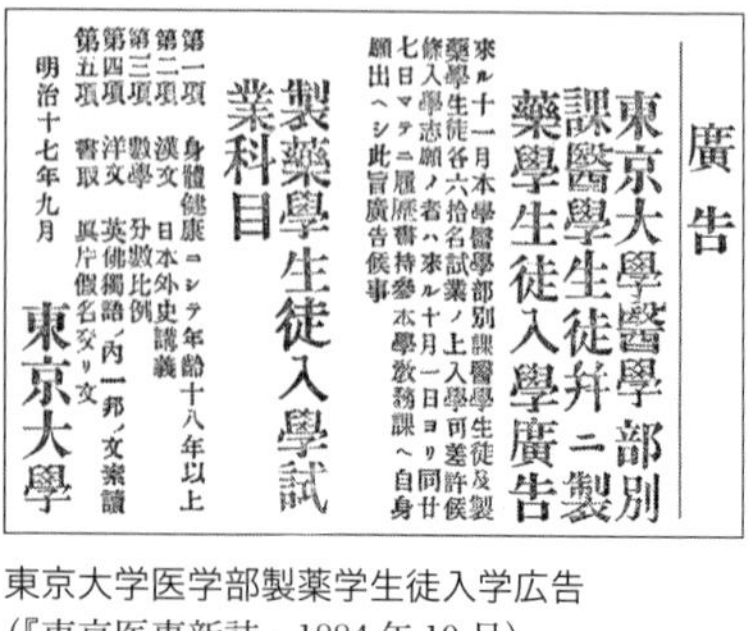
廣告

東京大學醫學部別課醫學生徒幷ニ製藥學生徒入學廣告

來ル十一月本學醫學部別課醫學生徒及製藥學生徒各六拾名試業ノ上入學可差許候條入學志願ノ者ハ來ル十月一日ヨリ同廿七日マテニ履歴書持參本學教務課ヘ自身願出ヘシ此旨廣告候事

製藥學生徒入學試業科目

第一項 身體健康ニシテ年齢十八年以上
第二項 漢文 日本外史講義
第三項 數學 分數比例
第四項 洋文 英佛獨語ノ内一邦ノ文案讀
第五項 書取 眞片假名交リ文

明治十七年九月

東京大學

東京大学医学部製薬学生徒入学広告
（『東京医事新誌』1884 年 10 月）

当時、売薬は夢枕に立った神仏より御伝授の「夢想薬・霊伝薬」、西洋の著名な医師より「御教授の薬」などといった由来譚を付して売られていたが、製薬技術を秘する必要から徒弟的に育成されていた職工の多くは売薬営業者に囲い込まれていたのに対し、東京医学校製薬学教場においては当然のことながら技術は公開され、薬は人によって操作されるたんなるモノとしての扱いとなっている。一八七七年四月、東京医学校は開成学校と合併して東京大学となり、医学校は医学部と改称される。七八年製薬学科本科生（修業年限五年）九名が卒業。八〇年四月、製薬学本科と別課が併合して一期六ヶ月、三年の修学年限に改められたが、医薬分業が望めない状況下では卒業しても調剤業務に就けなかったことから、志願者はなかなか増えなかった。八五年四月、財政上の理由もあって製薬科生の募集が停止される。八六年三月「帝国大学令」の公布により東京大学は帝国大学と改称、医学部は帝国大学医科大学となる。八七年、製薬学科は医科大学薬学科（修業年限三年）として再開される。九七年六月、京都帝国大学の新設（九九年、京都帝国大学医科大学設置）にともない、帝国大学は東京帝国大学と改称している。(4)

一八八二年七月「薬学校通則」の公布によって、地方に甲乙二種の薬学校が開設されることになった。甲種薬学校とは尋常の薬学科目を教授するところで、教員のうち二名は大学（東京大学）卒業者であること、生徒は一八歳以上で初等中学卒業の学力を有する者から学力選抜し、修業年限は三年となっている。これに対

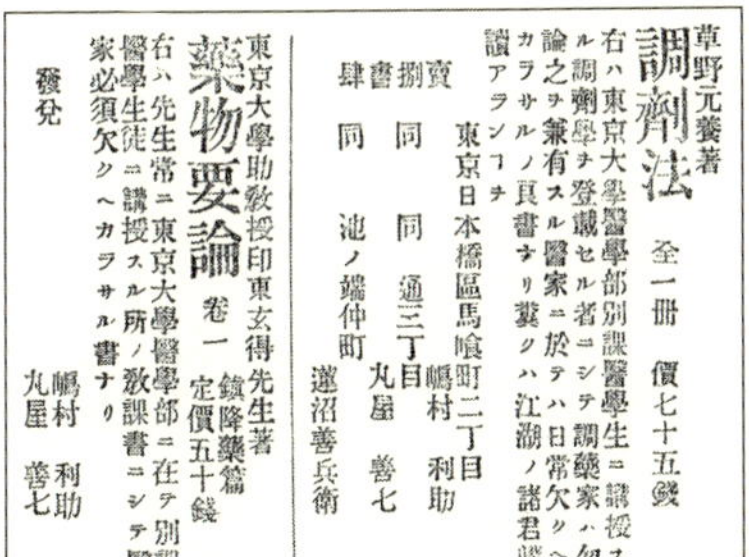

東京大学医学部別課学生に講授した薬学書の広告（『東京医事新誌』1880年7月）

し乙種薬学校とは簡易な薬学科目を教授するところで、教員のうち一名は大学卒業者であること、生徒は一六歳以上で小学中等科卒業の学力を有する者から学力選抜し、修業年限は二年となっている。同年一月の『東京医事新誌』が報じているところによれば、東京大学医学部の卒業生を招聘《しょうへい》して院長、薬局長、衛生課長に任じても、「動《やや》もすれば、其意に応ぜずとて一年或は一年半にして其約を解き、更に他の卒業生を聘して又数年ならざるに解約するなど、殆《ほとん》ど卒業生の交換にのみ従事するが如き弊害」が生じているとあって[5]、定着率が低いだけでなく、東京大学卒業者（製薬士）を二名以上雇用することは財政的にも困難であった。そのため薬学校のほとんどは乙種にとどまることになった。

一八九〇（明治二三）年六月、高等中学校医学部に薬学科が付設され（千葉、仙台、岡山、金沢、長崎など）、一九〇三（明治三六）年には「専門学校令」「公立私立専門学校規程」が公布される[6]。そして〇七年、官立公立薬学専門学校の卒業生に対し無試験で薬剤師の資格が与えられることになり、一〇年には私立薬学専門学校指定規則が制定され、私立の卒業生にも無試験で薬剤師資格が与えられることになった（表）。しかし、私立の経営環境はきびしく、ほとんどが廃校か官立への併合を余儀なくされている[7]。明治期に設立された私立薬学校の伝統を受け継いで今日に

薬剤師の免許取得資格の種類と人数

資　格	1899 年	1902 年	1905 年	1908 年	1911 年	1914 年
大学卒	166	120	128	135	155	135
官公立医薬学専卒	161	195	325	455	656	706
指定私立薬専卒						52
外国学校卒	14	13	19	22		
試験及第	554	702	1,136	1,705	2,586	3,478
旧試験及第	2,386	1,737	1,771	1,735	1,687	1,024
計	3,281	2,767	3,360	4,030	5,084	5,461

＊内務省衛生局年報より作製.

至っている大学は少なく、八一年創立の私立東京薬舗学校（修業年限二年半）にはじまる東京薬科大学(8)、一九〇二（明治三五）年、恩田重信が東京薬学専門学校を創設したことにはじまる明治薬科大学(9)、一八八四年創設の京都私立独逸《ドイツ》学校の別科として八六年に置かれた薬学科を前身としている京都薬科大学(10)、一九〇四（明治三七）年、平山松治らが創設した大阪道修《どしょう》薬学校にはじまる大阪薬科大学(11)がある。古くから薬都として知られた大阪では一八八〇、九〇年代にいくつもの薬学校が生まれては消えていったが、八七年、薬舗の有志が道修町に開設した薬学会付属薬学校(12)は、その後、改称と他校との合併を繰り返しながら一九一七（大正六）年、私立大阪薬学専門学校（大阪大学薬学部の前身）となっている。

明治薬学校や私立京都薬学校時代の教師たちの発言を校史からうかがうと、医薬分業の近いことを力説して生徒たちに勉学を促していたことが知られる。しかし、薬剤師数は期待していたようには伸びず、医師数に圧倒される状況が長くつづいている。明治期における医師数と薬剤師数は表にみるように(13)、薬剤師の統計がとられはじめた一八九〇年の時点で医師数は薬剤師数の一五倍、一九〇〇年で一二倍、一九一〇年で八倍、一九一五年でも六倍の開きがあった。戦後においても両者の開きはなかなか縮まらず、一九五〇年には医師数七万六四〇〇人に対し、薬剤師数は四万五七〇〇人となっている。近年になってようやく両者が接近し、二〇一六（平成二八）年一二月末には医師数三一万九五〇〇人に対し、薬剤師数は三〇万一三〇〇人である(14)。

薬剤師数と医師数

年　次	薬剤師数	医師数
1890	2,689	40,215
1900	3,362	40,924
1910	4,643	38,055
1915	6,019	43,813
1920	8,420	45,488
1925	13,569	45,327
1930	19,107	49,681
1935	24,957	57,581

＊内務省衛生局年報より作製.

話を戦前に戻すが、医師対薬剤師の人数比は警視庁管内だけをみると、全国平均とは異なって一九〇七年までに急速に縮小している。〇八年には四・七倍となり、一六（大正五）年三・七倍、二一年二・五倍、二六（昭和元）年には一・七倍にまで縮小している。[15] 警視庁管内を区部（一五区）と郡部（五郡八二町村）に分けると、一八九八年の区部における医師数は郡部のそれに対して五・六倍、一九一二年でも五・四倍でほぼ同じであるのに対し、薬剤師数のほうは一四・二倍が七・〇倍に半減しており、郡部における薬剤師の増加は著しかった。ちなみに同期間における医師数の伸びは区部で一・六五倍、郡部で一・七二倍、それに対し薬剤師数のほうは区部で三・二六倍、郡部で六・六二倍の伸びとなっている。医師対薬剤師の人数比は九八年区部において八・八倍、郡部で二二・二倍と開いていたが、一九一二年には区部で四・五倍、郡部で五・七倍となり、郡部における開きが大幅に縮小していた。

製薬者・薬種商数に関しては日露戦争期とその後において一時的な落ち込みをみたが、全体としては増加の傾向にあった。特に製薬者数は一八九四年の八〇人が、一九一二年には三九九人となり、五倍増の勢いである。国産薬の開発が推し進められた結果である。警視庁管内の売薬営業人員、売薬請売営業人員、売薬行商人員、売薬部外品営業人員は一九〇六～一二年において区部の売薬行商営業が落ち込んでいたのに対し、郡部では急増状態にあった。人員の伸び率では売薬請売営業を除き、全体的に区部よりも郡部での伸びが高い（表）。区部では病院・診療所が増え、処

売薬業者区部・郡部別人数

薬業者	1905年 区　部	郡　部	1912年 区　部	郡　部
売薬営業	1,898	225	2,811	434
売薬請売営業	6,633	2,540	9,099	3,122
売薬行商営業	3,994	100	3,827	335
売薬部外品営業	812	55	1,388	125

＊警視庁統計書より作製.

方箋薬に切り替える者が増えたためと思われる。なお、売薬部外品とは「疾病の予防または皮膚障害の予防若しくは除去、滋養、強壮、心身爽快または身体諸機能の増進または抑止、皮膚組織の変更または体臭の防止、脱毛の防止、毛生《けはえ》、除毛または染毛、飲酒、喫煙その他の習癖の矯正に効能ありとする薬物および内務大臣の指定するもの」のことである[16]（一九三二年七月内務省令「売薬部外品取締規則」）。

一九〇三（明治三六）年「専門学校令」の公布にともない薬学校から薬学専門学校への昇格が進むも、医薬分業に進展はなかった。「売薬法」制定に向けた審議も、売薬の調製・販売権が薬剤師に占有されることをおそれた医師の反対にあって難航していた[17]。一四（大正三）年三月に同法が公布されたが、医薬分業をめぐって医師と薬剤師とが対峙し、公布の翌年から一九年にかけて各地で裁判も起こされている。薬剤師が処方箋に拠《よ》らず、客の容態を聴取あるいは要望に応じて普通薬品を混合調剤し、あるいは服用しやすいかたちに分包販売していたことに対し、医師は「薬品営業並薬品取扱規則」に違反しているとして告発におよんだのであった。

薬局薬剤師は一九一三年四月に出された内務省衛生局通牒、すなわち、薬剤師が薬品の販売者たる資格において公衆の指示する種類および分量に従って調合し、販売または授与することを適法とする通達（同年一月神奈川県知事の照会に対する回答）を受けて、

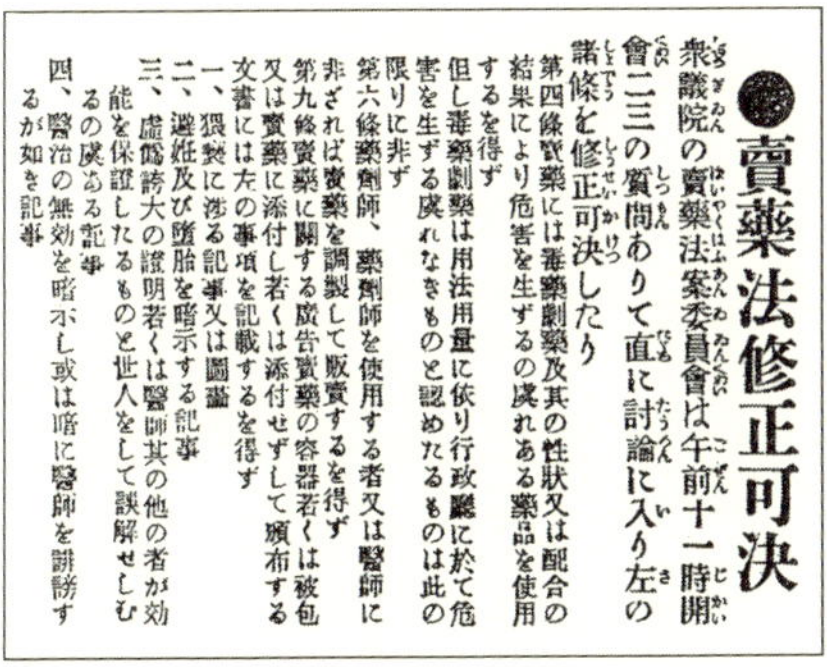
●賣藥法修正可決

衆議院《しゆうぎゐん》の賣藥法案委員會《ばいやくはふあんゐゐんくわい》は午前《ごぜん》十一時開《じかい》會《くわい》二三の質問《しつもん》ありて直《ただち》に討論《たうろん》に入《い》り左《さ》の諸條《しよでう》を修正可決《しうせいかけつ》したり

第四條賣藥には毒藥劇藥及其の性狀又は配合の結果により危害を生ずるの虞れある藥品を使用するを得ず

但し毒藥劇藥は用法用量に依り行政廳に於て危害を生ずる虞れなきものと認めたるものは此の限りに非ず

第六條藥劑師、藥劑師を使用する者又は醫師に非ざれば賣藥を調製して販賣するを得ず

第九條賣藥に關する廣告賣藥の容器若くは被包又は賣藥に添付し若くは添付せずして頒布する文書には左の事項を記載するを得ず

一、猥褻に渉る記事又は圖畫

二、避姙及び墮胎を暗示する記事

三、虛僞誇大の證明若くは醫師其の他の者が効能を保證したるものと世人をして誤解せしむるの虞ある記事

四、醫治の無効を暗示し或は暗に醫師を誹謗するが如き記事

売薬法の可決（『朝日新聞』1914年3月13日）

混合販売にも注力しようとしていたところであった。天野宏や磯部総一郎によれば、裁判所の判決は、調剤は処方箋にもとづかなければならない行為であるとして混合販売している薬剤師を有罪とするものと、調剤は製薬行為であるとみて無罪とするものの両者に分かれることになった。政府は薬剤師会からの建議もあり、この件に関しては薬剤師の資格や権利義務を明確にする「薬剤師法」と、薬品および業務にかかわる「薬品法」とに分けて検討する方針をとり、二五年四月、両法案を帝国議会に上程。しかし、「薬品法」のほうは審議未了に終わっている。(18)

一九二五年四月に成立した「薬剤師法」は第一条において、薬剤師とは「医師、歯科医師又は獣医の処方箋に依《よ》り調剤を為《な》す者」で「薬品の製造及販売を為すことを得」と規定。第二〜四条では薬剤師になるには「内務大臣の免許を受け薬剤師名簿に登録」される必要があり、免許を受けるには次の各号のひとつに該当する資格を有すること。すなわち、①「大学令」による大学において薬学を修め学士の称号を持つ者、官立公立の薬学専門学校薬学科を卒業した者、文部大臣においてこれと同等以上と認め指定した学校を卒業した者。②薬剤師試験に合格した者。③外国の薬学校を卒業し、または外国において薬剤師の免許を受けた者で命令の規定に該当する者である。そして、薬剤師試験に合格しても免許が与えられない絶対的欠格事由《じゆう》(未成年者、禁治産者、精神障害者ほか)、相対的欠格事由(六年未満の懲役または禁固刑の者、薬事に関する罰金刑の者ほか)を設ける。第五条では薬剤師でなければ「販売又は授与の目的を以て調剤」することはできず、販売および調剤は薬局において行うこと。第六条では薬剤師でなければ薬局を開設することはできないとするが、「命令を以て定むる場合は此の限に在らす」とする。第七条以下では薬局の管理を薬剤師のみに認め、薬局に常備しておくべき調剤録の保存期間を三年間とし、薬剤師は勅令により道府県薬剤師会を設立、道府県薬剤師会は日本薬剤師会を設立することなどについて定めている[19]。

「薬剤師法」の制定につづいて一九二六年三月に出された勅令「薬剤師会令」では、薬剤師は道府県薬剤師会を設立すべきこと、道府県薬剤師会は日本薬剤師会の会員となること、薬局の開設・管理・調剤に従事する薬剤師、薬品営業・売薬営業に従事する薬剤師は、薬局・営業所の所在地を区域とする道府県薬剤師会の会員となること（強制加入）、その他の薬剤師については住所地を区域とする道府県薬剤師会の会員となることができるとなっている[20]（任意加入）。薬剤師は公法人の日本薬剤師会の会員となって身分保障を得たが、「薬剤師法」の付則には「医師、歯科医師又は獣医は其の診療に用ふへき薬品に限り命令の定むる所に依り、第五条第一項の規定に拘《かかわ》らす調剤を為すことを得」と規定されたため、調剤権の確立には至らなかった。

医薬分業を求めて薬剤師会では帝国議会に「薬品営業並薬品取扱規則」改正案の提出や請願をたびたび行なっているが、いずれも否決あるいは審議未了に終わっている。提出された改正案のなかで、横行する不正薬品の取締りと薬種商の指定医薬品販売の禁止（指定医薬品の販売を薬剤師に限定するが、地方長官は土地の状況により期間・営業地を定めたうえで、薬種商にも指定医薬品の販売を許可することができるとするもの）に関する案[21]（一九〇七年七月）と、「医薬分業の実施、医療合理化に関する請願（欧米諸国のように薬品の価格並びに調剤手数料を公定し、医療および国民負担の合理化を実現させること）」（一九三一年二、三月）だけが本会議にて採択されている。

一九三一（昭和六）年三月一八日、医薬分業に関する政府の見解を正すため、薬剤師で衆議院議員の今堀辰三郎が「医師・薬剤師の業務に関する質問書」を帝国議会に提出している。質問内容は、①国家の教育方針は「医学と薬学とを根本的に分立」させて「医師には診断並に処方に関する学を修得」させ、「薬剤師には薬品並調剤に関する学を修得」させることにあるのであるから、「医師と薬剤師との職能は截然《せつぜん》分別せらるへきもの」と考えるのが自然なことといえるのではないか。②医師法と薬剤師法とは「医師と薬剤師との職能の分別に基きて制定」されたはずのものではなかったのか。③薬剤師法は「本則に於て薬剤師に非さる者の調剤を禁し、付則に於て医師の調剤を認めたるは法制上の矛盾」ではないのか。④薬剤師法は薬剤師の「処方の過誤に基く危害を防止」するための条文を設けているのに対し、「過誤に対し何等反証の途《みち》なき医師の調剤を許」しているのは、過誤の「危害防止の用意を覆《くつがえ》す」ものである。それでも政府は治病上において不安がないといえるのか。⑤医師が誤った調剤により患者を死なせてしまっても、「自ら死亡診断書を作成するか故に之を隠蔽《いんぺい》するも、反証を挙くるの途《みち》」が少ないことについて、政府はどのように考えているのか。

そして、⑥医師が「医学の限界を超えて研究科目外なる薬学の範囲に侵入」していることを政府は許し、しかも「其の調剤の過誤其の他に対し取締罰則」を設けていないのは、「医師に対して全く責任なき自由放任主義を採」るものである。これに対し「薬学専攻の薬剤師」には「責任制・取締罰則制」を採用しており不合理である。これは法の欠陥と考えるべきではないのか。⑦「開業医師の診療所に於ける実際を見るに、医師自ら調剤を行はす、無資格者を以て之を為さしむること、日常一般の認むる所」である。政府はこれについて取締りの必要性を感じていないのか。⑧全国に二万人いる薬剤師の専門的職能である調剤が「専門外たる医師の占有する所」となっているため、薬剤師は「生活上甚しき困難の状態」に置かれている。政府は「国民の生命保全の為め薬学の進歩発達を期し、薬剤師の養成を奨励」していながら、医師に調剤を認め薬剤師の立場を顧みないことについてどのように考えているのか。

　これらの質問に対して政府は次のように答弁している。すなわち、薬剤師法は「医師と薬剤師との職能の分別を原則として規定」したものであり、付則において医師、歯科医師、獣医師に調剤を認めたのは「経過的例外規定にして、之を以て法律上の矛盾とは認め難」く、また医師の調剤過誤の問題は「診療簿・処方箋・投薬等其の他各種の事実に依つて之を立証」することができ、生じた危害に対しては「刑法の規定に依り処罰を為《な》し得」ると述べ、また医師が「無資格者をして調剤を為さしむるときは、薬剤師法第五条の規定に依り取締を

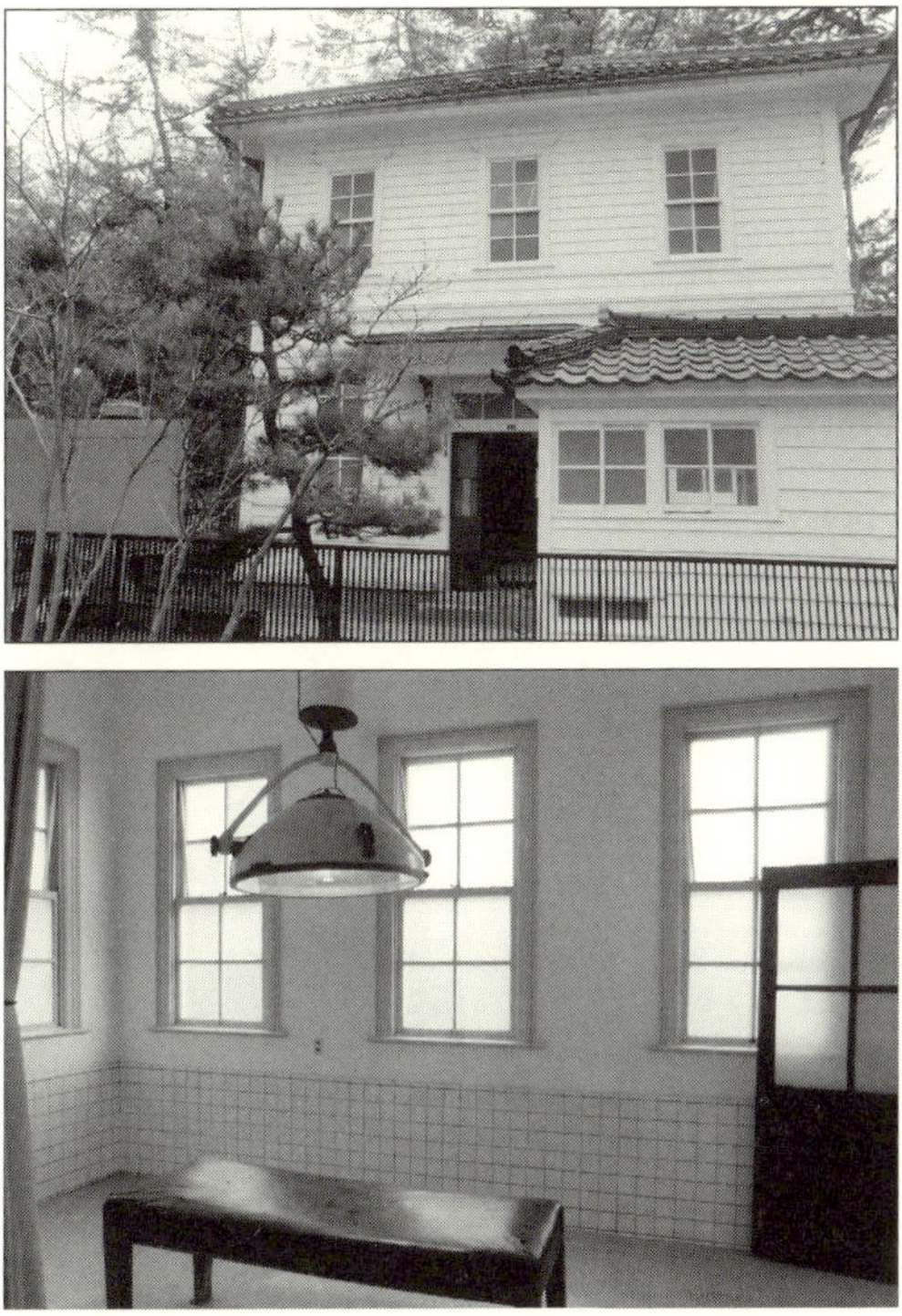

大正〜昭和期の診療所
旧白崎医院（1919年開設）の外観と手術室（山形県酒田市）

為し得へし」と答え、質問者の医薬分業推進の狙いをかわしている。[22]

薬剤師側はこの答弁を不満とし、医師側と対峙する状況がつづいていたが、一九三三年九月、政府は「医師法施行規則」改正の際、第九条第二項において「医師は患者より薬剤の交付に代え処方箋の交付の需《もとめ》ある場合、診療上、支障なきときは交付すること」ができると定め、医薬分業の法制化に道を開いたが、[23]医薬分業を実質化させるには医師・薬剤師の偏在と薬剤師不足の状況を解消しなければならない。三四年の内務省社会局の調べでは、人口一〇万人以上の市における医師数は一〇人（対人口一万人）であったのに対し薬剤師数は五人、普通農村および漁村では医師数五人に対し薬剤師数一人、山村では医師数四人に対し薬剤師数〇・三人となっていた。[24]薬剤師不足は医薬品や雑貨類を販売しているだけの薬剤師に魅力がなかったためである。

なお、内務省衛生局が一九一八（大正七）〜二二年にかけて実施した農村保健衛生調査によれば、医師在住の村における医療費と売薬費（薬局での購入および配置薬の利用）の平均は八対二の割合で、医師不在の村との差はほとんどなく、また両村における住民一人当たり一年間の医療費の平均は三・一三円、売薬費のそれは〇・七八円とある。[25]また新潟医科大学衛生学教室と新潟市社会課が一九二六年、同市内在住の少額所得者の衛生状態を調査したところによれば、罹病時における対応で「手当せざる者」が五八・〇%、「加持祈祷」が一・八%、「売薬」が七・六%、「鍼灸その他」が一・六%、「医療を受けた者のうち救療（貧困者に対する施薬救療）」が七・〇%、「同じく自費」が二三・〇%とあり、罹病者のうちのおよそ六割が手当をせず、自費受診者がおよそ二割で、売薬利用者の割合が高かったとある。[26]この人たちにとって医薬分業は関心外のこととなっている。

一九三八年一月、内務省から衛生局と社会局が分離して、国民体位の向上と福祉の増進を目的とする厚生省が発足すると、七月には厚生大臣の諮問機関「医薬制度調査会」が設置され、医薬分業問題を含むさまざまな課題について検討に入っている。そこでの議論を踏まえて四二年二月「国民医療法」が制定され、また翌年三月には「薬品営業並薬品取扱規則」「薬剤師法」「売薬法」の三法を統合させた「薬事法」（二〇一四年「医薬品医療機器等法」に改称）が制定されている。「薬事法」は「薬事衛生の適正を期し国民体力の向上を図るを以て目的」としていたが、懸案の医薬分業に関しては何らの進展もなく、「薬剤師法」第一五条および付則第四七条をそのまま新法に転記しただけであった。それは戦時下での混乱を避けるためであったという(27)。

厚生省が発足した年には「国民健康保険法」も制定されている。一九一一年公布の「工場法」は業務上の傷病に対する事業主の扶助義務を定めただけのもので、二二年制定（二七年施行）の「健康保険法」が業務外の傷病を含めたはじめての医療保険となっているが、従業員一五人以上の事業所に常時勤務する従業員本人のみを対象としたものであった。同法は第一次大戦後に頻発した労働争議、緊迫した労使関係の改善と労働力の保全を目的とした職域保険であったから、米と繭《まゆ》の価格暴落によって医師の離村がつづいていた農山漁村の住民の多くは対象外となった。そのため農山漁村民の医療確

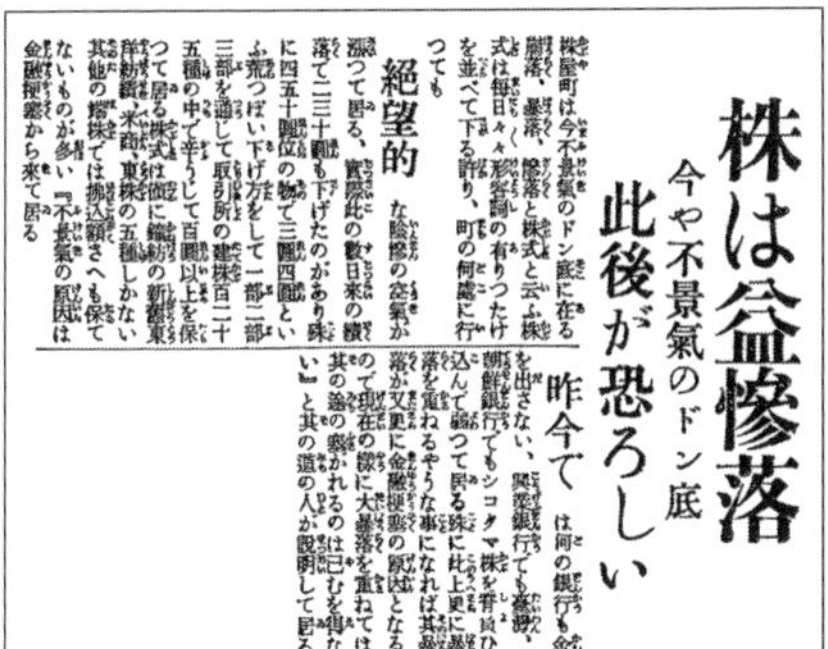

株は益慘落
今や不景氣のドン底
此後が恐ろしい

兜町は今不景氣のドン底に在る崩落、暴落、慘落と株式と云ふ株式は毎日々々形容詞の有りつたけを並べて下る許り、町の何處に行つても

絶望的

な陰慘の空氣が漲つて居る、實際此の數日來の續落で二三十圓も下げたのがあり殊に四五十圓位の物で三圓四圓といふ荒つぽい下げ方をして一部二部三部を通して取引所の建株百二十五種の中で辛うじて百圓以上を保つて居る株式は僅に鐘紡の新舊東洋紡績、米商、東株の五種しかない其他の諸株では拂込額さへも保てないものが多い『不景氣の原因は金融梗塞から來て居る

昨今て

は何の銀行も金を出さない、興業銀行でも臺灣、朝鮮銀行でもシコタマ株を背負ひ込んで弱つて居る殊に此上更に暴落を重ねるやうな事になれば其暴落が又更に金融梗塞の原因となるので現在の様に大暴落を重ねては其の論の繁かれるのは已むを得ない』と其の道の人が說明して居る

第一次大戦後の不況を伝える（『朝日新聞』1922年4月21日）

保を目的とした地域保険が求められて三八年「国民健康保険法」が、また翌年には給料生活者や商店の使用人らを対象とする「職員健康保険法」が制定されたが[28]、自由開業医制のもとで医師の偏在が顕著な状況下では、それら社会保険を活用するまでには至らなかった。

農村恐慌の救済策のひとつとして企図された「国民健康保険法」であったが、その制定までには長い歳月が費やされている。それは各種の調査や審議に、あるいは医療関係団体からの反対や陳情などへの対応に多くの時間がとられたためであった[29]。日本薬剤師会が一九三六年一二月、内務大臣宛てに陳情した「建議書」では、「国民健康保険法の実施に当(た)りては……医療制度を組合の自由に一任し何等之に指導を与へざる如きは、必然医薬兼業の旧態を踏襲するもの」にして、保険は「国家が賦与したる調剤権を正当に行使」することのできる仕組みでなければならないと、医薬分業を要望していた。健康保険の施行によって医療用薬品の利用が増えると予想されたため、医師と薬剤師は医薬分業をめぐってきびしく対峙し、また売薬業者は顧客確保に走り回らなければならなかった。

全国売薬事業団体連合会が一九三七年正月、内務省社会局長官に宛てて出した「陳情書」には次のように記されていた。すなわち、売薬業は約三〇〇年の遠き時代より「入れ薬」と称し、「配置売薬

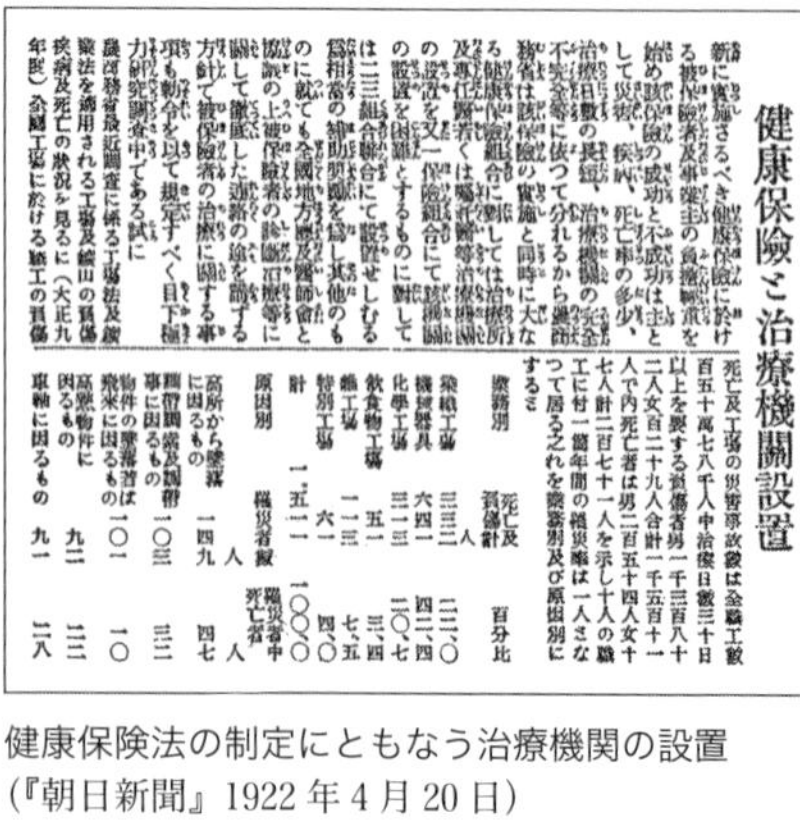

健康保險と治療機關設置

新に實施さるべき健康保險に於ける被保險者及事業主の負擔輕減を始め該保險の成功と不成功は主として災害、疾病、死亡率の多少、治療日數の長短、治療機關の完全不完全等に依つて分れるから農商務省は該保險の實施と同時に大なる健康保險組合に對しては治療所及專任醫若くは囑託醫等治療機關の設置を又一保險組合にて該機關の設置を困難とするものに對しては二三組合聯合にて設置せしむる爲相當の補助獎勵を爲し其他のものに就ても全國地方醫及醫師會と協議の上被保險者の診斷治療等に關して徹底した通路の途を講ずる方針で被保險者の治療に關する事項も勅令を以て規定すべく目下極力研究調査中である試に農商務省最近調査に係る工場法及鑛業法を適用される工場及鑛山の負傷疾病及死亡の状況を見るに(大正九年度)全國工場に於ける職工の負傷死亡及工場の災害事故數は全職工數百五十萬七八千人中治療日數三十日以上を要する負傷者男一千三百八十二人女百二十九人合計一千五百十一人で内死亡者は男二百五十四人女十七人計二百七十一人を示し十人の職工に付一箇年間の罹災率は一人さなつて居る之れを業務別及び原因別にするさ

業務別	死亡及負傷計	百分比
染織工場	三三二人	二二、〇
機械器具	六四一	四二、四
化學工場	三一三	二〇、七
飲食物工場	五一	三、四
雜工場	一一三	七、五
特別工場	六一	四、〇
計	一、五一一	一〇〇、〇

原因別	罹災者數	罹災者中死亡者
高所から墜落に因るもの	一四九人	四七人
調帶調索及齒車に因るもの	一〇三	三三
物件の墜落若は飛來に因るもの	一〇一	一〇
高熱物件に因るもの	九二	二三
車輛に因るもの	九一	二八

健康保険法の制定にともなう治療機関の設置
(『朝日新聞』1922年4月20日)

を創始したるに基因するものにして、後年店舗売薬の発達により、現今に於（い）ては配置売薬と店舗売薬と二元化せられ、共に国民大衆の保健衛生上に貢献」してきた。ところが、「昭和初頭より一般不況の結果、売薬の消費量に於（い）ては減少せさるも回収之に伴はす」、業態は漸次、活力を失うに至っていた。そんな中にあって三四（昭和九）年より全国購買組合連合会が、その製造に係る売薬を「組合家庭薬」と銘名し、各府県購買組合を通してこれを全国の産業組合に取り扱わせたため、売薬業者の営業は困窮の度を増すことになった。このたびの「国民健康保険法は我等業者をして益々窮境に陥らせしめらるるもの」である。現在、医業の進歩に随伴し売薬も内容を改善し、代価も低廉を競い、「医薬補助剤」としての使命を果たしつつあり、「大衆の疾病治療難に対しては実質的打開に関し我等売薬業者の寄与」しているところは大きなものである。本法が実施となれば、「早晩、失業の災厄に遭遇せさるを得さる業者の数は無慮二百余万人（営業者及請売人約二十七万人、行商人約二十三万人、及（び）之か製造に従事する者並（びに）其家族を合算す）」といい、保険療養の薬剤給付は長年にわたって配置売薬し、「医薬補助剤」としての使命を果たしてきた者の生活権を奪い、二〇〇余万人を失業倒産の憂き目に合わせることになると訴え、売薬営業者に対する救済策の構築を強く求めていた。[30] だが、かれらが憂いていた「国民健康保険法」の施行後の状況をみると、全国の売薬（家庭薬）生産額は三八年が一億二九〇〇万円、三九年が一億六九〇〇

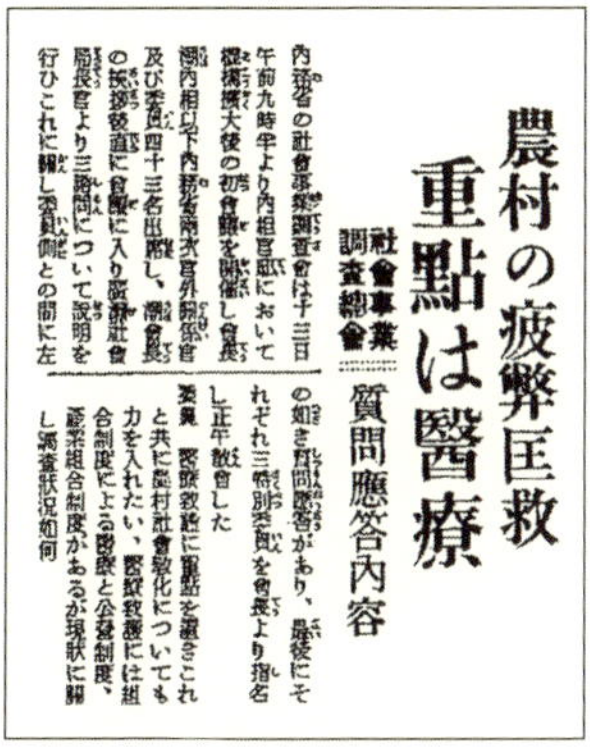
農村の疲弊匡救
重點は醫療
社會事業調査總會
質問應答内容

農村の疲弊と医療救護を報じる
（『朝日新聞』1936年6月）

〇万円、四〇年が一億五六〇〇万円、四一年が一億七二〇〇万円とあって、(31)保険施行にともなうマイナスの影響はうかがえず杞憂《きゆう》に終わっている。売薬に対する国民の需要は高く、戦中の医師不足（軍医として出征）、医療用医薬品の不足が売薬を支えていたのであった。

（1）『明治期衛生局年報』第八巻、東洋書林、一九九二年復刻。
（2）厚生省医務局編『医制百年史』資料編三七二―三七三、三七七―三七八頁、ぎょうせい、一九七六年。
（3）『神奈川県史料』第一巻、神奈川県立図書館、一九六五年。
（4）東京大学医学部創立百年記念会編『東京大学医学部百年史』一五八―一六五頁、東京大学出版会、一九六七年。
（5）『東京医事新誌』一九九、明治一五年一月二一日。
（6）新村拓『近代日本の医療と患者』一七三―一七四頁、法政大学出版局、二〇一六年。
（7）深谷義雄『愛知県薬業史』一三一―一三六頁、名古屋薬業倶楽部、一九六五年。
（8）『東京医事新誌』二七一、一八八三年六月九日。『東京薬科大学九十年史』東京薬科大学、一九七〇年。
（9）大島融「明治薬科大学の歴史」『日本薬史学会五十年史』所収、日本薬史学会、二〇〇四年。
（10）『京都薬科大学八十年史』京都薬科大学、一九六四年。
（11）『大阪薬科大学八十年史』大阪薬科大学、一九八四年。
（12）『東京医事新誌』五一一、一八八一年一月一四日。
（13）注2同書「衛生統計」五七三、五八三頁および「内務省衛生局年報」より作成。
（14）注2同書「衛生統計」。厚生労働省大臣官房統計情報部「平成二八年医師・歯科医師・薬剤師調査」。
（15）警視庁『警視庁統計書』明治三〇～四五年「医療に関する営業者累年比較」クレス出版、一九九七年復刻。
（16）注2同書三九〇頁。

(17) 磯部総一郎ほか「売薬法と医薬分業」『薬史学雑誌』三七-一、二〇〇二年。
(18) 天野宏「薬剤師と医師が激しく対立した大正期の医薬分業」『薬史学雑誌』三八-二、二〇〇三年。磯部総一郎ほか「無処方調剤事件と医薬分業」『薬史学雑誌』三七-一、二〇〇二年。
(19) 注2同書三八〇—三八二頁。
(20) 注2同書三八二—三八六頁。
(21) 帝国議会の審議に関する事項は大日本帝国議会誌刊行会編『大日本帝国議会誌』三省堂、一九二八年を参照。
(22) 『第五九回帝国議会衆議院議事摘要』下巻三二三九—三二四三頁、衆議院事務局、一九三一年。医薬分業問題に関しては天野宏、磯野総一郎、中村健の諸論文に多くを負っている。
(23) 秋葉保次ほか編『医薬分業の歴史』「年表」薬事日報社、二〇一二年。
(24) 清水玄『国民健康保険法』一三頁、羽田書店、一九三八年。
(25) 清水勝嘉編・解説・復刻『農村保健衛生実地調査・農村保健衛生調査成績』不二出版、一九九〇年。
(26) 黒川泰一『保健政策と産業組合』三六頁、三笠書房、一九三九年。
(27) 中村健ほか「医薬分業史に関する文献学的研究(第一報)」『薬史学雑誌』二四-二、一九八九年。
(28) 佐口卓『日本社会保険制度史』一一三—一二三、二四一—二四二頁、勁草書房、一九七七年。全国保険医団体連合会編『戦後開業医運動の歴史』二七—三五、四九頁、労働旬報社、一九九五年。吉原健二・和田勝『日本医療保険制度史』三四—四一頁、東洋経済新報社、一九九九年。新村拓『国民皆保険の時代』四三—四四頁、法政大学出版局、二〇一一年。
(29) 鍾家新『日本型福祉国家の形成と一五年戦争』九一—九三、一〇六—一〇九頁、ミネルヴァ書房、一九九八年が詳しい。
(30) 社会保障研究所編『日本社会保障前史資料』第三巻一四〇—一四四頁、至誠堂、一九八一年。
(31) 奈良県薬業史編さん審議会編『奈良県薬業史』資料編Ⅳ統計一三頁、奈良県薬業連合会、一九八八年。

三　医療用医薬品の生産を促した国民皆保険体制

一九四八（昭和二三）年七月、戦時の統制経済のもとで運用されていた「薬事法」が全面改正される。しかし、医薬分業問題に進展はなかった。これまで付則第四七条に規定されていた調剤に関する条項が本文第二二条の但書に移されただけのことで、但書は「薬剤師でない者は、販売又は授与の目的で調剤してはならない。但し医師、歯科医師又は獣医師が自己の処方せんにより自ら調剤し、又は薬剤師に調剤させる場合は、この限りではない」となっている。[1] 四九年七月、米国薬剤師協会視察団が来日し、日本の薬事制度に関する報告書をＧＨＱ（連合国最高司令官総司令部）に提出。同年九月および翌年正月、ＧＨＱの改善勧告（医薬分業の実施を含む）を受けた政府は七月、臨時医薬制度調査会および臨時診療報酬調査会を立ち上げることになった。

一九五一年二月に提出された臨時医薬制度調査会の答申には、「我国に於ける従来の医療報酬支払いの慣習は、薬代として、技術料を薬とまとめて支払っているのであって、診断、処方、保健指導の如きいわば無形の技術に対して、国民が正当に支払う観念を持っているかどうかという問題でありす。これについては、法制化して、左様な制度とすればそういう観念になるであろうとか、又、左様な慣習は実はそう古いものではなく、健康保険は此の慣習を作ったのだという意見、又、さきの診療報酬調査会の答申によって、技術料を分離する新しい体系ができれば問題はない、農村においても国民健康保険が普及すれば心配はないといった意見」、また医師が書いた処方箋にもとづく調剤を薬局のほうで正確に処理できるのかといった医師と薬剤師の相互不信、さらには「医薬分業によって医師の収入が減り、国民の医療費が上がる」といった医薬分業に対するさまざまな意見が列挙されていた。[2]

一九五一年六月「医師法、歯科医師法及び薬事法の一部を改正する法律（医薬分業法）」が制定されたが、日本医師会の抵抗にあって施行は五六年四月にまでずれ込むことになった。しかも、施行までの間に同法の一部改正案が国会で可決され（五五年八月）、「医師法」第二二条は「医師は、患者に対し治療上薬剤を調剤して投与する必要があると認めた場合には、患者又は現にその看護に当たっている者に対して処方せんを交付しなければならない。ただし、患者又は現にその看護に当たっている者が処方せんの交付を必要としない旨を申し出た場合及び次の各号の一に該当する場合においては、この限りではない（下略）」と修正されてしまう。すなわち、医薬分業は医師にとって義務ではなく任意とされてしまったのである。そのため第一次オイル・ショックがもたらした物価騰貴に関連して行われた七四年の診療報酬改定において、技術料としての処方箋料が五倍に引き上げられるまでは、処方箋の交付はきわめて乏しい状態のままで推移することになった。[3]当時、政府は医療費財源の三割強に税（国・地方）を投入して公的保険を支えていたことから、上昇しつづける国民医療費を圧縮させるには診療報酬の抑制が不可避であるとみ

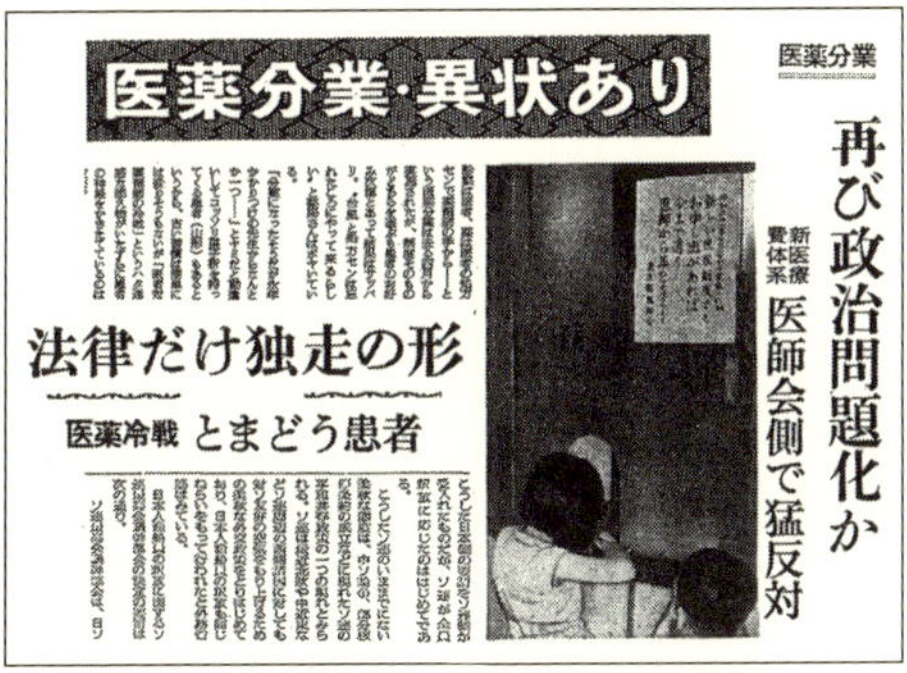
医薬分業・異状あり
法律だけ独走の形
医薬冷戦　とまどう患者
医薬分業
再び政治問題化か
新医療費体系　医師会側で猛反対

医薬分業に反対する医師会
（『朝日新聞』1936 年 1，8 月より）

ていた(4)。それを受けて日本医師会のほうでは診療報酬の引き下げに対抗するため、七三年に技術料重視の診療報酬体系への転換を表明し、技術料による増収で切り抜けようとした。

話を少し戻すが、一九六一年国民皆保険体制に移行すると、受療者は年を追うごとに増え、五五年における患者数は二九四・七万人（総人口比三・三%）、それが六五年には五八〇・八万人（同五・九%）、七五年には七八九・一万人（同七・〇%）と著増している（厚生省「患者調査」）。その間の医療施設数も五五年の病院数五一一九、一般診療所数五万一三四九が、七五年には病院数八二九四、一般診療所数七万三一一四にまで急増（厚生省「医療施設調査」）。当然のことながら、人びとの薬剤選択にも変化が生じていた。治療における医師受診（処方箋薬の利用）の割合は五五年の三八・九%が、六一年には五〇・四%、六五年には五三・三%と増えているのに対し、売薬のほうは五五年の五〇・三%（そのうち配置薬の利用が一八・一%）が、六一年には三八・七%（同一一・六%）、六五年には三三・二%（同八・四%）とわずかな期間でも大幅な減少をみている（厚生省「国民健康調査」）。健康保険証が人びとに医療行動の変容を迫ったのである。服薬行動における階層間格差は縮まり均質化している。

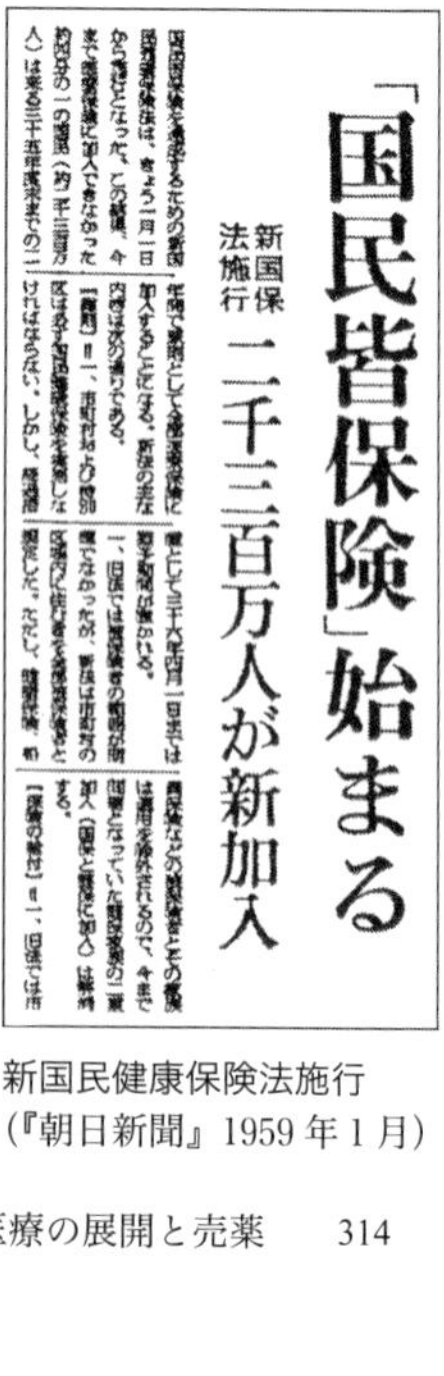

「国民皆保険」始まる

新国保法施行　二千三百万人が新加入

新国民健康保険法施行
（『朝日新聞』1959年1月）

西蒲原郡坂井輪村（新潟県西区）に生まれた農家の西山光一（一九〇八～九六）が書き残した日記(5)（一九二五～九〇）は、第二次大戦を境に変貌した農村の光景、高度経済成長期にみた農業の機械化・

近代化、そして都市から流入する住民による用水汚染、米の生産調整による休耕田の拡大といった変化と、その地で農業をつづけてきた人びとの日常を詳細に記したもので、西山家を取り巻く医療環境にも変化がみられた。一九五〇年代ごろまでは富山の配置薬を利用していたようであったが、その後はなくなって村の薬屋を利用するか、「かかりつけ医」から処方箋薬をもらうようになっている。「かかりつけ医」に七月末と一二月末に掛け払いを済ませる習慣も、六〇年までは残っていた。六〇年に光一が盲腸炎と腸閉塞で入院すると、多数の村人が連れ立って病気見舞に来ている。それが村の慣行となっていたようである。皆保険となった六〇年代後半以降、村では病院・診療所を利用する人が増え、「かかりつけ医」による往診が減る。入院費の立て替えに関する記事もみられる（国民健康保険の被保険者および被扶養者の自己負担は五割であり、六七年に三割となる）。

一九七〇年代を迎えて胃の調子を悪くした光一が村の診療所をいくつか受診したのち、新潟大学病院と県立がんセンターを紹介されている。家で療養しているときも入院のときも家族や親族がつき添っている。家政婦を雇用している様子はみられない[6]（戦前の地主の多くは派出看護婦を雇用していた）。病院死の記事も日記に散見されるようになっている。健康保険の普及が受診を促し、医療が社会化されていく様子を日記からうかがうことができる[7]。

国民皆保険体制に移行してからの一五年間における国民医療費の対前年度増加率は平均二〇・三％である（厚生省「国民医療費」）。国民医療費のなかで薬剤費が占めている割合は、薬価引下げが行われた六五年ごろから徐々に低下しはじめていたが、それでも皆保険開始からの一五年間における診療報酬の総点数に占める薬剤比率（レセプト集計による）は入院で一〇〜三〇％、外来で三〇〜五〇％

となっている（厚生省「社会医療診療行為別調査」）。

一九五五年一〇月、健康保険の赤字対策にあたった七人委員会による報告書は、「薬治料と注射料とは、全医療費の四八％を占めている。医療機関が現実に支払う購入代金の割合は、その央《なか》ば程度であろうといわれるから、本来技術の提供がその中心であるべき医療として、その原価のおよそ四分の一が薬代であることは、正に注目すべき事実」である。「わが国の医療は、英国に数倍する薬を使用しているといわれ、その弊害もすでに定説となっている」と指摘しているが(8)、五〇年代半ばから六〇年代半ばにかけて、新聞は多剤投与や高価薬の使用で稼いでいる薬漬け医療の実態を伝え、薬害を危惧する声を報じていた(9)。

一九五〇年代半ばにはスーパーマーケットや薬局において医薬品の乱売が行われており、また七〇年代はじめにもチェーン薬局による安売りが起き、薬局に対する設置規制が行われていた。製薬企業も医療用医薬品だけでなく、高度経済成長を支える猛烈社員や健康志向の人びとに向けて、栄養剤、滋養強壮剤、ビタミン剤をドリンク剤や錠剤、カプセル剤という飲みやすいかたちにして発売し、派手な販売合戦を繰り広げていた。

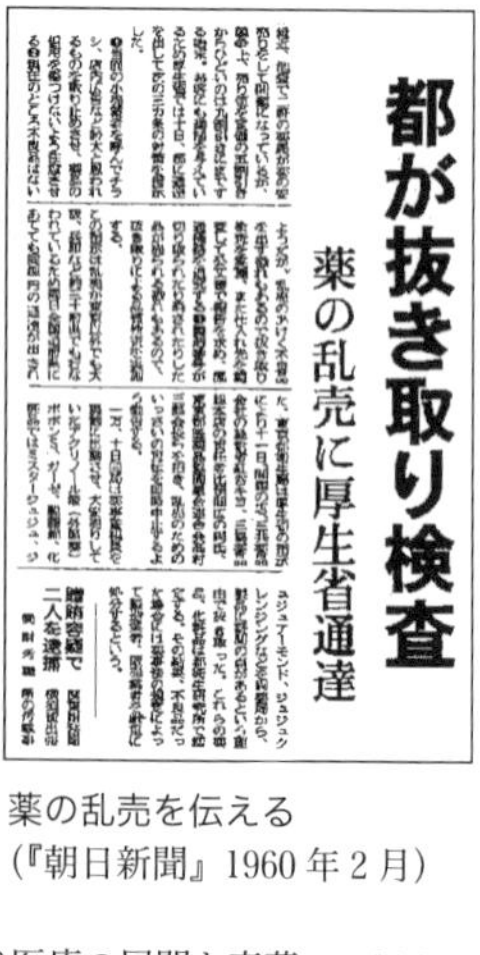
都が抜き取り検査
薬の乱売に厚生省通達

薬の乱売を伝える
（『朝日新聞』1960 年 2 月）

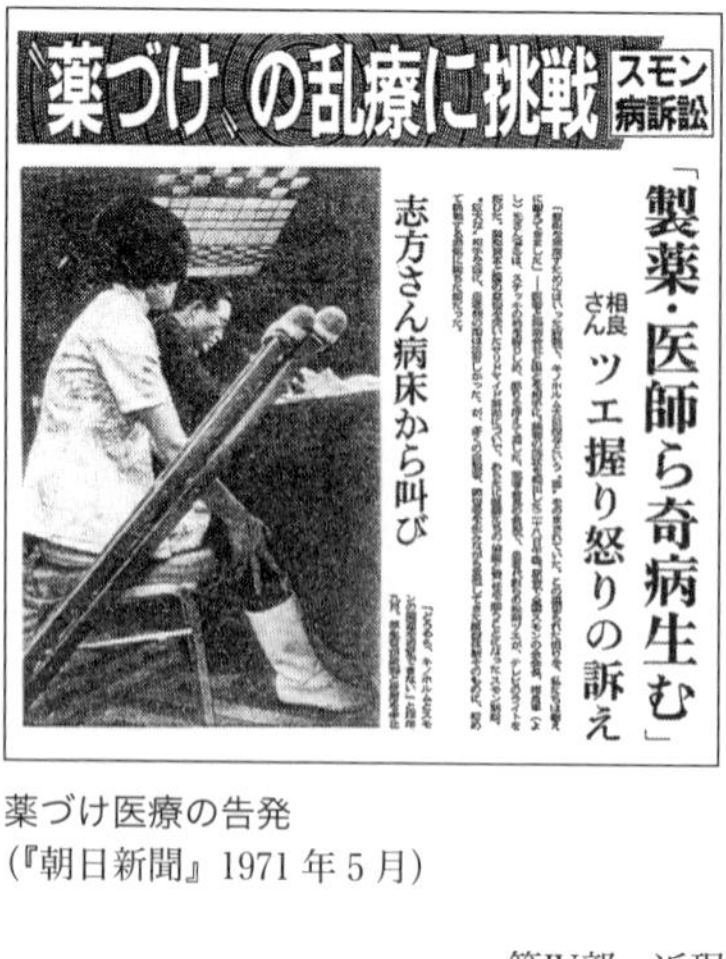
〝薬づけ〟の乱療に挑戦 スモン病訴訟
「製薬・医師ら奇病生む」
相良さん ツエ握り怒りの訴え
志方さん病床から叫び

薬づけ医療の告発
（『朝日新聞』1971 年 5 月）

なかでも総合ビタミン剤などの売れ行きはよかった。薬害や薬漬け医療に対する国民の不安が高まっていたにもかかわらず(10)、医薬分業率は一％未満の状態がつづき、院内処方箋にもとづく調剤以外に医薬分業は広がっていない。分業となれば薬料と技術料を分離しなければならないが、技術料の算定には医療行為の点数化が必須であり、それには大変な労力が求められる。その負担が分業を回避する理由のひとつともなっていた。

(1) 厚生省医務局編『医制百年史』資料編四二三―四三六頁、ぎょうせい、一九七六年。
(2) 社会保障研究所編『戦後の社会保障　資料』五四一頁、至誠堂、一九六八年。「臨時医薬制度調査会の答申」『社会保険旬報』二五ー二、一九五一年二月。
(3) 山崎幹夫『薬と日本人』二一三―二一七頁、吉川弘文館、一九九九年。
(4) 新村拓『国民皆保険の時代』一一五―一二一頁、法政大学出版局、二〇一一年。
(5) 西田美昭・久保安夫編『西山光一日記』東京大学出版会、一九九八年。
(6) 新村拓『在宅死の時代』九八―一〇八頁、法政大学出版局、二〇〇一年。
(7) 注4同書九八―一〇八頁。
(8) 注2同。
(9) 注4同書一一六―一二一、一二五―一二六頁。
(10) 山川浩司「二〇世紀日本の薬学の概観と二一世紀への展望」『日本薬史学会五十年史』所収（『薬史学雑誌』三九ー一、二〇〇四年）。

四　一般用医薬品（売薬）への回帰

医療用医薬品（処方箋薬）は現在、医薬品医療機器総合機構（二〇〇六年設立）および薬事・食品衛生審議会（二〇〇一年中央薬事審議会と食品衛生調査会が統合）において審査し、承認された医薬品の価格は保険医療機関または保険薬局が購入した医薬品の価格を基礎にして、中央社会保険医療協議会（支払い側、診療側、学識経験者、専門委員による構成）が妥当と思われる価格を原価計算または類似薬との薬効比較によって算定し、厚生労働大臣に諮問することになっている。薬価は開発にあたった製薬企業が勝手に決められず、公定価格なのである。発売が承認された医療用医薬品は薬価基準のリストに収載され、保険医はそのリストのなかから必要なものを選び、用法・用量の定めにしたがって使用することになる（「保険医療機関及び保険医療養担当規則」「保険薬局及び保険薬剤師療養担当規則」）。二〇一七年一〇月の薬価基準収載品目数はおよそ一万六〇〇〇である。診療後、保険医療機関および保険薬局は患者や保険者に対し薬剤費を請求することになるが、その際、医薬品の卸問屋から購入したときの値引き価格（市場実勢価格）ではなく、元の公定価格で請求するため、そこに差益が生まれるのである（厚生労働省報告によれば、二〇一七年度の薬価と市場実勢価格との平均乖離率の速報値は九・一％）。医療用医薬品の生産金額から医療機関に支払われた薬剤費を差し引いた金額のほとんどが薬価差益になるといわれているが、差益は保険医療機関にとって大きな収入源となっていた(1)。

一九八三年に出された第二次臨時行政調査会の最終答申を受けて、政府が医療費の適正化（総医療費の抑制）、薬価の切り下げ、診療報酬の出来高払いから包括払い方式への移行、医療の標準化、受益者負担の強化、病院機能の分化、病床数の抑制（地域医療計画の導入）、在院日数の短縮化、医療における規制緩和などに取り組んで医療費の削減を進めてきたが[2]、医薬分業問題に関しては九三年から翌年にかけて急展開することになった。製薬および医薬品の卸販売をしていた日本商事が開発したヘルペス治療薬と、抗がん剤との併用によって死亡する患者が出たことから、当時の厚生省が医薬分業に本腰を入れたのである。ヘルペス治療薬と抗がん剤が別々の病院、あるいは別々の診療科から出されていた患者が両薬を併用し、そのことに医師や薬剤師が気づかず被害を拡大させてしまったことから、医薬品に対する一元的管理の必要性が認識され、薬剤師に医薬品の重複・過剰投与、相互作用の有無の確認、服薬指導などを担わせる実質的な意味での医薬分業体制がとられることになったのである。近年では医薬分業率も全国平均で七割を超えている[3]。薬剤師が調剤権をめぐって医師と対峙していた時代は遠くに去り、今日では患者情報の共有に向けて「かかりつけ薬剤師」と「かかりつけ医師（および病院薬剤師）」との連携が叫ばれている。

医薬分業には薬剤師の実践的な臨床薬学能力が不可欠である。そのため明治以来、創薬と製薬技術者の養成を主眼としてきた薬学教育の改革が求めら

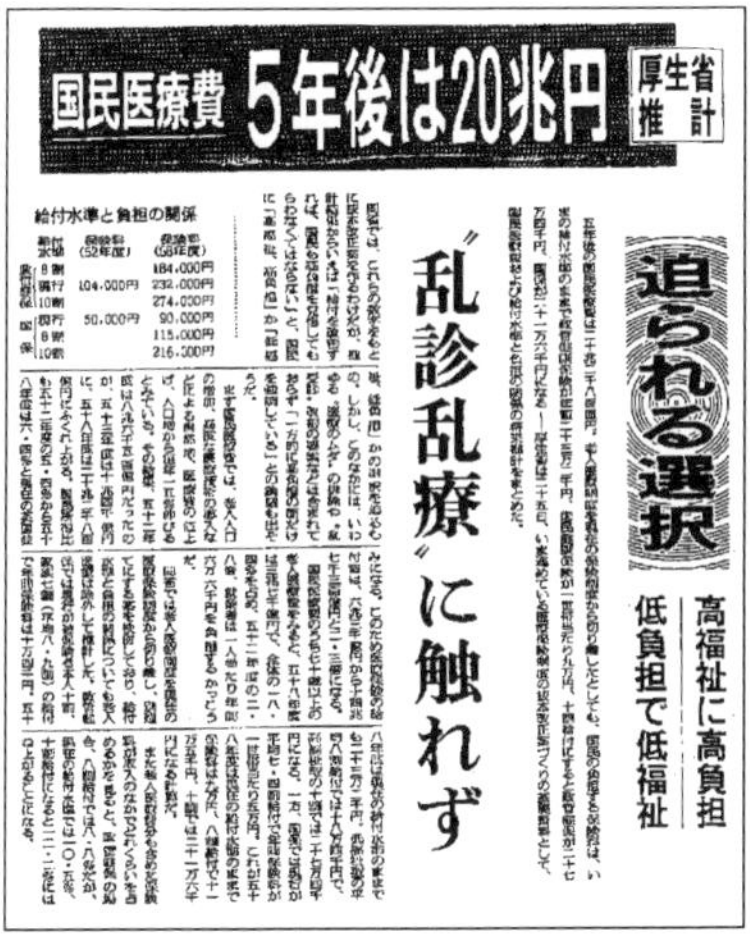
国民医療費　5年後は20兆円
厚生省推計
追られる選択
高福祉に高負担
低負担で低福祉
〝乱診乱療〟に触れず
給付水準と負担の関係

国民医療費の重圧（『朝日新聞』1978年2月）

れ、学校教育法および薬剤師法の改正を経て二〇〇六（平成一八）年四月、薬学部教育六年制（四年制も存置）への移行となった。六年制の薬学生には薬局・病院での長期実務実習、複数の医療職が連携して治療・ケアにあたるチーム医療への参画（一九九二年の第二次医療法改正において医療提供の理念が規定され、第一条二項にもとづき薬剤師の医療への参画が求められた）、コミュニケーション能力の向上、患者本位の視点の形成、実践的な薬物療法能力の養成などが課せられている。

医薬分業（院外処方）の進行により二〇一五年度末の保険薬局数は全国で五万八三二六にまで増え（厚生労働省「平成二七年度衛生行政報告例」「医療施設調査」）、ここ一五年間における増加率は二五％という著増の状態にある。一五年度国民医療費四二兆三六四四億円のうち医科・歯科診療費が七七・六％であるのに対し、薬局調剤医療費は一八・八％で（厚生労働省「平成二七年度国民医療費」）、年を追うごとに調剤医療費の割合が高くなり、それに並行して国民医療費の総額も増えている。厚生労働省の「平成二六（二〇一四）年度版調剤医療費（電算処理分）の動向」によれば、調剤医療費は七兆一五一五億円、処方箋一枚あたり八八九九円とある。調剤医療費の内訳をみると、調剤技術料（調剤基本料・調剤料・加算料）・薬学管理料が二四・七％、薬剤料が七五・一％、特定保険医療材料料が〇・二％で、調剤報酬である技術料の割合が高い。一六年には服薬状況を一元的・継続的に管理する目的で「かかりつけ薬剤師指導料」「かかりつけ薬剤師包括管理料」（かかりつけ薬剤師になるには、患者が必要性を十分に理解したうえで同意を得る必要がある）も新設されている。薬剤師が医師に対し疑義照会することで治療の質を担保し、後発医薬品の使用を促して医療費の抑制に努めているとはいえ、調剤医療費の割合は高すぎるように思われる。

二〇一五年度の国内における医薬品生産額は六兆八二〇四億円、そのうち処方箋の必要な医療用医薬品の割合は八七・九%、一般用医薬品（OTC医薬品）一一・八%、配置用家庭薬〇・三%である。ここ一〇年間の医薬品生産額は六兆四〇〇〇億円から六兆九〇〇〇億円の間で推移しており、医療用医薬品と配置用家庭薬が漸減し、一般用医薬品が一四年から漸増している（厚生労働省「薬事工業生産動態統計」）。国民皆保険体制に移行後、医薬品生産額は著しく伸びて、一九六二年からの一〇年間で四・一倍となり、なかでも医薬品生産額に占める医療用医薬品の生産割合は急上昇。これに対し一般用医薬品の生産割合は六八年の二七・八%が、七三年には一九・七%にまで急落している（配置薬は一・三%から一・二%に低下）。その後、七三年の老人医療費無料化、後期高齢者医療制度の導入により一般用医薬品の生産割合はさらに低下をつづけていたが、近年は下げ止まって反転に向かっている。

その背景には、製薬企業が政府の医療費削減策をうけて医療用医薬品の一部を第一類（薬剤師が対応し情報提供を義務とする医薬品）の一般用医薬品（スイッチOTC薬）として販売していること、利用に至便なネット販売が増えていること、それに加えて自己負担の増額を進めた健康保険法改正、健康の増進を国民の責務と規定した健康増進法の圧力が国民に健康の自己管理・自己責任、セルフ・メディケーションにもとづく行動を起こさせ、一般用医薬品の購入につながったものと思われる。

医薬品の開発によって内科的な治療が侵襲的な外科治療に取って代わるならば、病人の心身における負担だけでなく、医療費の総体も軽減されることになるはずである。しかし、近年のバイオテクノロジー（遺伝子組替え・細胞培養技術）を応用した生物由来の高分子量医薬品（抗がん剤の分子標的薬、インターフェロンフリーのC型肝炎経口治療薬ほか）には高い薬価がつけられているため必ずしも医療費の低下にはつながらず、患者の経済的な負担および調剤医療費の大幅な上昇を招いている。さらに保険診療と自由診療を併用させる混合診療（選択療養制度）の導入によって、社会経済的な格差を反映させた医療もみられるようになった。これまで医療の世界を支えてきた非営利性、公平性、平等性といった原則が崩れ、健康の自己管理責任が強調される時代を私たちは生きているのである。

（1）新村拓『国民皆保険の時代』一一六―一一八頁、法政大学出版局、二〇一一年。
（2）右同書二三一―二三五頁。
（3）厚生統計協会編『国民衛生の動向』六四―九、二六三頁、二〇一七年。

あとがき

本書は健康の自己管理と自己責任を唱える近世の養生論の時代から、健康の公的管理と保険による支援によって国家の発展をめざした近代社会、そして医療者任せの健康管理を導くことになった戦後の国民皆保険体制と高度経済成長期を経て、セルフ・メディケーションが医療経済の視点から声高く叫ばれるようになった自己管理責任の現代に至るまでの、人びとの保健医療行動の変遷をみたものである。病に対して近世や近現代の人びとがいかに対応し、どのタイミングで医療者や祈療者を受け入れ、死と向き合ってきたのか。近世以来、セルフ・メディケーションを支えてきた売薬（一般用医薬品）が、西洋医学を全面的に受け入れた近代の医事・薬事行政のなかにどう位置づけられたのか。人びとは「医療補助剤」とも称された安価で手軽な売薬と受診にともなって処方される薬（医療用医薬品）とをいかに使い分け、また家政学書や家庭医学書ではその使い分けをどのように指導していたのか。近世における「売薬医者」と薬店との競合、近現代における調剤権をめぐる医師と薬剤師の確執を人びとはどう受け止めていたのか。主に今日の神奈川県とその周辺地域の上層農民が記した近世・近現代の日記を介して、医療と健康管理にかかわる具体相をみながら現代の医療を取り巻く諸課題について考えてみた。

本書が出るまでには紆余曲折があった。すでに三〇余年も前のことになるが、当時の編集長稲義人氏よりシリーズ「ものと人間の文化史」の一冊として薬についてまとめてくれといわれ、長年、史資料の収集に努めてきたのであったが、私の関心がシリーズの趣旨から離れていったことから、執筆が延び延びとなってしまったのである。そのことに関して深くお詫びするとともに、今回、改めて医療社会史の視点から書かせていただいたという次第である。すでに故人となられている稲義人氏は私の最初の本となる『古代医療官人制の研究』、それにつづく『日本医療社会史の研究』の出版を決断され、さらに統一カバーで今日までつづく医療史シリーズのレールを敷いてくださった恩人である。あの世でなんといわれていることか。

最後になったが、明治期の史料の収集にあたっては京都府立医科大学附属図書館の元司書中野文子氏にたいへんお世話になった。また法政大学出版局の編集長郷間雅俊氏には今回のことでいろいろとご配慮をいただき、元編集長秋田公士氏には前著に引きつづき丁寧なご指導を受けた。感謝申し上げる。

二〇一八年　盛夏

新村　拓

索　引

新《しん》 村《むら》 拓《たく》

1946年静岡県生．早稲田大学大学院文学研究科博士課程修了．文学博士（早大）．京都府立医科大学教授，北里大学教授・副学長を経て，現在北里大学名誉教授．専攻，日本医療社会史．著書に，『古代医療官人制の研究』(1983年)，『日本医療社会史の研究』(85年)，『死と病と看護の社会史』(89年)，『老いと看取りの社会史』(91年) ――以上の4書にてサントリー学芸賞を受賞 (92年)．『ホスピスと老人介護の歴史』(92年)，『出産と生殖観の歴史』(96年)，『医療化社会の文化誌』(98年)，『在宅死の時代』(2001年)，『痴呆老人の歴史』(02年)，『健康の社会史』(06年)，『国民皆保険の時代』(11年)，『日本仏教の医療史』(13年．矢数医史学賞を受賞)，『近代日本の医療と患者』(16年．以上いずれも法政大学出版局) が，編著に『日本医療史』(06年．吉川弘文館) がある．

売薬と受診の社会史
健康の自己管理社会を生きる

2018年9月18日　初版第1刷発行

著　者　新　村　　拓©

発行所　一般財団法人　法政大学出版局

〒102-0071 東京都千代田区富士見2-17-1
TEL. 03（5214）5540
振替・00160-6-95814
組版／秋田印刷工房　印刷／平文社　製本／積信堂
Printed in Japan

ISBN 978-4-588-31214-4